2018
肝病临床思维训练营
病例合集

魏 来 侯金林 主编

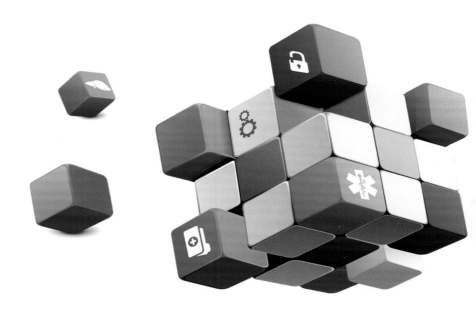

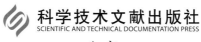

科学技术文献出版社
SCIENTIFIC AND TECHNICAL DOCUMENTATION PRESS

·北京·

图书在版编目（CIP）数据

2018肝病临床思维训练营病例合集 / 魏来，侯金林主编. —北京：科学技术文献出版社，2019.8

ISBN 978-7-5189-5905-1

Ⅰ.① 2… Ⅱ.①魏… ②侯… Ⅲ.①肝疾病—诊疗—病案—分析 Ⅳ.① R575

中国版本图书馆 CIP 数据核字（2019）第 165080 号

2018肝病临床思维训练营病例合集

策划编辑：袁婴婴　　责任编辑：彭　玉　袁婴婴　　责任校对：文　浩　　责任出版：张志平

出　版　者	科学技术文献出版社
地　　　址	北京市复兴路15号　邮编 100038
编　务　部	（010）58882938，58882087（传真）
发　行　部	（010）58882868，58882870（传真）
邮　购　部	（010）58882873
官 方 网 址	www.stdp.com.cn
发　行　者	科学技术文献出版社发行　全国各地新华书店经销
印　刷　者	北京地大彩印有限公司
版　　　次	2019 年 8 月第 1 版　2019 年 8 月第 1 次印刷
开　　　本	787×1092　1/16
字　　　数	305千
印　　　张	21.25
书　　　号	ISBN 978-7-5189-5905-1
定　　　价	148.00元

编委会

主　编： 魏　来　侯金林

副主编（按姓氏拼音排序）

安纪红	窦晓光	段钟平	范学工	韩　涛	韩　英	侯晓梅	江建宁	李　军
李太生	李　武	李玉芳	刘景丰	陆伦根	路青华	罗新华	南月敏	任　红
尚　佳	唐　红	王贵强	徐小元	阎　明	杨东亮	俞云松	张缭云	张岭漪
张伦理	张素杰	张跃新	赵守松	郑桂香				

编　委（按姓氏拼音排序）

安纪红	安　勇	白　浪	曹海霞	曾艳丽	曾芝雨	晁春梅	陈　婵	陈成伟
陈东风	陈公英	陈宏义	陈金军	陈　蓉	陈若蝉	陈晓蓉	陈　炘	陈新月
陈秀记	陈延平	陈永平	陈　悦	程良斌	程全红	褚瑞海	崔玉芝	代永安
戴福宏	党殿杰	邓勤智	丁　洋	董　蕾	窦晓光	段艳坤	段钟平	范晶华
范学工	封　波	冯国和	冯志杰	付春生	傅青春	傅晓晴	高　峰	高　雷
龚环宇	龚作炯	巩维进	关玉娟	郭　卉	郭建强	郭武华	郭雅玲	韩荔芬
韩　涛	韩　英	何晶晶	何钦俊	何　艳	侯凤琴	侯金林	侯晓梅	胡蝶飞
胡和平	胡锦华	胡瑾华	胡　鹏	胡　婷	胡小宣	胡中杰	黄建荣	黄利华
黄铭厚	黄　睿	黄文祥	黄献球	黄　燕	黄长形	黄祖雄	贾战生	江家骥
江建宁	姜　菁	蒋　炜	蒋贤高	蒋忠胜	焦建明	金清龙	康　谊	寇国先
旷　嘉	兰小勤	雷任国	李东良	李方学	李光明	李国熊	李　海	李　军
李　磊	李　灵	李太生	李　武	李鲜丽	李新华	李　尧	李　烨	李勇忠
李玉芳	李郑红	梁　静	林明华	刘　菲	刘　浩	刘惠敏	刘景丰	刘　磊
刘　立	刘仁才	刘寿荣	刘映霞	娄宪芝	卢家桀	鲁晓擘	陆伦根	陆　伟
陆忠华	路青华	吕芳芳	吕洪敏	罗天永	罗新华	马安林	马世武	马　雄
马艳丽	买力坎木	毛　青	毛小荣	毛重山	孟繁立	牟壮博	南月敏	宁家辉
宁秋悦	潘　晨	潘红英	彭　虹	皮博睿	钱云松	邱邦东	全　俊	饶慧瑛
任　红	任万华	尚　佳	邵石祥	盛吉芳	石　磊	宋红丽	苏桂华	苏明华
覃后继	汤桂芳	唐　红	万　红	汪茂荣	汪　铮	王沧海	王贵强	王江滨
王　军	王丽华	王　亮	王　茜	王少扬	王小红	王晓忠	王　毅	王　宇
韦颖华	魏君锋	魏　来	吴春香	吴东波	吴　刚	吴国栋	吴丽阳	肖二辉
谢　青	谢　雯	谢艳迪	辛永宁	熊　勇	胥　婕	徐小微	徐小元	徐玉琴
许　洁	严佑琴	阎　明	颜学兵	杨　春	杨东亮	杨积明	杨庆坤	杨兴祥
杨益大	杨永耿	叶　伟	叶晓光	殷　辉	殷继东	银代淑	尹凯歌	于晓辉
俞海英	俞云松	臧国庆	詹　丽	张海荣	张继明	张缭云	张岭漪	张伦理
张明香	张清格	张庆山	张素杰	张　玮	张文宏	张文杰	张晓强	张欣欣
张　砚	张永萍	张跃新	张占卿	赵　鸿	赵荣荣	赵　睿	赵守松	赵卫峰
赵孝荣	赵燕平	赵英仁	郑桂香	郑欢伟	郑雪琴	支成斌	周东辉	周光德
周利民	周文三	周晓琳	周新民	周　智	朱理珉	朱月永	邹桂舟	左维泽

学术秘书： 王国平　乔博才　陈秋宇

中国医学论坛报社
组织编写

序一

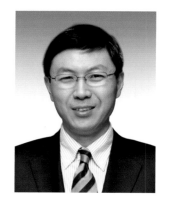

肝病临床思维训练营应广大医生要求，至 2018 年已连续举办四季全国线下比赛，取得不错的反响，得到了广大感染病、肝病及相关领域专家同仁和中青年医生的喜爱和认可。我国肝脏疾病复杂多样，患者多，病种复杂，地区间也有所不同。许多肝病无特征性影像学改变，临床诊断起来可谓困难不小。临床思维是疾病诊疗中重要一环，其代表着临床医生能否在诊疗中将理论与实践融会贯通。因此，对于我国肝病领域的临床医生而言，如何给予患者及时、对症、有效的诊疗方案，如何提升清晰有条理的临床诊疗思维至关重要。

肝病临床思维训练营以病例为依托，将临床难点和热点与病例分析紧密结合，帮助中青年医生在接诊患者时形成清晰的诊疗思路。青年医生通过参加比赛，解析疑难病例，锻炼了临床思维，提高了临床技能。训练营从全国各地征集了多个非常具有代表性的临床病例作为竞赛赛题，为全年度的赛事添上了浓墨重彩的一笔。这些精彩的肝脏疾病可分为感染性疾病（病毒感染、细菌感染、寄生虫感染等）、肿瘤性疾病（肝血管病、肝腺瘤、原发性肝癌）、代谢性疾病（酒精性肝病、非酒精性肝病）、自身免疫性疾病（自身免疫性肝炎、原发性胆汁性胆管炎、原发性硬化性胆管炎）、血管性疾病、中毒性疾病、遗传性疾病等，其丰富多样的病例是肝病临床思维训练营广受欢迎的原因，也是临床思维的最佳体现。

为了让更多的临床医生能够从中有所获益，现将 2018 年精彩病例整理成集，希望广大肝病临床医生对临床诊疗思维的规范有进一步的了解，借鉴不同医院、不同区域临床医生的诊疗思路，扬长避短，在今后的实际临床工作中，形成清晰、规范的诊疗思路，并应用于实际临床实践中，给予患者更加优化的诊断和治疗。

肝病临床思维训练营项目主席：魏来

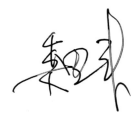

在我国，肝病是常见病和多发病。近年来，我国肝脏病学进入了快速发展阶段，肝病学的学术水平有了很大提高，但我国的肝脏疾病患者有着不同的疾病特点，疑难、危重疾病较多，不同的医院有不同的诊断和治疗流程，总体上诊疗水平与欧美发达国家相比仍存在一定差距。临床思维作为疾病诊治中至关重要的一环，最能体现出临床医生在诊疗中理论与实践融会贯通的功夫。因此，一线临床医生的临床诊疗思维要在不断淬炼中成长，进行临床诊疗思路的系统化培训非常重要。

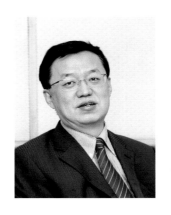

肝病临床思维训练营项目旨在通过肝病病例分析、同行间思维碰撞、专家思路点拨等多种方式，以活泼而又有竞争性的方式，模拟临床诊疗过程，展现临床医生平时工作中的思维过程。参与活动的医生通过抽丝剥茧，层层分析肝病相关疑难病例，对自己之前的认知误区及诊疗不规范之处进行反思，形成系统化的诊疗思路，提高诊疗水平，在随后的临床实践中，为患者提供更规范化的诊治。

2018 年肝病临床思维训练营第四季在全国范围内再次成功举办，现将在全年度赛程中作为赛题的精彩病例集结成册，以回馈广大临床医生。这些优秀病例是肝病临床思维训练营成功举办的基础，凝聚了一大批临床专家的精力与心血，对于肝病领域临床医生诊疗工作的开展也很有参考价值。

最后，我们诚邀广大感染病、肝病及相关领域的专家同仁们共同学习《2018 肝病临床思维训练营病例合集》，继续关注肝病临床思维训练营！

肝病临床思维训练营项目主席：侯金林

序 三

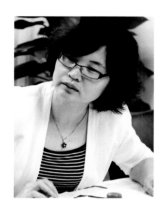

作为一名临床医生，当完成采集病史、体格检查和初步的实验室检查后，如何对这些资料进行分析？这需要我们有过硬的临床思维。现代医学先驱、卓越医学科学家、教育家、北京协和医院张孝骞院士曾指出："什么是临床思维？临床思维就是对疾病现象进行调查、分析、综合、判断和推理等一系列的思维行为，以认识疾病的本质。它既是重要的诊断方法，也适用于疾病的治疗"。

为了帮助临床肝病医生提高临床技能、完善诊疗思路，创造更多交流临床病例的机会，《中国医学论坛报》、清华大学附属北京清华长庚医院、南方医科大学肝脏疾病研究所，以及北京大学肝病研究所联合主办了"肝病临床思维训练营"项目。自2015年项目启动以来，至2018年已是第四季。

活动的竞赛赛题都是从全国范围内征集的经典病例，集合不同地区、不同医院的临床病例，青年医生在对病例抽丝剥茧的过程中进行思维碰撞及经验交流，深受广大青年医师喜爱。在主办方精心设计和规划下，活动集权威性和趣味性，参赛选手围绕临床真实案例进行层层分析与解读，展现了缜密的临床思维水平。肝病临床思维训练营病例合集，源于临床，回归临床，融汇了近百位学者临床工作的思想精粹。

本书将2018年赛季的精选病例结集成册，奉献给在临床一线的医疗工作者、医学生，希望能让更多的临床医生从中有所获益，更好地完成救死扶伤重症。

最后祝广大医生朋友工作顺利，不断进步！

中国医学论坛报社社长：侯晓梅

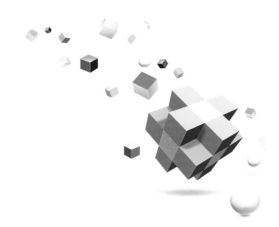

目 录

肝功能异常、淋巴结肿大待查

北京大学人民医院　谢艳迪　魏来

一、病例基本信息

患者，女，52岁，主因"咳嗽2个月，皮疹伴发热50天，肝功能异常1个月"于2017年2月9日入院。

【现病史】患者入院前2个月出现咳嗽、咯少量白痰，伴胸痛、头痛，当地医院诊断为"冠心病"，给予冠心保软胶囊、炎热清片、乳酸司帕沙星片、止咳宝口服，银杏叶成分中成药输液，用药1周后出现颜面部水肿，全身红斑、丘疹，伴瘙痒，持续发热，体温最高40℃，无大汗，肌肉关节痛。入院前1个月就诊于当地三甲医院，查血常规：白细胞（WBC）13.16×10⁹/L，中性粒细胞百分比（Neu%）54.2%，嗜酸性细胞百分比（EO%）9.7%，血红蛋白（Hb）128 g/L，血小板（PLT）372×10⁹/L；生化检查：谷丙转氨酶（ALT）53 U/L，谷草转氨酶（AST）51 U/L，碱性磷酸酶（ALP）69 U/L，总胆红素（TBIL）6.1 μmol/L，给予冠心病二级预防（阿司匹林、波立维、阿托伐他汀、倍他乐克），美平抗感染，开瑞坦、西替利嗪抗过敏治疗，患者症状无改善。随后就诊于沈阳市某三甲医院，诊断为"红皮病"，给予得宝松、头孢呋辛治疗，体温波动在37.0～39.5℃，但皮疹无明显好转，并逐渐出现巩膜黄染，期间查血常规：WBC 7.89×10⁹/L，Neu% 46.9%，EO% 22.7%，Hb 98 g/L，PLT 161×10⁹/L；生化（半个月内的变化）：ALT 260 U/L→400 U/L，AST 293 U/L→564 U/L，转肽酶（GGT）24 U/L→105 U/L，ALP 272 U/L→312 U/L，TBIL 10.4 μmol/L→89.2 μmol/L，直接胆红素（DBIL）6.8 μmol/L→82 μmol/L。

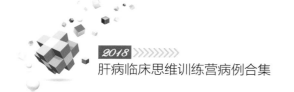

半个月前患者自行出院，院外间断服用布洛芬、盐酸赛庚啶片、西替利嗪、氯雷他定，目前体温已正常 10 天，双侧颈部、躯干、四肢仍有红色丘疹，对称性分布，伴瘙痒。现为进一步诊治收入我科。自发病来精神差，乏力明显，食欲减退。

【既往史、个人史、家族史】无高血压、糖尿病、冠心病，无病毒性肝炎病史及密切接触史，无结核病史及密切接触史，无手术、外伤、血制品输注史，无过敏史。久居原籍，无毒物、粉尘及放射性物质接触史，无吸烟、饮酒史。无家族性遗传病、传染病史，无冠心病早发家族史，无高血压、糖尿病家族史。

【入院查体】体温正常，皮肤黏膜色泽潮红，皮肤干燥伴脱屑，颈部、四肢及躯干可见散在红色斑丘疹，无皮下结节或肿块，左侧颈部可触及肿大淋巴结 1 枚，约 1 cm×1 cm，活动度可，无触痛。右侧腹股沟可触及肿大淋巴结 1 枚，约 1 cm×1 cm，活动度可，无触痛。心、肺、腹及神经系统查体无特殊。

【入院诊断】发热、皮疹、淋巴结肿大、肝功能异常待查。

二、临床讨论

第一次临床讨论：本例患者以发热、皮疹（红斑、丘疹→鲜红变淡红、脱屑，瘙痒→轻度红皮病）、多发淋巴结肿大为主要表现，化验提示肝功能异常（转氨酶、碱性磷酸酶、胆红素升高）、嗜酸性粒细胞增多（最高比例达 22.7%）、贫血，出现多系统损害的病因是什么？

结合患者病例特点，我们以淋巴结肿大的鉴别诊断为切入点。需重点鉴别感染性疾病（布鲁菌病、结核）、变态反应性疾病（药物热）、恶性肿瘤（淋巴瘤、其他部位肿瘤）、免疫性疾病（结节病、IgG4 相关性疾病）等。

1. 感染性疾病

（1）布鲁菌病：患者来自牧区，家中喂养牛羊，出现发热、皮疹、淋巴结肿大，需鉴别布鲁菌病。但患者非典型波状热、无大汗、关节疼痛，需进一步完善布氏杆菌抗体、血培养等检查。

（2）结核：患者以咳嗽、咳痰起病，病程中出现发热、淋巴结肿大，需鉴别结核可能，入院后完善血沉、结核菌素试验（PPD），必要时完善淋巴结活检。

2. 变态反应性疾病

患者 2 个月前因咳嗽、咳痰应用抗生素及中成药治疗，用药 1 周后开始出现皮疹、发热、淋巴结肿大、肝功能异常，考虑药物致敏导致的变态反应性疾病可能。

3. 恶性肿瘤

（1）淋巴瘤：淋巴瘤多以发热、淋巴结肿大为主要表现，淋巴瘤浸润肝脏时可出现肝功能异常，入院后完善外周血涂片，外周淋巴结超声，胸腹部 CT 评价深部淋巴结，必要时考虑淋巴结活检、骨穿检验。

（2）恶性肿瘤淋巴结转移：多发淋巴结肿大需鉴别恶性肿瘤淋巴结转移，入院后完善胸腹部 CT 寻找原发灶，必要时考虑淋巴结活检。

4. 免疫性疾病

（1）结节病：患者有咳嗽、咳痰、皮疹及淋巴结肿大，应鉴别结节病，入院后完善血管紧张素转换酶测定、胸部 CT，必要时完善支气管镜、淋巴结活检。

（2）IgG4 相关性疾病：IgG4 相关性疾病可累及淋巴结、肝脏、皮肤等多系统，入院后完善血清 IgG 亚类测定，必要时淋巴结活检。

【入院后完善检查】

（1）血常规：WBC 4.36×10^9/L，Neu% 36.5%，EO% 15.1%，Hb 107 g/L，PLT 287×10^9/L。

（2）生化检查：ALT 105 U/L，AST 118 U/L，GGT 85 U/L，ALP 272 U/L，TBIL 37.7 μmol/L，DBIL 27.9 μmol/L，白蛋白（ALB）34.8 g/L。

（3）凝血功能正常。

（4）病毒学：乙肝病毒表面抗原（HBsAg）、丙肝病毒抗体（抗 –HCV）、甲肝病毒抗体（抗 –HAV IgM）、戊肝病毒抗体（抗 –HEV IgM）、EB 病毒抗体（抗 –EBV IgM）均阴性。

（5）感染学：肥达反应、外斐反应、布氏杆菌抗体均阴性；降钙素原（PCT）、C 反应蛋白（CRP）正常；血沉 34 mm/h；PPD（－）；T 淋巴细胞斑点实验（T-SPOT）阴性；痰浓缩查结核杆菌阴性；结核分枝杆菌扩增阴性；痰普通细菌培养阴性。

（6）血清铁蛋白：4129.0 ng/ml。

（7）免疫球蛋白：IgG 24.4 g/L、IgM 1.370 g/L。

（8）自身抗体：抗核抗体、线粒体抗体、ENA 抗体、抗肝肾微粒体抗体等均无异常。

（9）肿瘤标志物：甲胎蛋白（AFP）66.39 ng/ml，CA19-9 56.10 U/ml↑，CA15-3 39.68 U/ml，神经元特异性烯醇化酶（NSE）：19.06 ng/ml。

（10）血清 IgG 亚类测定：IgG4 正常。

（11）血清 IgE：928.70 IU/ml。

（12）混合型过敏原体外检验均阴性。

（13）肝脏弹性和脂肪变测定正常。

（14）腹部超声：肝囊肿，脾大。

（15）浅表淋巴结超声：双侧颈部多发肿大淋巴结，右侧大者约 1.7 cm×0.7 cm，左侧大者约 1.5 cm×0.8 cm；双腋窝多发肿大淋巴结，右侧大者约 1.7 cm×0.7 cm，左侧大者约 1.7 cm×0.7 cm；双侧腹股沟多发扁平状及类圆形淋巴结，右侧类圆形大者约 1.0 cm×0.7 cm，扁平状大者约 1.5 cm×0.5 cm，左侧类圆形大者约 1.0 cm×0.8 cm，扁平状大者约 1.9 cm×0.5 cm，皮髓质结构清，血流未见明显异常。

（16）腹部 CT（图 1-1）：肝脏左叶多发小囊肿，脾大（12 cm×4.9 cm×11.3 cm），右肾小囊肿，腹膜后及双侧腹股沟区多发淋巴结。

（17）胸部 CT（图 1-2）：右肺中叶阻塞性肺不张，右肺下叶部分支气管阻塞并阻塞性肺炎，纵隔多发肿大淋巴结，部分坏死可能，需鉴别淋巴结结核、转移肿瘤等，建议进一步检查；双侧腋窝多发肿大淋巴结影，性质待定，建议进一步检查；右肺少许陈旧病变，左肺上叶舌段少许肺组织膨胀不全，可随诊。

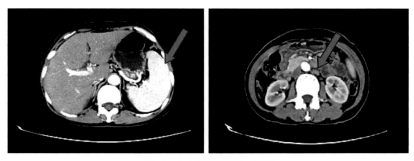

图1-1　腹部CT检查

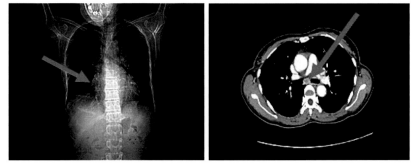

图1-2　胸部CT检查

（18）支气管镜检查：气管支气管炎，右中叶外侧段外压性狭窄。

（19）纤支镜分泌物细菌培养阴性，真菌培养阴性，痰浓缩查结核杆菌阴性，普通细菌涂片及染色检查阴性。

（20）皮肤活检（图1-3）：（腹部）表皮角化亢进、角化不全，局灶表皮内可见小灶退变细胞及核碎片聚集，颗粒层变薄，棘层不规则增生，上皮角下延，真皮乳头可见少量淋巴细胞浸润，淋巴细胞分化较好，请结合临床综合考虑。

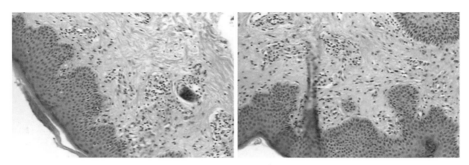

图1-3 皮肤活检结果

（21）淋巴结活检（右侧腹股沟）（图1-4）：淋巴结结构存在，淋巴组织增生，窦组织细胞增生，局灶可见色素沉着；免疫组化染色结果：CD3（＋），CD20（＋），PAX-5（＋），Ki67（30%＋），CD10（—），BCL-6（＋），BCL-2（滤泡—），CD5（＋），CD23（＋），细胞周期素D1（cyclinD1）（—），CD68（＋），S-100（灶状＋），结合临床考虑皮病性淋巴结炎可能性大，建议临床随访。

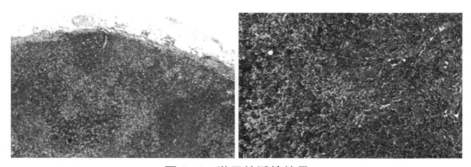

图1-4 淋巴结活检结果

第二次临床讨论：患者的最终诊断是什么？采取什么治疗方案？

经过完善检查，淋巴结活检病理明确诊断为"皮病性淋巴结炎"。查阅文献，皮病性淋巴结炎是一种继发于皮肤病的局部淋巴结反应增生性疾病，常见于某些全身性皮肤病，如Hebra红糠疹、全身性扁平苔藓、Hebra痒疹、脂溢性皮炎、神经性皮炎和红皮病，临床表现为无痛性或痛性淋巴结肿大，多出现于皮肤病后数周，主要发生于浅表淋巴结，内脏淋巴结少见。可有阵发性皮肤瘙痒，可有嗜酸性细胞升高。皮病性淋巴结炎的组织病理为非特异性炎性反应，淋巴结结构保存，淋巴结滤泡间区增生扩大，增生组织细胞胞质内或细胞间可有黑色素、含铁血黄素和脂质空泡，免疫组化染色示 S-100 蛋白、CD1 a、Vim 及 CD68 阳性。通过以上文献的学习我们发现，皮病性淋巴结炎可以解释本例患者的红皮病、多发浅表淋巴结肿大、嗜酸性粒细胞升高，但不能解释患者的发热、肝功能异常、纵隔及腹膜后多发深部淋巴结肿大。

【最终诊断】结合患者出现红皮病的病因，通过进一步查阅文献我们最终诊断了"药物超敏综合征"。

【治疗】静脉复方甘草酸苷、多烯磷脂酰胆碱保护肝细胞；口服开思亭、仙特明抗过敏；外用曲氨擦剂、艾洛松乳膏、澳能乳膏改善症状；肌注得宝松（1 ml）抗感染、抗过敏。治疗后患者无发热，肝功能恢复正常，皮疹明显好转，瘙痒有所缓解，出院后门诊长期随访。

三、诊疗体会

药物超敏综合征（drug hypersensitivity syndrome，DHS）又称为药物反应伴嗜酸性粒细胞增多症（drug reaction with eosinophilia and systemic symptoms，DRESS），是一种以急性广泛的皮损，伴发热、淋巴结肿大、多脏器受累、血液学异常为特征的严重全身性药物反应。

引起 DHS 的致病药物主要是卡马西平和别嘌呤醇，以及苯妥英钠、苯巴比妥等抗惊厥药物，上述药物占致病药物的 80%。另外，还有米诺环素、氨苯砜、柳氮磺胺吡啶、拉莫三嗪、美西律、唑尼沙胺、阿巴卡韦、奈韦拉平等。虽然这些药物没有共同的抗原表位，但具有相同的特征，即能够抑制 B 细胞分化为免疫球蛋白细胞。

关于 DHS 诊断标准，迄今广泛应用的为以下两大标准：

（1）日本严重皮肤不良反应研究协会（J-SCAR）于 2006 年提出的诊断标准：①给予某些药物后出现迟发型发病并迅速扩展为红斑，大多进展为红皮病。②停用致敏药物后症状仍可迁延 2 周以上。③发热（体温 > 38℃）。④伴发脏器受累（肝、肾、肺损害等）。⑤至少伴有下列 1 项血液学改变：A. 白细胞升高（ > 11×10^9/L）；B. 嗜酸粒细胞百分比或绝对计数升高；C. 出

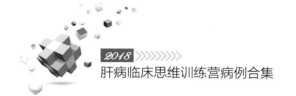

现异型淋巴细胞（＞5%）。⑥淋巴结肿大。⑦人类疱疹病毒 –6 型（HHV–6）再激活。典型的具备以上全项，非典型的具备 1 ～ 5 项。

（2）虽然 HHV–6 检测在日本广泛开展，但在其他国家地区开展较为局限，因此于 2007 年进一步提出了 Regi SCAR 诊断标准：①急性发疹。②与药物相关。③需要住院。④发热（体温＞38℃）。⑤至少两个部位淋巴结肿大。⑥至少 1 个脏器受累。⑦至少伴有下列 1 项血液学改变：A. 淋巴细胞计数高或低于正常值；B. 嗜酸粒细胞计数高于正常值；C. 血小板计数低于正常值。前 1 ～ 3 项为必要条件，后 4 ～ 7 项中满足 3 项。

DHS 的治疗主要包括：立即停用可疑致病药物，口服抗组胺类抗过敏药物，局部外用药物进行皮肤护理。糖皮质激素是 DHS 最主要的治疗药物，对于病情严重者应早期大剂量、短疗程治疗，并适时减量，可以改善患者预后。若伴有肝功能损害或肾功能损害，应同时使用保肝护肾的药物，必要时给予血浆置换治疗，以迅速缓解病情，防止病情恶化，引起多脏器功能衰竭危及生命。对于病情较重的患者，亦可加用丙种球蛋白、血浆置换、抗病毒等治疗。

通过对本例患者的诊治及文献学习，我们认识到药物超敏综合征发病隐匿，潜伏期长，早期临床表现多样，症状不典型，患者往往治疗不及时，死亡率高。该病严重威胁患者的生命安全，要引起临床医生的重视。

腹部胀痛的真与假

兰州大学第二医院　赵睿　张岭漪

一、病例基本信息

患者，男，46岁，因"右上腹不适2个月，加重伴胀痛20天"于2017年10月10日入院。

患者于入院前2个月明显诱因出现右上腹不适，吸气时加重，因未给予高度重视故未进行相应的诊治。入院前20天患者在明显诱因下突然上腹部不适症状加重，并伴有明显腹部胀痛及乏力，故急诊就诊于当地医院。当地医院检查结果：①肝功能：ALT 19 U/L，AST 24 U/L，TBIL 20.97 μmol/L，DBIL 6.2 μmol/L；②腹部超声：肝脏占位并肝内多发病变，胆囊炎；③腹部MR平扫（图1-5）：肝脏MR平扫提示肝脏巨大占位侵及肝包膜，并肝内多发病变；④肿瘤指标检查：AFP 0.602 ng/ml；癌胚抗原（CEA）0.563 ng/ml。

【既往史】否认肝炎、结核病史及密切接触史。否认手术及食物药物过敏史，有车祸史（发病前1年）、输血史。

【个人史】无血吸虫病疫水接触史，无地方病或传染病流行区居住史，无毒物、粉尘及放射性物质接触史，有吸烟史，有饮酒史10余年（具体剂量不详，有多次醉酒情况）。

【入院查体】体温（T）36.2℃，脉搏（P）60次/分，呼吸（R）18次/分，血压（BP）98/65 mmHg。全身皮肤、巩膜无黄染，有肝掌，无蜘蛛痣，左眼失明。腹壁未见腹壁静脉曲张，右上腹压痛，肝区叩击痛阳性，无反跳痛；

肝肋下 3 横指，边缘较钝，质较硬，有压痛；脾未触及，移动性浊音阴性，肠鸣音正常。双下肢无凹陷性水肿。

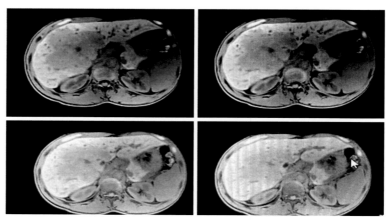

图 1-5　上腹部 MR 平扫

【辅助检查】

（1）血常规：WBC 4.15×10^9/L，中性粒细胞计数（Neu）2.18×10^9/L（Neu% 0.53%），淋巴细胞计数（Lym）1.3×10^9/L（Lym% 0.31%），单核细胞计数（MO）0.31×10^9/L（MO% 0.08%），嗜酸性细胞计数（EO）0.31×10^9/L（EO% 0.08%），Hb 184 g/L，PLT 116×10^9/L。

（2）尿常规：隐血（BLD）阴性，蛋白阴性，尿胆原（URO）33 μmol/L，WBC 1.8 个 /μl，红细胞（RBC）4.1 个 /μl，细菌 189.5 个 /μl。

（3）生化检查：ALT 24 U/L，AST 24 U/L，GGT 30 U/L，ALP 147 U/L，TP 73.1 g/L，ALB 40.2 g/L，TBIL 10.5 μmol/L，DBIL 4.5 μmol/L，胆固醇（CHO）3.53 mmol/L，三酰甘油（TG）1.02 mmol/L；余血糖、肾功能、电解质、心肌酶均正常。

（4）常规止凝血：凝血酶原时间（PT）12.3 s，PTA 79.3%，国际标准化比值（INR）1.02，纤维蛋白原（FIB）3.46 g/L；

（5）瞬时弹性成像技术（FibroScan）：45 kPa。

（6）胸部数字化 X 线摄影术（digital radiography，DR）检查：右肺下野外带结节影（图 1-6）。

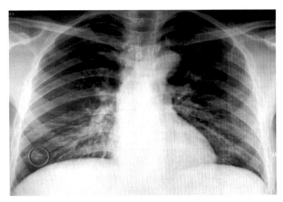

图 1-6　胸部 DR 检查

二、临床讨论

第一次临床讨论：入院初步考虑？进一步处理？

【总结病史特点】

（1）患者中青年男，因渐进性腹部胀痛，突发加重就诊时才发现肝脏巨大占位。

（2）既往有大量饮酒史、车祸史、输血史，有肝掌，有进行性肝肿大及右上腹胀痛。

（3）外院腹部超声及肝脏 MR 平扫提示肝脏巨大占位侵及肝包膜并肝内多发病变，考虑纤维板层性肝癌、肝脏结核（干酪样坏死）；我院放射科胸部 DR 提示右肺下野外带结节影，考虑有无转移，建议 CT 检查；我院肝病科入院查 FibroScan 值高；我院肝病科入院检查血常规、肝脏生化指标、凝血指标基本正常。

【初步诊断】①右上腹部胀痛 [肝脏占位性病变、原发性肝癌？合并肝内转移？合并肺转移？肝脏结核（干酪样坏死）? 肝脓肿？外伤性肝血肿（包裹型）?]；②慢性胆囊炎；③酒精性肝病？④慢性病毒性肝炎？

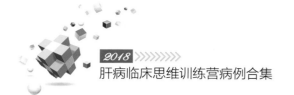

【进一步检查】HBsAg 阴性，Anti–HBs 阳性，抗 –HCV 阴性，Anti–HIV 阴性，TP-ELISA 阴性；自身抗体：抗核抗体（ANA）、抗中性粒细胞胞浆抗体 – 髓过氧化物酶（ANCA–MPO）、ANCA–PR3、抗线粒体抗体（AMA）、抗平滑肌抗体（ASMA）、抗 LKM–1、抗 LC–1、抗可溶性肝抗原 / 肝 – 胰抗原抗体均为阴性；抗 ds-DNA 抗体阴性；免疫球蛋白：IgA 3.42 g/L、IgM 2.12 g/L、IgG 14.9 g/L；铜蓝蛋白 31.9 mg/dL；铁蛋白 109.8 ng/ml；转铁蛋白饱和度 30%；α 1– 抗胰蛋白酶正常；ESR 15 mm/h，血清抗结核抗体（+），PPD 试验（－），T 淋巴细胞斑点实验（T-SPOT）（A、B 均阴性）、结核杆菌蛋白芯片（外送武汉康圣医学检验所）检测阴性；复查血常规：WBC 4.70×10⁹/L，Neu 2.72×10⁹/L（Neu% 0.58%），LY 1.15×10⁹/L（LY% 0.25%），MO 0.28×10⁹/L（MO% 0.06%），EO 0.51×10⁹/L（EO% 0.11%），Hb 185 g/L，PLT 147×10⁹/L。

复查肿瘤标记物：癌胚抗原（CEA）0.93 ng/ml、AFP 1.01 ng/ml、糖类抗原 19–9（CA19–9）9.4 U/ml；CA125 为 25.2 U/ml；降钙素原：0.15 ng/ml。彩超探查腹腔内未见积液，心脏彩超未见明显异常。

常规胃镜检查（图 1–7）：胃窦黏膜红白相间，以白为主，并可见散在片状糜烂；余未见异常。

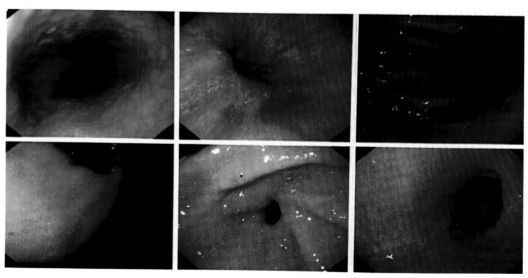

图 1–7　电子胃镜检查

胸部 64 排螺旋 CT 平扫：右肺中叶及左肺见多发结节状密度增高影，左肺下叶胸膜下病变于纵隔窗密度较高，右肺中叶见条索状密度增高影。印象：双肺多发结节影，多考虑转移性病灶，请结合临床（图 1-8）。

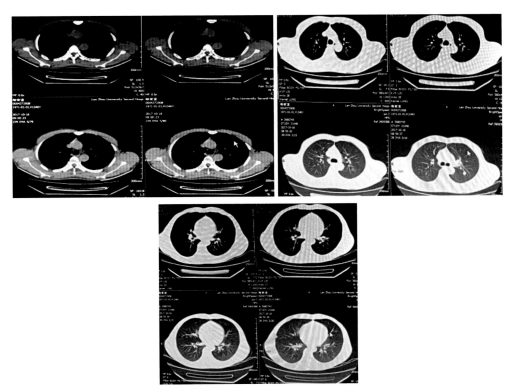

图 1-8　胸部 64 排螺旋 CT 平扫

西门子 3.0 T 肝脏 MR 增强扫描检查（钆塞酸二钠 - 普美显）：肝脏各叶比例失调，边缘呈波浪状，肝右叶见巨大分叶状稍长 T_1 信号肿块影，较大截面约 13.2 cm × 11.5 cm，动脉期呈轻度不均匀强化，门静脉期、延迟期造影剂快速廓清，另于肝内可见多发结节状稍长 T_1 信号影，动脉期、门静脉期见边缘环形强化，延迟期迅速廓清，肝胆期病灶信号低于肝实质信号，边界显示清楚，边缘欠光整；脾静脉、门静脉管径稍增宽，肝外胆管未见明显扩张，胰腺、脾脏、双肾大小如常，各期未见异常强化效应；腹膜后未见明显肿大淋巴结影（图 1-9）。

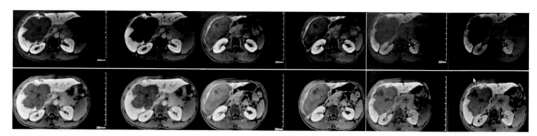

注：①肝内多发异常信号影，考虑肝内巨块性肝癌并肝内转移。②肝硬化，门静脉高压征象。

图 1-9　西门子 3.0 T 肝脏 MR 增强扫描检查

第二次临床讨论：最可能的诊断是什么？如何进一步处理？

入院进行对症治疗后，患者仍感右上腹不适，但无加重；饮食可，精神佳，体重无减轻；复查肿瘤指标正常，有诊断意义的各项结核指标正常，肝功能、常规止凝血、白蛋白均正常；血常规中嗜酸性粒细胞比例从 0.08 升高至 0.11。故我科提起了我院相关科室的多学科会诊（MDT 讨论），大家讨论结果如下：

（1）原发性肝癌可能性大，但可能为不典型的特殊类型。

（2）肝胆外科会诊医生建议由于病灶较大，并且离肝门很近，目前恶性肿瘤可能性很大，所以对肿瘤直接手术治疗有很大的难度和风险。

讨论后我们将结果告知了患者的家属，家属起初有放弃回家的想法，经过我组医生和科主任的多次讲解："目前暂无肝穿刺禁忌证，可以进行肝脏穿刺取活检"后，患者家属终于同意肝穿刺。因为占位面积大，彩色 B 超引导下穿刺有出血、感染等危险，为了保证肝穿刺的安全性，我们再次请肝胆外科会诊，目的是如果有穿刺不良事件的发生，请外科立即进行手术下止血。

患者于住院后的第 14 天进行了肝占位穿刺活检，穿刺过程中术者描述组织壁很硬，颜色偏黄，术后无不良事件发生。病理诊断：（肝穿）送检穿刺物大部分为变性坏死组织，其间见少量疑似变性的半层状之膜，坏死周边纤维、肉芽组织增生，有淋巴细胞、嗜酸性粒细胞浸润，建议临床全面检查分析（图 1-10）。

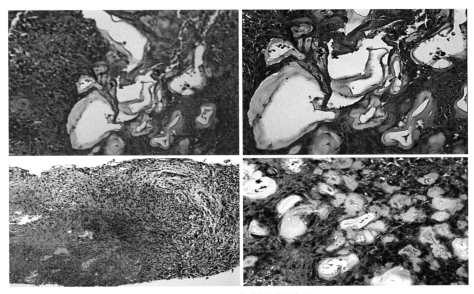

图 1-10　肝穿刺病例结果

为明确诊断进一步送检血清包虫抗体实验（免疫全标法），结果为阳性。鉴于肝穿结果及血清学的证实，再次请外科会诊，于入院后的第 20 天转入外科进行手术治疗（图 1-11）。手术治疗结果（入院后的第 24 天）如图 1-12 所示。

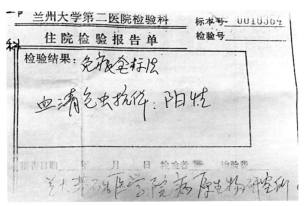

图 1-11　血清包虫抗体实验（免疫全标法）结果

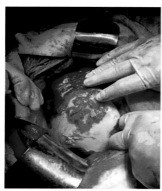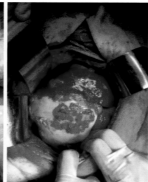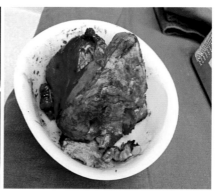

图 1-12　手术治疗

术中肝脏右后叶可见直径约 14 cm 大小实性占位，与周围组织不清，质硬，与膈肌粘连，另于肝脏左右叶发现多发包块，直径最大约 2 cm，取单个小包块快速冰冻活检。手术后病理结果如图 1-13 所示。

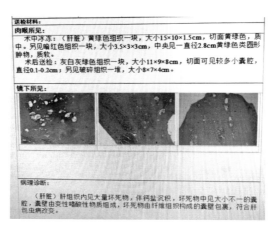

图 1-13　手术后病理结果

【鉴别诊断】鉴别诊断要点如图 1-14 所示。

【最终诊断】①包虫病（泡型）：肝包虫病、肺包虫病；②慢性胆囊炎；③酒精性肝病（肝硬化？）。

【治疗及转归】患者经手术治疗、围手术期治疗及阿苯达唑 3 片 / 次，2 次 / 日，口服驱虫治疗后，患者右上腹不适症状明显好转并出院。

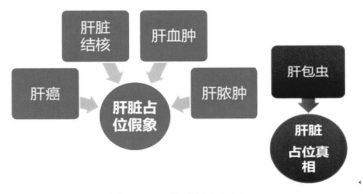

图 1-14　鉴别诊断要点

三、诊疗体会

肝包虫病，即肝棘球蚴病，该病主要是接触狗或处理狗、狼、狐皮而误食虫卵引起。虫卵在人的胃、十二指肠内孵化，放出六钩蚴，此幼虫随门静脉至肝，发生肝包虫病。常具有多年病史，并渐进性发展，也常于偶然中发现上腹部包块开始引起注意。

一般分两型：①囊型：肝影增大，多呈圆形或类圆形，好发于肝右叶，增强 CT 后无强化表现；典型的大囊腔内可见分房结构或子囊，还有钙化，有些因感染或损伤后可造成内囊分离，呈水上荷花征。②泡型：类似恶性肿瘤，可从肝脏转移或扩张至其他器官，经门静脉分支在肝实质内扩散，形成多发性结节，若侵入肝静脉分支，则可经血行播散至远处器官，其中以肺与脑居多。

经本病例的诊治，有以下几点体会供大家参考：

（1）疾病的诊断真相就是在层层鉴别诊断的过程中才得到的。

（2）发现真相的过程往往比较复杂，需要用心发现疑点和重点，放弃有时比较容易，但坚持有时会有意外收获。

（3）良恶性肿瘤的鉴别对于患者来说是至关重要的，多学科的讨论是很有必要的。

反复转氨酶升高

河南省人民医院　曾艳丽　尚佳

一、病例基本信息

患者，女，26 岁，因"反复转氨酶升高 8 年，腹痛、腹胀 1 周"于 2017 年 8 月 24 日入院。

【现病史】

第一阶段：8 年前（2009 年）体检时发现转氨酶轻度升高（未见化验单），未在意，之后每年体检均有转氨酶轻度升高，波动在 50 ～ 90 U/L（未见化验单），无其他伴随症状，未治疗。2 年前（2015 年 9 月），饱食后突然出现呕血，暗红色，量约 500 ml，伴胃内容物，急诊至当地医院，诊断为"上消化出血，肝硬化失代偿期"，行"脾切断流术"（具体诊疗不详）。

第二阶段：2017 年 1 月初，患者皮肤瘙痒，当时孕 33^{+6} 周，患者停经 4 个月时自觉胎动，建立围产期保健，定期产检均未发现明显异常，孕中晚期无头晕、头痛、眼花、胸闷等不适，无阴道流液、出血，2017 年 2 月 9 日产检发现胆汁酸升高（35.8 μmol/L），遂就诊于我院产科，考虑"妊娠期肝内胆汁淤积症"。当时化验结果提示：病毒四项：HBsAb（＋），余（－）；肝功能示：ALT 83 U/L，AST 141 U/L，ALB 28.7 g/L，总胆红素（TBIL）37.8 μmol/L，直接胆红素（DBIL）26.5 μmol/L，总胆汁酸（TBA）37.7 μmol/L，ALP 390 U/L，GGT 105 U/L；凝血功能：PT 10.2 s（参考值：11–17 s），国际标准化比值（INR）0.77，活化部分凝血活酶时间（APTT）27.8 s（参考值：28 ～ 43.5 s），纤维蛋白原（FIB）4.76 g/L（参考值：2 ～ 4 g/L），纤维蛋白原降解产物（FDP）17.8 μg/ml（参考值：0～5 μg/ml），D- 二聚体 4.81 mg/L（参考值：0～0.5 mg/L）。患者于 2017 年 2 月 11 日行剖宫产手术分娩一健康男婴，术后三天复查肝功能：ALT 63 U/L，AST 86 U/L，ALB 23.1 g/L，TBIL 21.9 μmol/L，DBIL 15.1 μmol/L，TBA 53.4 μmol/L，ALP 356 U/L，GGT 108 U/L，当时患者仍伴皮肤瘙痒，但患者及其家属要求出院。

第三阶段：2017 年 8 月 15 日患者无明显诱因出现腹痛、腹胀，位于中上腹部，进食后加重，无恶心、呕吐、反酸、烧心等症状，可逐渐自行缓解，未治疗；2 日后上述症状加重，遂至我院门诊就诊。胃镜结果示（2017 年 8 月 23 日）：①食管静脉曲张重度，红色征阳性，胃底静脉曲张；②慢性红斑性胃窦炎。超声结果示（肝胆胰脾 + 门静脉系）（2017 年 8 月 23 日）：①肝实质弥漫性损伤；②门静脉管壁增厚，回声增强；③肠系膜上静脉稍宽；④胰后段脾静脉呈离肝血流；⑤胆囊壁水肿并壁毛糙；⑥脾脏已切除。

【既往史、个人史、婚育史、月经史、家族史】无特殊。

【入院查体】T 36.7℃，P 78 次 / 分，R 20 次 / 分，BP 117/85 mmHg；全身皮肤、巩膜无黄染，无肝掌及蜘蛛痣；心肺查体无明显异常；腹平坦，腹壁未见腹壁静脉曲张，无压痛及反跳痛，肝脏未触及，移动性浊音阴性，肠鸣音正常；双下肢无可凹性水肿。

【入院诊断】①肝硬化；②食管胃底静脉曲张；③脾切除术后。

【入院检查】血常规：WBC 5.8×10^9/L，中性粒细胞计数（Neu）3.12×10^9/L，血红蛋白（Hb）105 g/L↓，PLT 228×10^9/L；血生化：ALT 55 U/L↑，AST 82 U/L↑，GGT 177 U/L↑，ALP 473 U/L↑，总蛋白（TP）69.9 g/L，ALB 35.1 g/L↓，TBIL 13.3 μmol/L，DBIL 5.3 μmol/L，总胆固醇（CHO）3.53 mmol/L，三酰甘油（TG）0.59 mmol/L；凝血功能：PT 12.9 s，PTA 93%，凝血酶原时间国际标准化比值（PT–INR）1.04，FIB 3.1 g/L。

二、临床讨论

第一次临床讨论：入院初步考虑什么疾病？

青年女性，发现转氨酶升高 8 年，2015 年因"上消化道出血"行"脾切断流术"，近一周上腹部胀痛，进食后加重，体格检查无明显异常。ALT、AST、ALP、GGT升高，ALB轻度下降，TBIL、凝血指标正常。我院腹部超声：肝实质弥漫性损伤；门静脉管壁增厚，回声增强；肠系膜上静脉稍宽；胆囊壁水肿并壁毛糙；脾脏已切除。胃镜：食管静脉曲张重度，红色征阳性，胃底静脉曲张。因此，初步诊断考虑：①不明原因肝硬化；②食管胃底静脉曲张；③脾切除术后。需进一步完善相关检查。

【进一步完善检查和治疗】

（1）病毒学指标：HBsAg阴性、抗-HCV阴性；肿瘤标记物：AFP、CEA、CA99正常；自身抗体：ANA、抗中性粒细胞胞质抗体-髓过氧化物酶（ANCA-MPO）、蛋白酶3-抗中性粒细胞胞浆抗体（ANCA-PR3））、GBM、AMA、ASMA、抗LKM-1、抗LC-1、抗可溶性肝抗原/肝-胰抗原抗体均为阴性；抗双链DNA（ds-DNA）抗体阴性；甲状腺功能、肾功能、电解质均正常；尿常规未见异常；免疫球蛋白：IgA 4.84 g/L ↑、IgM 1.56 g/L、IgG 12.57 g/L（IgG正常值：6.3～15.2 g/L）；铜蓝蛋白 0.48 g/L ↑；铁蛋白 109.8 ng/ml；转铁蛋白饱和度 30%；血氨 81 μmol/L ↑。

（2）腹部CT（图2-1）：肝右后叶下段异常灌注可能；肝硬化，门静脉高压，侧支循环形成；脾切除术后；腹腔内及腹膜后稍大淋巴结；胆囊炎。

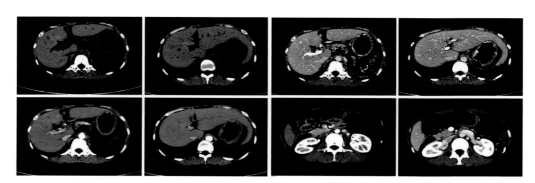

图2-1 腹部CT

门静脉及下腔静脉磁共振血管造影（MRA）：肝内门静脉增粗，门静脉主干未见明显增粗，血管畅通，未见明显充盈缺损。肝静脉显示，未见明显狭窄，未见明显充盈缺损，副肝静脉开放，下腔静脉显示，未见明显异常。结果提示：门静脉高压，副肝静脉开放。

第二次临床讨论：考虑最可能是什么疾病？进一步处理？

青年女性，发现转氨酶升高，因"上消化道出血"行"脾切断流术"，腹部影像学提示肝硬化，但通过详细询问病史及辅助检查已排除病毒性肝炎、药物损伤、酒精性肝病、肿瘤等，需考虑遗传代谢性肝脏疾病，自身免疫性肝病也不能完全排除。为进一步明确病因，建议行肝穿刺活检术。

肝穿刺活检（图 2-2）：穿刺组织 2 条，镜下汇管区约 10 个，肝小叶内少量点灶性坏死可见，界板性炎不明显；肝组织汇管区纤维化，P–P 纤维间隔相连，分割、包绕肝实质，间隔内小胆管增生显著，部分管腔扩张；汇管区内见少量淋巴细胞，浆细胞浸润；免疫组化：CK19（胆管＋），CK7（胆管＋），刚果红（－），铜染色（－），铁染色（－）。病理结果考虑为"先天性肝纤维化"。

中国人民解放军第 302 医院会诊病理切片结果：肝组织内汇管区明显扩大，小叶间短管畸形扩张，大量纤维间隔形成，多数纤维间隔宽大致密，少量混合性炎细胞浸润，未见明显界面炎，部分肝细胞为纤维间隔包绕，肝细胞轻度水样变性，少量点灶状坏死，肝窦内少量炎细胞浸润。考虑先天性肝纤维化，伴 Caroli 病。

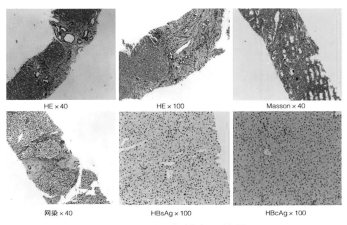

图 2-2　肝穿刺病理结果

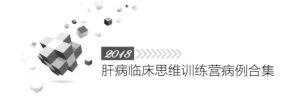

【最终诊断】① Caroli 综合征；②脾切除术后。

【治疗及转归】患者及其家属暂不考虑肝移植。患者腹痛、腹胀考虑为糜烂性胃炎引起，给予抑酸护胃等治疗后好转出院。患者弟弟尚无临床症状，建议其在我科行肝穿刺活检术，肝脏病理结果提示先天性肝纤维化。

三、诊疗体会

先天性肝纤维化是由胆管板畸形继发胆道狭窄及门静脉周围纤维化引起的一种罕见的常染色体隐性遗传病，呈散发性或有明确家族史。它是由多囊肾 / 多囊肝病变 1 基因（PKHD1）突变造成的遗传性相关胆管病变，目前已报道超过 300 种 PKHD1 基因突变位点集组合，多数先天性肝纤维化患者在青少年时期发病，我国以散发为主，家族史不明显。先天性肝纤维化临床症状差异大，分为四种类型：门静脉高压型、胆管炎型、门静脉高压和胆管炎混合型、隐匿型。病理学检查为本病诊断的金标准。本病共同病理特点：汇管区纤维化，纤维间隔内可见 DPM，这是先天性肝纤维化特有的形态，肝组织无明显炎症，多不形成典型假小叶结构。

Caroli 病又称交通型海绵状肝内胆管扩张，是一种先天性肝内胆管扩张性疾病和一种少见的常染色体隐性遗传病，可于任何年龄段起病，主要见于儿童和青年。其病变范围可以累及一段、一叶或双侧肝内胆管，典型者可表现为腹痛、黄疸和腹部肿块三联征。该病分为两型：Ⅰ型：单纯型，肝内胆管囊性扩张合并胆管炎或肝内胆管结石，但无肝纤维化和门静脉高压；Ⅱ型：合并肝纤维化，较早出现门静脉高压和食管静脉曲张并破裂出血，此型多于胆管炎或梗阻性黄疸出现前即有肝硬化，亦称为 Caroli 综合征。

先天性肝纤维化伴 Caroli 病缺乏特征性的临床表现，易误导及漏诊。青年出现不明原因肝硬化、门静脉高压而肝功能正常或轻度异常的患者需要行全面评估，若考虑遗传性肝病则排除禁忌证后尽快行病理活检。Caroli 综合征为少见疾病，临床医生要提高对其诊断的准确性，关键在于提高对该病的认识水平。

肝损害、腹水待查

济宁医学院附属医院　张海荣

一、病例基本信息

患者，男，68岁，因"腹部胀痛1周"于2015年11月21日入院。

【现病史】患者入院前1周无明显诱因出现腹部胀痛，持续性，以上腹部为著，进食后加重，无后背放射痛，尿量较前无明显减少，纳差，进食量较正常减少1/3，伴恶心，无呕吐，腹胀明显时有气短，有时感心前区疼痛不适，数分钟缓解，无发热，无反酸、烧心，门诊内镜筛查提示ALT 325 U/L，乙型肝炎病毒、丙型肝炎病毒均阴性。心电图：窦性心律、ST-T改变（心肌缺血样改变，请结合临床）、Q-T间期延长、Q Ⅲ改变，入院前就诊于心内科门诊，考虑诊断"冠心病，不稳定型心绞痛、高血压病（2级，很高危组）"，给予"阿司匹林肠溶片、非洛地平、单硝酸异山梨酯片、脉血康"口服，我科门诊以"腹胀腹痛"收住院。患者发病以来，神志清，精神可，饮食、睡眠差，大小便正常，体重较前下降。

【既往史、个人史】平素身体一般，否认糖尿病、脑血管、慢性肾脏病病史。无乙肝病史及其密切接触者，无手术史，无外伤史，无血制品输入史，无过敏史，预防接种史随当地。出生地原籍，无外地久居史，无毒物接触史，生活较规律，无吸烟史，无饮酒史。24岁结婚，育有2子1女，配偶及子女均健康。

【查体】T 36.7℃，P 100次/分，R 20次/分，BP 138/86 mmHg，眼睑无水肿，

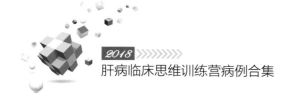

巩膜无黄染，双侧呼吸均匀，叩诊两侧清音，呼吸音清，未闻及干湿啰音，无胸膜摩擦音。心前区无异常隆起，无震颤，心界正常，心率 100 次 / 分，心律规则，心音可，无杂音，无周围血管征。腹部平坦，未见胃肠型及蠕动波，腹软，全腹轻压痛，无反跳痛，未触及包块，肝脾肋下未触及。移动性浊音阴性，肠鸣音 3 次 / 分，音正常。双下肢无水肿，浅表静脉曲张显露。

【辅助检查】血常规：WBC 10.31×10^9/L，Neu% 73%，RBC 5.16×10^{12}/L，Hb 150 g/L，PLT 131×10^9/L。肝功能：ALT 306 U/L，AST 264 U/L，ALB 35.7 g/L，TBIL 19 μnol/L，GGT、ALP 正常。凝血常规正常。腹部超声：脂肪肝，肝多发囊肿，肝周少量积液，胆囊壁厚、毛糙，脾大。

二、临床讨论

第一次临床讨论：根据患者的病史、体征及入院前检查，患者肝损害、腹水原因是什么？

患者老年男，腹痛、腹胀，发病时间短，肝功能异常，腹部超声示脂肪肝、腹水、脾大，考虑肝损害、腹水原因可能有以下几种。

（1）病毒性肝炎：常见的甲、乙、丙、戊型肝病毒均可导致肝损害。另外，一些 EB 病毒、巨细胞病毒也可导致肝损害。患者门诊查 HBsAg（－），丙肝均阴性，入院后可查甲肝、戊肝巨细胞、EB 等病毒感染，必要时进一步查乙型肝炎病毒定量、丙型肝炎病毒定量。

（2）布加综合征：由于各种原因所致的肝静脉或其开口以上的下腔静脉狭窄闭塞，肝静脉和下腔静脉血液回流障碍，产生肝大及疼痛、腹水、肝脏功能障碍等一系列临床表现。该患者肝区疼痛、腹水，肝功能异常，该患者需要进一步完善下腔静脉超声，必要时血管造影进一步明确诊断。

（3）肝硬化：常见导致肝硬化的原因有：乙肝、丙肝等慢性病毒感染；酒精性肝硬化；一些自身免疫性肝病；心源性肝硬化等常见因素；乙肝、丙肝已除外；不饮酒可除外酒精性。该患者需要进一步除外免疫性、心源性等因素。另外，需要注意一些代谢性肝脏疾病，如肝豆状核变性等。

（4）特发性门静脉高压：具有门静脉高压症的临床表现，可反复出现呕血、黑便，对消化道出血有较好的耐受性，实验室检查肝功能可正常。该患者无消化道出血病史，考虑此病可能性小，入院后可行胃镜、肝穿刺活检病理以进一步明确。

（5）自身免疫性肝病：包括自身免疫性肝炎、原发性胆汁性胆管炎、原发性硬化性胆管炎。患者为老年男性，否认长期发热、皮疹、关节痛、眼干、口干、口腔溃疡，入院需查免疫球蛋白、抗核抗体等指标以进一步排除。

患者无饮酒史、无高血压、糖尿病、高脂血症等疾病，可除外酒精性肝病。同时否认化学毒物接触史，否认长期服用药物史，暂不支持化学毒物或药物性肝损伤。

【治疗】患者入院后给予保肝、降酶、利尿等对症支持治疗，但患者腹水增长快。

【进一步完善检查】

（1）甲肝、戊肝抗体阴性，HBV-DNA 测不出，EB 病毒、巨细胞病毒均阴性，自免肝谱、抗核抗体谱均未见异常，铜蓝蛋白正常，免疫球蛋白正常。

（2）2015 年 11 月 25 日胸部螺旋 CT 平扫，上腹部、下腹部直接增强扫描（图 2-3）：①双肺慢性炎症；②双侧胸腔少量积液，左侧表现明显；③冠状动脉多发钙化；④甲状腺右侧叶钙化；⑤肝内小囊肿，部分肝内胆管轻度扩张；⑥左肾小囊肿；⑦胆囊炎、门静脉增宽；⑧右半结肠肠壁略增厚，建议结合其他检查；⑨大网膜密度增高，网膜转移性病变不除外；⑩大量腹水；⑪膀胱壁厚，考虑炎症所致。

（3）2015 年 11 月 25 日胃镜检查（图 2-4）：非萎缩性胃炎伴胆汁反流，病理示黏膜慢性炎症伴腺体增生。

（4）2015 年 11 月 27 日结肠镜检查无明显异常（图 2-5）。

（5）多次腹腔穿刺腹水未见异型细胞，腹水可见多量间皮细胞及少量淋巴细胞。

（6）下腔静脉及肝静脉彩超未见重要异常。

（7）泌尿系彩超：前列腺不均质大并有结石形成，膀胱壁厚、毛糙。

（8）T-SPOT 检查阴性。

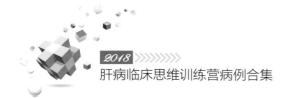

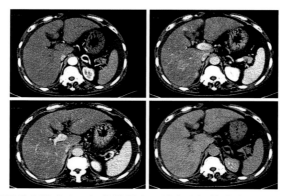

注：可见肝脏门静脉期呈花斑样改变，门静脉增宽，最宽处门静脉约 2.5 cm，腹水量多。

图 2-3　胸部螺旋 CT 平扫

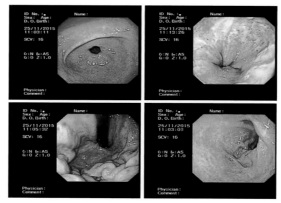

图 2-4　胃镜检查

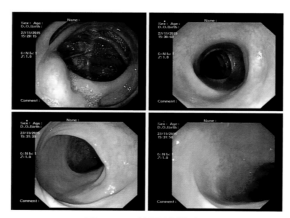

图 2-5　结肠镜检查

第二次临床讨论：最可能诊断？进一步处理？

患者老年男性，腹痛、腹胀，肝功能异常，腹水增长迅速，常见病毒性肝病、酒精性肝病、布加综合征、自身免疫性疾病等不考虑，胃肠道检查，包括腹腔强化 CT、肺部检查没有提示肿瘤性疾病，因此，肝损害、腹水的原因仍可能在肝脏本身，下一步可行肝脏穿刺病理检查为临床诊断提供依据和支持。

2016 年 1 月 4 日肝穿刺活检病理结果（图 2-6）：（肝脏）部分肝窦淤血、水肿，附近肝细胞萎缩、坏死，坏死区肝细胞消失，网状纤维支架残留，请结合临床。齐鲁医院病理会诊结果：中央静脉及肝窦扩张，肝细胞局部萎缩及灶性坏死，汇管区慢性炎伴纤维组织增生、纤维化，符合肝脏淤血改变。

再次追问患者病史，患者在发病半个月前服用土三七保健，服药 1 周后，出现腹痛、腹胀症状后停用，在住院初时，患者并不认为土三七是药，所以未告知。结合患者病史、腹部强化 CT 和肝脏病理结果，诊断为肝窦阻塞综合征。给予保肝、利尿、低分子肝素、前列地尔等改善循环治疗，2016 年 1 月 28 日患者好转出院。2016 年 6 月复查肝脏 CT 和肝功能完全恢复正常。

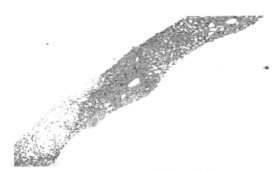

图 2-6　肝穿刺病理结果

三、诊疗体会

肝窦阻塞综合征（hepatic sinusoidal obstruction syndrome，HSOS）曾命名为肝小静脉闭塞病（hepatic veno-occlusive disease of the liver，HVOD），是一

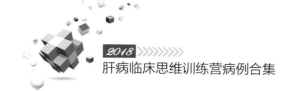

种以肝窦内皮损伤为主要病理基础的疾病，属窦后性门静脉高压症，因此，患者的临床症状与布加综合征、急性黄疸型肝炎、失代偿期肝硬化有很多相似之处，因而极其容易误诊。

（1）常见病因：吡咯烷类生物碱（pyrfolizidine alkalioids，PAs），研究发现，常见植物有土三七、千里光、猪屎豆、青檀和接骨草等；造血干细胞移植及其应用化学疗法药物等并发症；免疫抑制剂硫唑嘌呤、环磷酰胺等免疫抑制剂也被证实与 HSOS 有关。

（2）临床分期：根据病程可将 HSOS 分为 3 期：①急性期：早期出现体重增加，肝肿大、触痛，伴有肝功能异常，随后有腹胀、腹水，黄疸。②亚急性期：持续性肝脏肿大，反复出现腹水，肝功能损害时轻时重或急性发作，有时病情经过隐匿，病程持续可达数月以上。③慢性期：疾病进展为肝硬化，出现脾功能亢进表现，腹水难以消退，少数患者可出现食管、胃静脉曲张或破裂出血、肝性脑病、肝肾综合征等肝硬化表现。

本案例在诊断过程中，由于患者隐瞒病史，导致诊治相对曲折，用时较长，这也提示我们，临床医生在面对有肝损伤及腹水的患者，在诊断时要多问几个为什么，不断提问，寻求诊断线索。另外，详细询问病史是疾病诊断的第一手资料，非常重要，对疾病的认知决定了临床思路、临床思维。对于肝窦阻塞综合征，在鉴别诊断方面要特别注意区分布加综合征、急性肝炎、肝硬化等疾病，同时要明确影像学和肝脏穿刺对于肝脏疾病诊断的重要性。该病治疗方面无特效药物。老百姓普遍认为中草药无毒的情况十分普遍，应加大健康宣教。

黄疸背后的真相

兰州大学第二医院　何晶晶　张岭漪

一、病例基本信息

患者，男，17 岁，因"乏力伴全身皮肤黏膜、巩膜黄染 2 周余"于 2017 年 3 月 14 日入院。

【现病史】患者于入院前 2 月余因感冒自服"感冒灵颗粒 2 包"，后自觉乏力，恶心，纳差，随后其家属发现患者皮肤黏膜及巩膜黄染，无寒战、发热，无腹痛、腹泻，遂就诊于当地县中医院。查血生化示：ALT 1222 U/L，AST 799 U/L，TBIL 195.2 μmol/L，DBIL 185.7 μmol/L，ALP 452 U/L，GGT 95 U/L；腹部平扫及增强 MRI 提示：慢性胆囊炎，胆囊泥沙样结石，余未见异常。结合上述检查外院给予保肝等对症治疗（具体药物及剂量不详）。但于入院前 3 天患者自觉全身皮肤瘙痒，同时发现额前及前胸后背散在红色皮疹，高出皮面，压之不褪色。自觉病情无明显改善，遂当地医院建议转上级医院进一步诊治。入院前 1 天患者就诊于我院急诊科，查血常规示：WBC 3.57 g/L，Neu% 0.87%，PLT 69 g/L；生化示：ALT 464 U/L，AST 749 U/L，TBIL 289.7 μmol/L，DBIL 254.8 μmol/L，ALP 188 U/L，GGT 174 U/L。遂请我科会诊后以"黄疸原因待查"收住院。

【既往史】既往患者无吸烟、饮酒史。无手术及外伤史。无吃鱼生史；无血吸虫疫区逗留史。无长期服用肝损害药物史。患者为独生子，既往体健，智力发育正常，平素学习成绩中等。其父母否认近亲结婚。

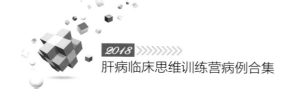

【入院后查体】入院后测生命体征平稳，全身皮肤黏膜及巩膜重度黄染，无肝掌、蜘蛛痣。全身浅表淋巴结未触及肿大。心肺查体无明显异常。腹部平坦，柔软，无压痛、无反跳痛，肝脾肋下未触及，移动性浊音阴性，双下肢无浮肿。患者额前及前胸后背散在红色皮疹，高出皮面，压之不褪色，且前胸及背部有明显抓痕。遂请我院皮肤科医生会诊后考虑"马拉色菌毛囊炎"。

【入院诊断】①黄疸原因待查：药物性肝炎伴胆汁淤积？②慢性胆囊炎，胆囊结石（泥沙样）；③血小板减少原因？④马拉色菌毛囊炎？

二、临床讨论

第一次临床讨论：根据患者症状，体征及入院前外院检查，该患者黄疸是否为药物性肝炎引起？黄疸与皮疹、血小板减少是否相关？需要进一步做哪些检查以明确诊断？

【病史特点】患者为青少年男性，急性起病，因"乏力伴全身皮肤黏膜、巩膜黄染2周余"入院，首先患者发现肝功能损伤前有药物服用史；体格检查见皮肤黏膜及巩膜重度黄染；额前及前胸后背散在红色皮疹，高出皮面，压之不褪色，且前胸及背部有明显抓痕（请皮肤科医生会诊后考虑"马拉色菌毛囊炎"）；ALT、AST、TBIL、TBA明显升高，凝血指标轻度下降，排除常见嗜肝病毒感染；外院腹部平扫及增强MRI提示：慢性胆囊炎，胆囊泥沙样结石，余未见异常。因此，对于患者黄疸的原因我们仍较多考虑为药物所致。

【入院后检查】血常规：WBC 4.41 g/L，Neu% 0.90%，Hb 156 g/L，PLT 63 g/L；血生化：ALT 560 U/L，AST 1122 U/L，ALB 37 g/L，TBIL 351.3 μmol/L，DBIL 284 μmol/L，ALP 217 U/L，LDH 303 U/L，TBA 562.8 μmol/L，TG 1.87 mmol/L，CHO 4.48 mmol/L；凝血功能：PT% 74.1%，INR 1.07，FIB 2.29 g/L；血浆氨：30 μmol/L；肿瘤标记物：AFP 81.85 ng/ml，CEA 1.95 ng/ml，CA125 为 18.91 U/ml，CA19-9 20.80 U/ml；传染病检查：HBsAg、抗-HBs、HBeAg、抗-HBe、抗-HBc 均阴性，抗-HCV 阴性，甲肝、戊肝抗体 IgM（—），抗-HIV 阴性，梅毒抗体（—）；甲状腺功能正常；血沉 2.0 mm/h；C 反应蛋白 2.28 mg/L；降钙素原 0.586 ng/ml；T-SPOT 阴性；结核杆菌抗体阴性；FibroScan：15.1 kPa

（肝功能炎症活动期）。

因患者外院已行详细的腹部 MRI+MRCP 检查提示胆道通畅，已排除梗阻性黄疸，因此，我院行腹部彩超检查肝胆系统未见明显异常；患者虽无发热，但出现严重黄疸，仍完善炎症相关指标，血沉 2.0 mm/h；C 反应蛋白 2.28 mg/L 正常，但降钙素原 0.586 ng/ml（有所升高），进一步排除结核感染的可能，完善 T-SPOT 阴性，结核杆菌抗体阴性。同时进一步排查自身抗体均阴性，免疫球蛋白检查中 IgG 5.09 g/L（有所下降，参考值：8 ～ 16 g/L）。因患者为急性起病，为排外其他微小病毒感染，完善 EB 急性感染检测：IgG 抗体（—），IgM 抗体（—）；TORCH（弓形虫、风疹病毒、巨细胞病毒、单纯疱疹病毒Ⅱ型等总称）抗体均为阴性；遗传性肝病方面，检测铜蓝蛋白 0.67 g/L（正常范围），但铁蛋白＞2000 ng/ml，血清铁 72.6 μmol/L，转铁蛋白饱和度 96.8%，均明显高于正常。但考虑到急性肝脏炎症时铁蛋白也可异常升高，因此，常规完善胃镜检查提示：①慢性非萎缩性胃炎，并胆汁返流；②十二指肠球炎。

【病情变化】患者入院后给予"甘草酸制剂，谷胱甘肽"抗感染、保肝，以及补液支持等对症治疗，但 2 天后复查生化示：ALT 1098 U/L，AST 1186 U/L，TBIL 531.8 μmol/L，DBIL 418.8 μmol/L，较入院时明显升高。同时患者前胸及后背红色丘疹有所增多，并有散在脓疱形成，行真菌镜检查及真菌培养均为阴性（图 3-1）。

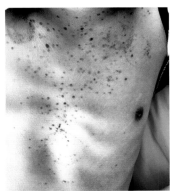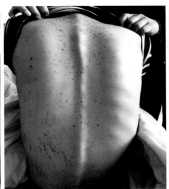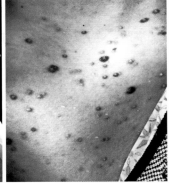

图 3-1　患者前胸及后背红色丘疹

因此，2017 年 3 月 17 日调整治疗方案为"甲强龙 160 mg/d"抗感染治疗。治疗五天后，患者转氨酶、胆红素及总胆汁酸均未见明显下降（图 3-2、图 3-3），但凝血功能仍在正常范围，同时皮疹明显增多，此时体温仍为正常。

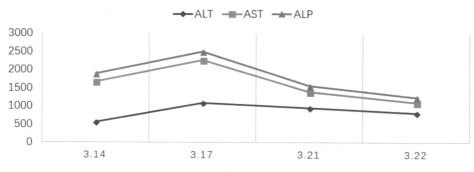

图 3-2　转氨酶变化情况

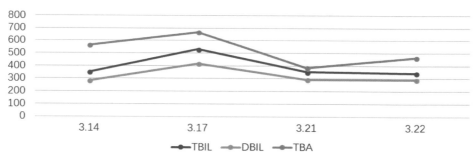

图 3-3　胆红素变化情况

第二次临床讨论：在我们使用激素治疗之后，患者胆红素下降并不显著，同时皮疹不但没有消退，反而有增多的趋势。因此，我们对之前诊断提出疑问，是否在黄疸的背后还存在其他原因？

患者在入院时血常规提示 PLT 63 g/L，因此，于 2017 年 3 月 22 日行骨髓穿刺检查。在等待骨穿结果过程中多次复查血常规（图 3-4、图 3-5）。2017 年 3 月 24 日给予患者血小板 1 个治疗量输注，同时注射粒细胞集落刺激因子升高白细胞治疗。

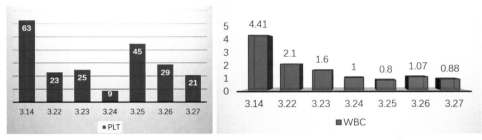

图 3-4　血小板变化情况　　　　图 3-5　白细胞变化情况

2017 年 3 月 24 日骨髓穿刺检查结果回报：在骨髓涂片中可见噬血细胞，明确提示"噬血细胞综合征（HLH）"（图 3-6）。

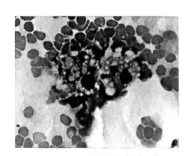

图 3-6　骨髓穿刺报告

请血液科医生会诊开始给予大剂量丙种球蛋白 [0.4 g·（kg/d）] 治疗 3 天。后因患者仍需 HLH-2004 方案化疗，遂转入血液科继续治疗。

患者转入我院血液科后进一步完善相关检查提示：①骨髓活检提示：骨髓增生极度低下，但未见噬血细胞（考虑与已使用丙种球蛋白有关）；②复查甘油三酯（TG）4.15 mmol/L（参考值：1.45 ～ 1.80 mmol/L）；③血清可溶性白介素 -2 受体（sIL-2 R）4728 U/ml（参考值：223 ～ 710 U/ml）；④ NK 细胞活性（%）：13.18%（参考值：≥15.11%）；⑤ CD4+CD25+FoxP3+/CD4+（%）：0.52%（参考值：5% ～ 10%）；⑥噬血细胞综合征突变分析未明确突变位点（考虑患者为药物继发的噬血细胞综合征有关）。

【最终诊断】①继发性噬血细胞综合征；②药物性肝损伤，肝细胞损伤型（R ≥ 5），急性，因果关系评价（RUCAM）量表 8 分（很可能），重度肝损伤

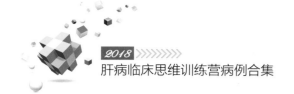

（严重程度 3 级）。

【治疗及转归】积极给予 HLH-2004 方案化疗，以及辅助输注血小板、注射白介素等治疗，患者转氨酶及胆红素逐渐下降（TBIL 138 μmol/L，ALT 349 U/L，AST 155 U/L），白细胞恢复正常，血小板也稳定在 30 g/L，且皮疹明显消退。但患者家属因个人经济原因于 2017 年 4 月 10 日要求出院。

三、诊疗体会

噬血细胞综合征也称为反应性组织细胞增生症，可表现为出血、感染、多脏器功能衰竭、发热、肝脾肿大、全血细胞减少等。其临床分型可分为家族性噬血细胞综合征和继发性噬血细胞综合征，其中引起继发性噬血细胞综合征的原因最常见的有感染相关性、肿瘤相关性，以及巨细胞活化综合征三种情况。此疾病的诊断标准共有 8 条：① 发热；② 脾大；③ 血细胞减少（影响 2 或 3 系外周血细胞）；④ 高甘油三酯血症和（或）低纤维蛋白原血症：空腹甘油三酯 ≥ 3.0 mmol/L，纤维蛋白原 ≤ 1.5 g/L；⑤ 骨髓，脾或淋巴结中发现噬血细胞现象而非恶变证据；⑥ NK 细胞活性减低或缺乏（根据当地实验室指标）；⑦ 铁蛋白 ≥ 500 μg/L；⑧ 可溶性 CD25（sIL-2 R）≥ 2400 U/ml。其中符合 5 条即可诊断。因此，结合本例患者符合③④⑤⑥⑦⑧六项，诊断成立，并且考虑该患者为药物因素引起的，因此最终诊断为继发性噬血细胞综合征。

对于本病的诊疗体会：首先，对于青少年出现不明原因的黄疸，需要进行全面评估，在积极排查遗传性肝病的基础上，询问病史从蛛丝马迹中寻找真正的病因，本例患者在疾病的全过程中都未出现发热，也因此给我们的诊断加大了难度。其次，对于病因的治疗仍是疾病治疗的关键，正如此本例患者当我们还没有明确最终诊断时，使用激素治疗并不能使患者的胆红素消退，而最终使用规范的 HLH-2004 方案化疗，至此患者的黄疸才逐渐得到控制。最后，目前随着药物的滥用，噬血细胞综合征这种少见疾病在临床中也越来越多地出现，因此，今后对社会人群的教育，避免滥用药物仍是我们需要积极努力的方面。

发热、肝占位性病变、贫血待查

中国医科大学附属盛京医院　李尧　窦晓光

一、病例基本信息

患者，女，45 岁，因"发热伴寒战 1 个月"于 2016 年 11 月 15 日入院。

【现病史】患者 1 个月前无明确诱因出现发热，体温最高 39℃，伴有寒战，同时伴右肩及右上腹痛，自服罗红霉素，2 天后体温峰值降至 37.5℃，腹痛缓解。继续口服罗红霉素 5 天，仍有间断发热，化验提示血常规 WBC 10.8×10^9/L，Neu% 67.5%，Hb 101 g/L，PLT 481×10^9/L，遂改为头孢菌素（具体不详）口服，5 天后再次改为罗红霉素口服，无好转。9 天前，患者静脉应用头孢米诺抗感染治疗；6 天前，改为静脉应用氧氟沙星治疗，期间均有低热，为进一步诊治来诊。患者病程中无头晕、头痛，无乏力、盗汗，无咳嗽、咳痰，无恶心、呕吐，无肌肉关节酸痛，无腹泻，无尿频、尿急、尿痛，饮食睡眠可，二便正常，病来体重无变化。

【既往史、个人史、家族史】22 年前因"肺动脉瓣狭窄"行手术治疗，术中输血浆。丙型肝炎病史 22 年，22 年前应用普通干扰素治疗半年，自诉已治愈。右卵巢囊肿（当地医院诊断）病史 8 年。糖尿病病史 3 年，平素口服拜糖平，血糖控制尚可。否认高血压、冠心病等慢性疾病病史。否认结核病史。否认外伤史。否认吸烟\酗酒史。否认地方病或传染病流行区居住史。否认毒物、粉尘及放射性物质接触史。平素月经规律，末次月经为 2016 年 11

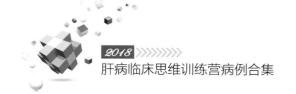

月 7 日。否认药物及食物过敏史。否认家族遗传性疾病病史。

【入院后查体】T 36.9℃，P 70 次 / 分，R 20 次 / 分，BP 110/60 mmHg。神清语明，皮肤及巩膜无黄染，结膜无苍白，未见肝掌及蜘蛛痣，浅表淋巴结未触及，双肺听诊呼吸音清，未闻及干湿啰音，心律齐，心脏各瓣膜听诊区未闻及病理性杂音。腹平软，腹壁未见静脉曲张，无压痛、反跳痛及肌紧张，Murphy 征阴性，肝脾肋下未触及，肝区叩痛阴性，移动性浊音阴性，肠鸣音正常，双下肢无凹陷性水肿。神经系统查体无异常。

【外院检查】降钙素原（2016 年 11 月 10 日）1.72 ng/ml。血常规（2016 年 11 月 11 日）：WBC 10.8 × 10⁹/L，Neu% 67.5%，Hb 101 g/L，PLT 481 × 10⁹/L。胸部 CT 平扫（2016 年 11 月 9 日）：双肺少量纤维化，右肺下叶后底端小结节，肺动脉增宽，肝 S7 及 S8 段低密度灶。肝脏 CT 增强（2016 年 11 月 10 日）：肝内多个病灶，考虑肝脓肿，胃窦壁略厚，左肾错构瘤？腹部超声（2016 年 11 月 10 日）：肝内多个病灶，肝脓肿不除外。

【入院后检查】血常规（2016 年 11 月 16 日）：WBC 10.6 × 10⁹/L，中性粒细胞 7.69 × 10⁹/L，血红蛋白 96 g/L。血清铁 4.3 μmol/L；血清总铁结合力 45.1 μmol/L；不饱和铁结合力正常。促红细胞生成素（EPO）33.33 mIU/ml；铁蛋白、维生素 B₂、叶酸正常。C 反应蛋白（CRP）68.3 mg/L。降钙素原 0.063 ng/ml。ESR 81 mm/h。肝功能：白蛋白 34.9 g/L，白蛋白和球蛋白比值 0.97，GGT 68 U/L，ALP 152 U/L，ALT、AST、TBIL、心肌酶、肾功能、血清离子、空腹血糖均正常。凝血：PT 13.8 s，PTA 71%，APTT 28.5 s。糖化血红蛋白 6.3%。甲状腺功能系列正常。肿瘤标志物：CA125 为 62.76 U/ml；AFP、CEA、CA19-9、CA724、NSE 均正常。

血糖（2016 年 11 月 16 日）：午餐后 2 小时血糖 11.8 mmol/L，晚餐后 2 小时血糖 11.9 mmol/L。

血糖（2016 年 11 月 17 日）：空腹血糖 6.2 mmol/L，午餐后 2 小时血糖 12.6 mmol/L，晚餐后 2 小时血糖 13 mmol/L。

二、临床讨论

第一次临床讨论：患者初步考虑？进一步处理？

【病史特点】患者中年女性，发热伴寒战 1 个月。查体无典型阳性体征。既往有输血史、丙型肝炎病史、卵巢囊肿病史、糖尿病病史。血常规白细胞、降钙素原升高。外院肝脏增强 CT 提示：肝内多个病灶，考虑肝脓肿，胃窦壁略厚，左肾错构瘤？

【入院诊断】①发热、肝占位性病变、贫血原因待查（细菌性肝脓肿？原发性肝脏肿瘤？肝转移癌？）；②右侧卵巢囊肿；③糖尿病。

【诊治方案】完善全腹部增强 CT 等影像检查，监测生命体征及血糖，给予头孢哌酮钠舒巴坦钠静脉输液抗感染治疗，并进一步检查协助明确诊断。

【进一步完善检查】

血常规和 CRP 结果如表 3-1 所示。ANA、抗核抗体系列均为阴性；免疫球蛋白定量正常；尿常规正常；HBsAg 阴性。抗 -HCV 1.5 s/co；丙型肝炎病毒载量未检测到。HIV+TPPA、血细菌培养、T-SPOT、布氏杆菌抗体、尿真菌涂片、肺炎支原体抗体 IgM、肺炎衣原体抗体 IgM、结核抗体均为阴性。1-3-β-D 葡聚糖正常。G- 脂多糖 0.13pg/L。体温及血糖变化如图 3-7、表 3-2 所示。

表 3-1 血常规和 CRP 变化

检查日期	白细胞（×10⁹/L）	中性粒细胞（×10⁹/L）	血红蛋白（g/L）	CRP（mg/L）
2016-11-16	10.6	7.69	96	68.3
2016-11-21	10.3	7.53	95	81
2016-11-30	7.9	6.08	94	72
2016-12-8	8.5	6.9	92	—
2016-12-9	9.94	8.4	97	—
2016-12-16	8	6.03	89	42.2
2016-12-25	8.6	7.43	90	—

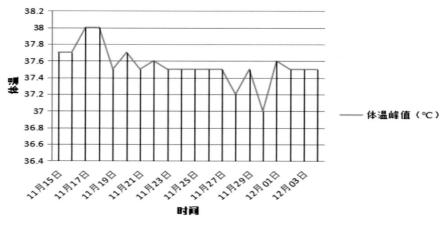

图 3-7　体温变化

表 3-2　血糖监测

检查 日期	空腹血糖	早餐后 2 小时 血糖	午餐后 2 小时 血糖	晚餐后 2 小时 血糖
2016-11-16	—	—	11.8	11.9
2016-11-17	6.2	—	12.6	13
2016-11-18	5.2	—	9.5	10.1
2016-11-19	5.2	7.9	8.6	8.6
2016-11-20	5.2	8.1	8.7	8.8
2016-11-21	5	7.4	8.7	7.7
2016-11-22	5.9	拒测	8.7	9.9
2016-11-23	5.2	7.4	6.7	9.3
2016-11-24	5.2	10.4	7.7	—

　　腹部 CT 平扫 + 增强（图 3-8）：肝内多发脓肿可能性大（肝脏形态大小正常，表面光滑，各叶比例正常，肝内见多发类圆形稍低密度影，边界模糊，较大约 2.8 cm，增强扫描可见病变边缘强化，其内见无强化低密度区）。子宫右后方囊实混合性肿物，恶性不除外，考虑右附件起源；右侧盆壁旁淋巴结稍大，宫颈密度不均，请结合临床。左肾血管平滑肌脂肪瘤？盆腔积液。

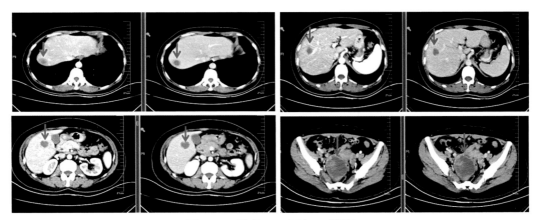

图 3-8　腹部 CT 平扫 + 增强

　　腹部三维超声（图 3-9）：肝脏大小属正常范围，肝内见少许包块，较大者约 4.0 cm×3.2 cm，边界模糊，内呈不均匀中低混合回声，彩色多普勒血流显像（CDFI）周边可检出血流信号。门静脉主干直径约 1.0 cm。肝内外胆管未见扩张。胆囊大小 5.8 cm×1.7 cm，壁厚约 0.2 cm。脾肋间厚约 2.4 cm。胰腺大小、形态正常，轮廓清晰，主胰管未见扩张，胰腺未见明显占位性病变。超声提示：肝内包块。

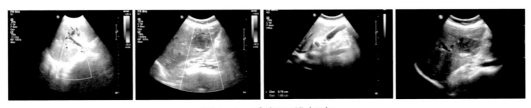

图 3-9　腹部三维超声

第二次临床讨论：最可能的考虑及处理？

具体分析如下：

1. 细菌性肝脓肿

（1）支持点：①存在细菌性肝脓肿的易患因素（糖尿病）；②持续发热伴寒战 1 个月；③右上腹痛伴右肩部放射；④存在贫血等消耗性表现；⑤血常规可见白细胞及中性粒细胞升高；⑥血沉、CRP 等炎症代谢指标升高；

⑦ T-SPOT、布氏杆菌抗体、支原体抗体、真菌等均为阴性；⑧我院（外院）CT 提示肝内多发脓肿倾向性诊断。

（2）不支持点：①外院结合本院序贯抗生素治疗 1 个月，体温始终未完全恢复正常；② PCT 检查入院后基本正常，多次血培养阴性；③体温一定程度下降，但贫血未改善；④经抗感染治疗后影像学病灶大小无缩小；⑤超声提示肝内包块，与 CT 描述不符。

2. 原发性肝脏恶性肿瘤

（1）支持点：①丙肝病史 22 年，肝内病灶；②前述一切有关细菌性肝脓肿不支持点。

（2）不支持点：① HCV-RNA（—），抗 HCV-Ab（1.5 s/co），无硬化表现；② AFP 正常。

3. 肝转移癌

（1）支持点：①卵巢囊肿病史；②肝内近期多发病灶，AFP（—）；③ CA125 升高；④ CT 提示右附件起源肿物，恶性不除外，有淋巴结肿大，超声提示肝内包块；⑤前述一切有关细菌性肝脓肿不支持点。

（2）不支持点：①卵巢囊肿病史 8 年才发病；② CA125 升高不显著。

进一步完善检查 PET-CT 结果（图 3-10）：①右附件区囊实混合性肿物：实性成分代谢高，考虑恶性（卵巢起源），伴右盆壁淋巴结转移可能大。②肝内多发病变性 FDG 代谢高：需注意转移瘤。③肝门部及腹膜后代谢增高淋巴结，转移不除外。④子宫前壁高代谢突起影，种植转移？变性肌瘤？子宫后壁肌瘤；盆腔少量积液。⑤左肾血管平滑肌脂肪瘤可能性大，PDG 代谢不高，建议随诊复查；右肺上叶及下叶胸膜下小结节，FDG 代谢不高，建议随诊复查，双肺散在少许慢性炎症；双侧胸腔少量积液。⑥左颈内淋巴结反应性增生可能大。⑦左上额窦少许炎症。

肝内病灶活检（图 3-11）：镜下见穿刺条形组织，细胞短梭形，散在分布，异型明显，见大片坏死。免疫组化：CK（+）；波形蛋白（Vimentin）（+）；肝细胞（—）；CK7（部分+）；WT-1（—）；钙网蛋白（calretinin）（—）；Ki67（约 30%+）；CD21（—）；CA125（—）；天冬氨酸蛋白酶 A（NapsinA）

（一）；PAX8（＋）。病理诊断：（肝穿刺）恶性肿瘤，结合病史及免疫组化，符合卵巢低分化癌转移来源。

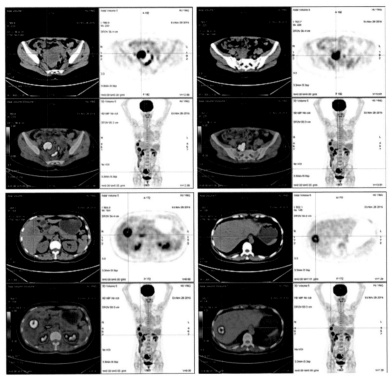

图 3-10　PET-CT 检查

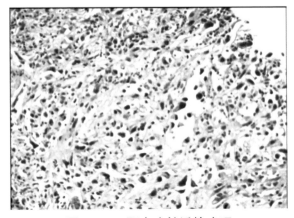

图 3-11　肝内病灶活检病理

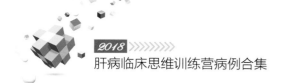

【治疗及结局】患者转入我院妇科病房，于2016年12月8日行"卵巢癌肿瘤细胞减灭术"（全子宫双附件切除术，大网膜、阑尾切除术，双侧盆腔淋巴结切除术，腹主动脉旁淋巴结切除术，盆底腹膜病灶切除术）。术中诊断：卵巢癌Ⅳ期；盆腔脓肿。

病理回报（图3-12）：镜下见：A：瘤细胞部分呈腺样，筛网状，乳头状排列，部分细胞呈梭形弥漫成片，部分细胞胞浆透明，部分细胞异型明显。N（右腹股沟深淋巴结）：为纤维脂肪组织；免疫组化A：ER（约30%+）；P53（约60%+）；PR（－）；P16（＋）；Ki67（约50%+）；NapsinA（－）；WT-1（－）。A4：Vimentin（部分＋）；NapsinA（局灶＋）；CK（部分＋）。病理诊断：（右）卵巢浆液性癌，低分化，局灶呈肉瘤样改变。右闭孔淋巴结转移癌（2/2），其余淋巴结反应性增生（左髂内0/5，左髂外0/1，左髂总0/4，左腹股沟0/2，左闭孔0/4，右髂内0/4，右髂外0/5，右髂总0/2，腹主动脉旁0/6）。子宫腺肌症，子宫平滑肌瘤，慢性宫颈炎，增生期宫内膜。大网膜、（右）输卵管及（左）附件未见特殊，慢性阑尾炎。

术后患者转入我院肿瘤科病房规律化疗，最后一次化疗时间为2017年4月。

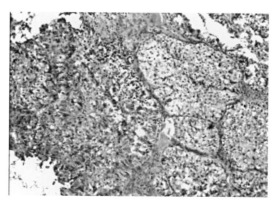

图3-12 病理结果

【最终诊断】①卵巢癌Ⅳ期伴肝内转移；②盆腔脓肿；③继发性贫血；

④肺转移待除外；⑤糖尿病。

三、诊疗体会

（1）细菌性肝脓肿：大部分有明确的基础疾病或诱因，主要表现为发热、肝脏肿大、肝区疼痛 / 压痛明显、白细胞计数和中性粒细胞升高，超声检查可发现脓肿的液性暗区。必要时在超声引导下做诊断性穿刺或药物试验性治疗以明确诊断。

（2）原发性肝癌：起病隐匿，临床症状明显者，多已进入中晚期，主要表现为肝区疼痛、肝大、黄疸、肝硬化，全身症状伴癌综合征，AFP 升高。诊断详见肝癌诊断路线图（图 3-13）。

（3）继发性肝癌：原发于呼吸道、胃肠道、泌尿生殖道、乳房等处的癌灶常转移至肝，呈多发性结节，临床以原发癌表现为主，血清 AFP 检测一般为阴性。

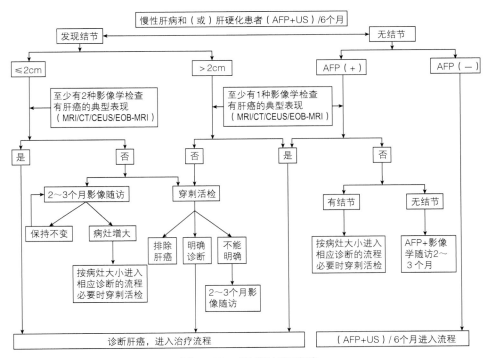

图 3-13　肝癌诊断路线

肝功能损害待查

天津第三中心医院　梁静　韩涛

一、病例基本信息

患者，女，64 岁，天津市人。因"反复晕厥、双下肢肿胀伴肝功能异常 2 月"入院。

【现病史】患者因 2 个月前无明显诱因突发晕厥 2 次，伴意识不清、反应迟钝，每次发作约十几秒钟自行缓解，无四肢抽搐，无肢体活动不利，就诊于某三甲医院脑系科，查心电图提示轻度心肌缺血，头部 CT 及脑血流图未发现明显异常，诊断为短暂性脑缺血发作，给予灯盏花等改善脑缺血治疗，住院期间发现肝功能异常，转氨酶升高转我院进一步就诊。近 2 个月来患者自述双下肢无力伴肿胀，活动后明显，伴腹胀，食欲下降，无恶心、呕吐，无皮肤黄染，无腹泻、腹痛，无发热、寒战，大小便正常。

【既往史、个人史】否认肝炎、结核病史，否认冠心病、高血压、糖尿病史。无吸烟、饮酒史。2 个月前曾间断服用"中成药"治疗关节炎 2 周。已婚，育 1 女，月经正常。

【入院查体】T 36.6℃、P75 次 / 分、BP 130/75 mmHg，神志清楚，体型偏胖，营养良好，皮肤巩膜无黄染、淤斑、皮疹，浅表淋巴结未触及，肝掌（－），蜘蛛痣（－）。双肺呼吸音粗，未闻及干湿啰音，心界无扩大，心音有力，HR 75 bpm，心律齐。腹略膨隆，未见肠型，无压痛、无反跳痛及肌紧张，未触及肿物，肝脾肋下未及，移动性浊音（－），肠鸣音 4 次 / 分，双下肢水肿（＋），双侧巴氏征阴性。

【外院检查】2017 年 3 月某三甲医院检查结果：胸部 CT 示双肺间质性病变伴部分纤维化、心脏增大。头颅 CT 示右侧基底区陈旧性病变，脑萎缩。心脏彩超示主动脉瓣、二尖瓣钙化，左室舒张功能下降，肺动脉高压。颈部超声示右总颈动脉内膜增厚。生化：ALT 63 U/L，AST 50 U/L，ALP 756 U/L，GGT 150 U/L，TBIL 22.9 μmol/L，DBIL 13.9 μmo/L，IBIL 9 μmol /L，ALB 45 g/L，GLOB 31 g/L。血常规：WBC 6.52×10^9/L，嗜中性粒细胞比例 42%，Hb 135 g/L，PLT 162×10^9/L。胃镜示糜烂性胃炎。

【我院门诊检查】我院门诊 2017 年 4 月 6 日检查结果：生化：ALT 61 U/L，AST 52 U/L，ALP 855 U/L，GGT 146 U/L，TBIL 24.7 μmol/L，DBIL 15.7 μml/L，IBIL 9 μmol /L，ALB 42.1 g/L，GLB 32.2 g/L；Cr 72 μmol/L，TC 5.12 mmol/L，TG 1.21 mmol/L，FBS 5.6 mmol/L。病毒标志：HAV、HBV、HCV、HEV、HIV、呼吸道病毒、EB 病毒、弓形虫、单纯疱疹病毒、巨细胞病毒等检查全阴性。自身抗体：抗核抗体（1 ：100）、抗线粒体抗体（1 ：100）、抗线粒体抗体（1 ：100），抗双链 DNA 抗体、抗肝肾微粒体抗体、抗平滑肌抗体、抗 SSA 抗体、SSB 抗体均阴性。免疫球蛋白检查均阴性。D- 二聚体 0.2 mg/L 血浆凝血酶原时间 11.5 s，APTT 37.4 s。甲状腺功能：FT_3、FT_4、TSH 均正常。肿瘤标志：AFP、CEA、CA19-9、CA72-4 阴性。腹部 B 超：胆囊息肉、轻度脂肪肝、左肾结石。心脏彩超：左室舒张功能减低，左室射血分数（LVEF）59%。FibroScan：8.6 kPa，肝脏硬度检测（CAP）304 db/m。

二、临床讨论

第一次讨论：患者肝损害的原因是什么？需要进一步做什么检查和治疗？

该患者病情特点为老年女性，起病隐匿，病史短；查体无慢性肝病体征；肝损害以 ALP、GGT 升高为主；免疫学检查 ANA、AMA、AMA2 阳性；腹部超声无慢性肝脏进展表现。结合患者特点，肝功能异常应考虑以下几方面原因：

（1）原发性胆汁性胆管炎（PBC）：该病为自身免疫相关的进行性胆汁淤

积性肝病，多见于女性，多数患者 ALP、GGT 升高，病情进展可发展为肝硬化，晚期可出现进行性黄疸、腹水及脾亢，自身抗体中 AMA、AMA2 阳性可作为特异性诊断标志，该患者女性，ALP 升高，AMA2 阳性首先考虑该诊断。

（2）药物性肝炎：患者肝功能异常，无明确原因，曾有应用中药病史，肝功能损害以 ALP 及 GGT 升高及胆红素轻度升高为主，应考虑胆汁淤积型药物性肝损害，但患者应用药物病史短，需排除其他肝损害原因，可行肝活检进一步明确。

（3）非酒精性脂肪性肝炎：患者老年女性，体型偏胖，肝功能提示 ALT、AST 及 GGT 升高，结合超声结果，脂肪肝诊断成立，但患者无糖尿病及明显血脂代谢异常的表现，且 ALP 明显升高与单纯脂肪性肝炎肝损害不相符，需排除其他肝损害病因。目前治疗上可给予熊去氧胆酸保肝治疗，观察治疗后反应。

【诊治经过及发展】该患者初步诊断 PBC，给予熊去氧胆酸（优思弗）及多烯磷脂酰胆碱（易善复）口服 4 周，复查肝功能：ALT 40 U/L，AST 32 U/L，ALP 965 U/L，GG T69 U/L，TBIL 21 μmol/L，DBIL 14 μml/L，ALB 40.5 g/L，继续应用优思弗治疗半个月，连续两次复查肝功能分别为：ALP 1658 U/L，GG 56 U/L，及 ALP 1677 U/L，GGT 63 U/L，余项均正常。患者乏力症状明显，下肢活动受限，腹胀伴食欲下降约 1/3，体重下降约 3 kg。再次复查：腹部 CT 提示轻度脂肪肝、副脾（图 4-1）。血清钙 2.61 mmol/L，血清磷 0.52 mmol/L。

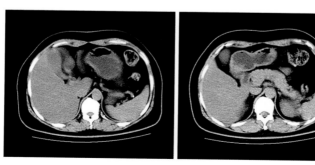

图 4-1　患者腹部 CT

第二次讨论：患者经 UDCA 治疗后，ALP 持续升高的原因是什么？进一步检查？

患者在给予熊去氧胆酸（UDCA）及多烯磷脂酰胆碱治疗后 ALT、AST、GGT 均逐渐下降至正常，但 ALP 却持续升高，且患者乏力症状明显加重，活动受限。进一步提出问题：GGT 与 ALP 呈现不一致变化的原因？患者乏力症状持续加重原因？是否合并其他疾病，或肝功能损害只是全身疾病在肝脏的表现？

我们从 ALP 升高的原因进行分析，血清 ALP 不同亚型分别来源于肝脏、骨骼、小肠、妊娠期胎盘。ALP 异常升高可见于：①肝内胆汁淤积性疾病：如 PBC、药物性肝炎、病毒性肝炎、酒精性肝病等；②肝外胆道梗阻：胆道疾病等；③肝内占位病变：原发性、转移性肝癌等；④骨病：骨恶性肿瘤、甲状旁腺功能亢进。该患者 ALP 持续明显增高，未发现肝外胆道梗阻及肝内占位病变，结合血清钙升高及血清磷降低，提示可能存在骨病或甲状旁腺功能异常导致钙磷代谢紊乱，建议进一步行 ECT 及甲状旁腺检查。

【进一步检查及治疗】行全身骨 ECT 检查（图 4-2）：全身骨显像符合"代谢性骨病"图像特点，考虑不除外甲状旁腺功能亢进、成人骨软化症？进一步行甲状腺超声检查：甲状腺右叶多发结节，甲状腺影像报告和数据系统（TIRADS）3 类，未见异常甲状旁腺，查甲状旁腺素 1169 pg/ml，明显升高。再次查甲状腺 ECT（图 4-3）：气管偏左前方异常示踪剂分布浓聚区，考虑为功能亢进异位甲状旁腺组织（范围约 1.4 cm×1.2 cm×1.0 cm）。患者于 2017 年 7 月收入我院普外科，行异位甲状旁腺切除术，术后 1 个月复查甲状旁腺素 21 pg/ml，血清钙 2.27 mmol/L 血清磷 0.82 mmol/L，肝功能 ALP 465 U/L，GGT 52 U/L。术后病理提示：甲状旁腺腺瘤。术后继续服用优思弗治疗，2017 年 10 月复查血清磷、钙及肝功能正常，患者术后未再次发作晕厥、双下肢肿胀，乏力消失。

【最后诊断】①异位甲状旁腺亢进；②甲状旁腺腺瘤；③原发性胆汁性胆管炎；④非酒精性脂肪肝。

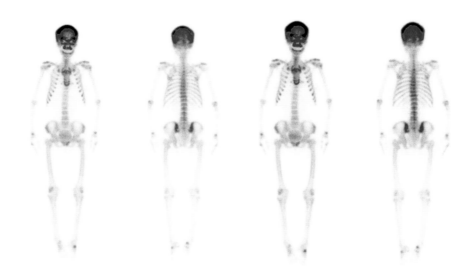

图 4-2　患者骨扫描

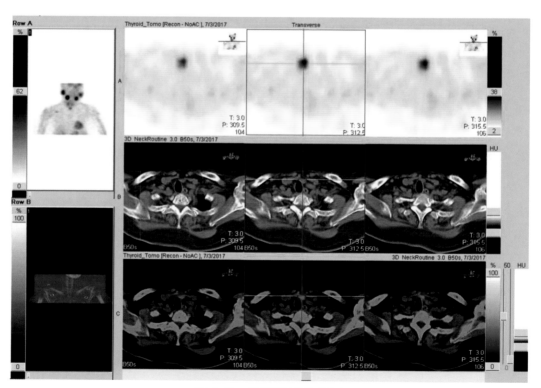

图 4-3　患者甲状腺 ECT

三、诊疗体会

原发性甲状旁腺功能亢进症是由于甲状旁腺腺瘤、增生肥大或腺癌所引起的甲状旁腺激素分泌过多，患病率约为 1/1000，绝经后女性患病率为普通人群的 5 倍。甲状旁腺发生异位概率约 8.5%，是误诊及漏诊的常见原因。甲状旁腺功能亢进临床症状主要为高血钙、低血磷症群，可表现为：①消化系统：食欲不振、腹胀、恶心，部分患者伴有消化道溃疡及胃炎；②肌肉：肌肉松弛、张力下降、疲乏，下肢行走困难、重症可有肌肉萎缩；③心血管系统：心动过缓、心律不齐，QT 间期缩短；④泌尿系统：肾结石；⑤神经系统：疲乏、精神不集中、失眠、神志不清、晕厥（参考文献来自《实用内科学》第五版）。

该患者女性，肝功能持续异常，免疫学检查符合 PBC 表现，经 UDCA 治疗后 ALP 持续升高，并表现出 ALP 与 GGT 不一致变化，提示存在肝外病变，患者明显钙、磷代谢异常，甲状旁腺素升高，提示甲状旁腺功能异常，但常规甲状腺超声未发现异常，因此容易出现漏诊，最终通过 ECT 检查清晰地看到异位甲状旁腺功能亢进。患者 ALP 升高、早期晕厥、下肢肿胀、肾结石、胃镜下表现均与甲状旁腺腺瘤、异位甲状旁腺功能亢进导致高钙血症、低磷血症相关，手术后上述症状均有效缓解。

肝功能异常伴腹水原因待查

浙江大学医学院附属邵逸夫医院　皮博睿　吕芳芳

一、病例基本信息

患者，女，62岁，安徽人。因"腹胀5个月，加重1个月"于2016年6月2日入院。

【现病史】患者5月前无明显诱因下出现腹胀、纳差，无恶心、呕吐，无畏寒、发热，无腹痛、腹泻、便秘，无鲜血便、黑便，无咳嗽、咳痰，无呼吸困难，当地医院予以"中药"治疗后无明显好转。1个月前腹胀、纳差较前明显加重，自觉腹围增大，至当地医院就诊，当地查肝功能：ALT 64 U/L，AST 92 U/L，AKP 509 U/L，GGT 1450 U/L；MRI平扫：肝脏后叶囊肿，胆囊炎，腹腔积液。予以异甘草酸镁、熊去氧胆酸护肝，螺内酯利尿、哌拉西林他唑巴坦、头孢替安抗感染治疗。患者自觉腹围较前增大，尿量减少，双下肢出现水肿，为求进一步治疗来我院，门诊拟"肝功能异常"收住入院。自发病以来，神清，精神可，胃纳差，睡眠差，大便无特殊，小便量减少，体重无明显减轻。

【既往史、个人史、家族史】右眼视网膜脱落术后15年；子宫肌瘤术后10年；高血压6年余，最高血压180/130 mmHg，曾服降压药（具体不详），近半年来未服药，自诉血压控制可。否认糖尿病病史，否认肝炎、结核等传染病史，否认疫水、疫区接触史，否认饮酒史，否认家族遗传病病史。

【入院后查体】呼吸20次/分钟，体温35.2℃，脉搏76次/分，血压127/95 mmHg。神清，精神软，皮肤巩膜无黄染，未见肝掌、蜘蛛痣，浅表淋巴结未触及肿大。两肺呼吸音清，未闻及干湿啰音。心律齐，未闻及病理性杂音。腹平软，未及明显压痛反跳痛，下腹部可见陈旧性手术瘢痕，愈合可，剑突下可及肝 3 指，质地偏硬，无触痛，脾脏肋下未及，Murphy 征阴性，肠鸣音 4 次 / 分，移动性浊音阳性。双下肢凹陷性水肿，神经系统查体无异常。

【入院后检查】WBC 2.8×10^9/L，Hb 152 g/L，PLT 103×10^9/L，ALT 21 U/L，AST 43 U/L，ALP 261 U/L，GGT 791 U/L，白蛋白 26.8 g/L，球蛋白 19.7 g/L，PT 12 s。

二、临床讨论

第一次临床讨论：根据患者的病史、体征、实验室检查，该患者入院诊断？进一步检查？

患者老年女性，慢性起病，主诉腹胀，初步实验室检查发现肝功能异常、低蛋白血症、腹水，肝功能以胆酶升高为主，外院 MRI 平扫未提示肝硬化。起病初期曾服用"中药"治疗腹胀，否认肝炎病史，否认饮酒史。

【初步诊断】肝功能异常伴腹水原因待查：原发性胆汁性胆管炎？药物性肝损伤？需要进一步查自身免疫性肝病抗体、免疫球蛋白评估有无 PBC 可能，抽取腹水评估血清腹水白蛋白梯度（SAAG）和腹水性质、磁共振胰胆管造影（MRCP）评估胆道情况、腹部 CT 增强评估肝脏血管情况。

【治疗】入院后给予异甘草酸镁、熊去氧胆酸护肝利胆，补充白蛋白，呋塞米、螺内酯利尿等对症支持治疗，患者腹胀无缓解。

【进一步检查】肝炎病毒：乙肝三系 HBsAb（＋），HBcAb（＋），其余阴性；丙肝抗体阴性。自身免疫性疾病：ANA 全套、ANCA 系列、自身免疫性肝病抗体均为阴性，免疫球蛋白（IgA）正常（105 mg/dl），IgG 和 IgM 轻度下降，分别为 405 mg/dl、31.5 mg/dl，C3 和 C4 正常。IgG4 正常（0.09 g/L）。MRCP 未见明显异常（图 4-4）。腹部 CT 增强：腹水、肝小囊肿；子宫全切术后（图 4-5）。胃镜：十二指肠球部溃疡 S1 期；慢性非萎缩性胃炎（图 4-6）。腹水：淡黄色，白细胞 56 个 /μl，总蛋白 8 g/L，ADA 1.4 U/L，SAAG 25.4 g/L。心电图：窦性心律，Ⅰ度房室传导阻滞，电轴左偏，前侧壁 r 波振幅递增

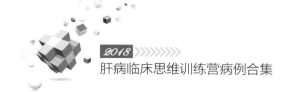
不良。心超：室间隔及左室后壁对称性增厚。氨基末端脑钠尿肽原（NT-proBNP）升高（11493 ng/L）。尿隐血（1+），尿蛋白（2+），24 小时尿蛋白定量 4785.6 mg/24 h，血肌酐 79 μmol/L。

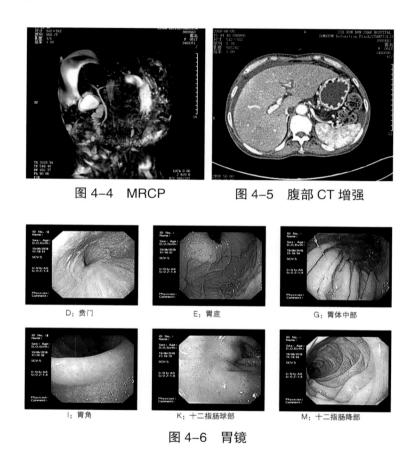

图 4-4　MRCP　　　　图 4-5　腹部 CT 增强

D：贲门　　　　　E：胃底　　　　　G：胃体中部

I：胃角　　　　　K：十二指肠球部　　　M：十二指肠降部

图 4-6　胃镜

第二次临床讨论：根据以上结果，该患者肝功能异常伴腹水的原因考虑？

经过上述检查发现该病例有几个特点：①门静脉高压症和肝硬化诊断依据不足，不能用肝硬化解释腹水成因；②存在多个系统损伤：肝脏表现为胆酶升高；肾脏表现为肾病综合征；心脏表现为室间隔及左室后壁增厚、心律失常、NT-proBNP 升高；血液系统表现为白细胞减低。因此，诊断不能局限在原发肝脏疾病上，需要考虑可累积多个脏器的系统性疾病，如淀粉样变性、ANCA 阴性系统性血管炎。

【诊断和转归】根据以上分析，进一步完善血尿免疫固定电泳、肾脏活检、骨髓常规＋活检等各项检查。在等待结果的过程中，患者于 6 月 19 日反复发作恶性心律失常（室速、室颤），患者家属放弃治疗自动出院。出院后血尿免疫固定电泳发现单克隆免疫球蛋白和 Kappa 轻链；肾脏病理：肾脏淀粉样变性；骨髓病理：骨髓组织增生低下伴可疑 Kappa 轻链限制。

【最终诊断】系统性轻链（AL）型淀粉样变性（肾脏、肝脏、心脏）。

三、诊疗体会

AL 型淀粉样变性是由单克隆免疫球蛋白轻链错误折叠形成淀粉样蛋白，并沉积于组织器官，造成组织结构破坏、器官功能障碍并进行性进展的疾病，主要与克隆性浆细胞异常增殖有关，少部分与淋巴细胞增殖性疾病有关。我国《系统性轻链型淀粉样变性诊断和治疗指南》中指出，当临床出现以下表现时需要考虑 AL 型淀粉样变性可能：①中老年患者；②出现大量蛋白尿或有肾病综合征表现，蛋白尿以白蛋白尿为特点；③多不伴血尿；④易出现低血压尤其是体位性低血压，或既往高血压而近期血压正常或偏低；⑤严重肾功能衰竭时仍存在肾病综合征；⑥肾体积增大，即使慢性肾功能衰竭终末期，肾体积也无明显缩小；⑦左心室肥厚，不伴高血压或左心室高电压；⑧不明原因 NT-proBNP 升高。

本例患者符合以上多个表现：老年患者、肾病综合征、既往高血压近期血压正常、左室肥厚、BNP 升高，临床高度怀疑淀粉样变性，最终也通过肾脏活检和血尿免疫固定电泳明确诊断。AL 型淀粉样变性患者，心脏受累程度对预后的影响大于其他任何器官，目前最常用的生物标志物包括 TnT 和 NT-proBNP，以判断预后。该患者 NT-proBNP 明显升高，提示心脏受累严重，预后不佳，最终因反复发作恶性心律失常自动出院。如果在前次住院期间，能够更早发现患者存在肝脏以外的多个系统受累表现，更早明确诊断及时治疗，或许能够改善患者结局。

非肝硬化门静脉高压

一、病例基本信息

患者，男，57岁，籍贯广东，因"发现肝硬化5年余，身目黄染1个月"于2017年6月27日入院。

【现病史】患者于5年前体检发现肝硬化、脾大，当时无乏力、纳差、腹胀、身目黄染等不适，于当地医院住院治疗，具体不详，一直未规律诊治。于1个月前无明显诱因出现身目黄染，无发热、腹痛，无呕血、黑便，无乏力、纳差、皮肤瘙痒，无白陶土样便，就诊于广东同江医院，腹部CT检查提示：肝硬化、脾大，门静脉栓塞并海绵样变。胃镜检查提示：食管静脉曲张（重度）；胃底静脉曲张（轻度）；胃窦部溃疡。血常规：WBC 3.8 g/L，Hb 95 g/L，EOS 0.19 g/L，PLT 140 g/L。未见肝功能检查单。患者为进一步诊治入我院。起病以来，精神睡眠良好，食欲良好，大便正常，小便正常，体重无明显变化。

【既往史、个人史】自诉20年前无明显诱因出现呕血，未行诊治。否认肝炎、结核病史。久居本地，无疫水接触史。否认食用鱼生史。否认高血压、糖尿病史，否认手术、外伤史，否认输血史，否认食物、药物过敏史。无长期吸烟及饮酒史。无静脉药瘾史。

【入院查体】体温36.6℃，脉搏86次/分，呼吸18次/分，血压110/70 mmHg。皮肤及巩膜无黄染，无肝掌及蜘蛛痣。心肺无明显异常体征。腹软，腹部无压痛及反跳痛，肝肋下未及，脾平脐，质硬，表面光滑，无压痛，肠鸣音正常，移动性浊音阴性。下肢无浮肿。

【入院诊断】①肝硬化，代偿期；②门静脉高压；③门静脉栓塞并海绵样变；④食管静脉曲张（重度）；⑤胃底静脉曲张（轻度）；⑥脾功能亢进；⑦肝囊肿；⑧胃窦部溃疡。

二、临床讨论

第一次临床讨论：根据患者的病史、体征及外院检查，患者肝硬化、门静脉高压的原因是什么？

患者中年男性，发现肝硬化 5 年余，身目黄染 1 个月，外院 CT 及胃镜提示"肝硬化、门静脉高压"，考虑"肝硬化、门静脉高压"的原因可能有以下几种：

（1）病毒性肝炎：患者否认慢性肝炎病史，但外院未行病毒性肝炎相关标记物检查，暂不能除外，拟入院后完善乙肝及丙肝标记物检查以鉴别。

（2）寄生虫性肝病：累及肝脏，导致肝硬化、门静脉高压的寄生虫病主要有血吸虫及肝吸虫病，但患者无疫水接触史，否认食用鱼生史，外院查嗜酸细胞正常，可能性不大，完善寄生虫抗体检查以鉴别。

（3）遗传性或代谢性肝病：常见主要有肝豆状核变性及血色病，患者年龄较大，无家族史，无神经系统及精神异常，无皮肤色素沉着、糖尿病等表现，上述疾病可能性小，入院后完善铜蓝蛋白、角膜 K-F 环、铁蛋白及转铁蛋白饱和度以鉴别。

（4）自身免疫性肝病：主要有 AIH、PBC、PSC、IgG4 相关胆管炎。患者为中年男性，无长期发热、皮疹、关节痛、眼干、口干等症状，外院 CT 未见明显胆管狭窄及扩张，可能性小。拟入院后查免疫球蛋白、ANA、抗平滑肌抗体（ASMA）、抗可溶性肝抗原抗体（anti-SLA）、抗肝肾微粒体（LKM-1）抗体、抗肝细胞溶质抗原Ⅰ型抗体（LC-1）、抗线粒体抗体（AMA）、抗中性粒细胞胞浆抗体（ANCA）、IgG4 等以鉴别。

患者无长期服药史、饮酒史，无糖尿病及脂肪肝病史，生活及工作史无特殊，基本除外药物性肝损伤、酒精性肝病、非酒精性脂肪性肝病、中毒性肝病。

【进一步完善检查】

（1）血常规：WBC 2.55×10^9/L，Hb 94 g/L，PLT 78 g/L，EOS 0.2 g/L。

（2）血生化：CR 93 μmol/L，GLB 23.4 g/L，ALB 38.1 g/L，DBIL 12.8 μmol/L，TBIL 21.5 μmol/L，AST 21 U/L，ALT 16 U/L，ALP 82 U/L，GGT 57 U/L。

（3）凝血：PT% 37.1，PT 17.9 s，D- 二聚体 0.26 mg/L。

（4）铜蓝蛋白、IgG4、IgG、IgM 均正常。HBV–DNA（—）。TS 10.4% ↓，Fe 5.0 μmol/L ↓，铁蛋白（Ferr）6.30 ng/ml ↓。

（5）HBV–M：HBsAb、HBcAb 阳性，丙肝抗体（—）。免疫性肝病抗体均阴性，肝吸虫及血吸虫抗体（—）。FibroScan：12.6 kPa。

（6）胸未见异常。超声：肝硬化，巨脾，门静脉增宽，下腔静脉及肝静脉无异常。腹部 CT（图 5-1）：①肝硬化，门静脉高压及门静脉主干血栓形成，门静脉海绵样变，巨脾，腹水；②肝门区轻度胆管扩张。

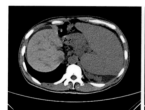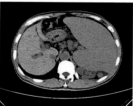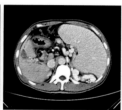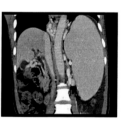

注：肝脏体积缩小，表面尚光滑，肝各叶比例失调，左叶明显缩小，肝内密度尚均匀。增强扫描未见明显强化。食管下段、胃底、肝门区及脾门区见多发迂曲粗大静脉血管影。门静脉主干见充盈缺损。脾脏增大，超过脐水平。

图 5-1 腹部 CT 检查

（7）肝脏病理（图 5-2）：肝小叶内少量点灶性坏死，肝细胞普遍肿胀，部分气球样变，肝血窦内及汇管区少量淋巴细胞，未见界面炎。汇管区纤维化，形成中量芒状纤维，少数血窦壁见纤维化。结论：轻微病变。部分肝血窦壁纤维化。

（8）骨髓涂片（图 5-3）：骨髓增生明显活跃。粒系：增生减低，部分中幼粒细胞见核浆发育失衡，晚幼以下细胞形态正常。红系：增生明显活跃，以中晚幼红细胞增生为主。巨核系：环片一周见到巨核细胞 930 个，分类其中 100 个细胞，见到产板巨核细胞 10 个。结论：增生性贫血。

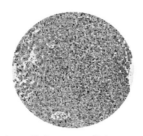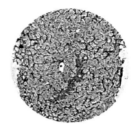

（HE 染色 ×100 倍）　　　　　（嗜银染色 ×100 倍）

图 5-2　肝穿组织活检病理

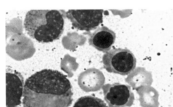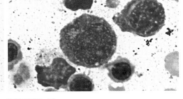

图 5-3　骨髓涂片

第二次临床讨论：患者的最终诊断是什么？采取什么治疗方案？

患者病毒性肝炎标记物无异常，除外慢性病毒性肝炎引起的肝硬化及门静脉高压。自身抗体均为阴性，IgG、IgM 不高，无发热、皮疹、关节痛等肝外表现，无炎症性肠病表现，肝活检未见明显汇管区炎症及界面炎，未见胆小管增生、破坏，AIH、PBC、PSC、IgG4 相关胆管炎引起的肝硬化、门静脉高压不考虑。查铜蓝蛋白正常、转铁蛋白饱和度不高，肝纤维化扫描值轻度升高，CT 值无明显升高，不支持肝豆状核变性及血色病。寄生虫抗体阴性，嗜酸细胞不高，寄生虫感染引起的肝硬化及门静脉高压不考虑。肝活检未见汇管区扩大及厚重纤维化，先天性肝纤维化引起的门静脉高压不考虑。肝活检亦未见明显的血窦扩张、广泛的血窦闭塞及纤维化，SOS、布加综合征不考虑。

肝纤维化扫描及肝活检均不支持肝硬化，考虑非肝硬化门静脉高压可能性大，结合 CT 示门静脉血栓形成，重点筛查先天性及获得性易栓症，临床常见的易栓症主要有骨髓增殖性疾病、阵发性睡眠性夜间血红蛋白尿、抗凝血

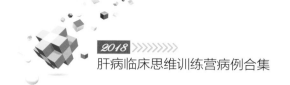

酶Ⅲ缺乏、蛋白 C 及蛋白 S 缺乏、抗磷脂抗体综合征、肿瘤、感染、白塞病等，遂进一步完善蛋白 C、蛋白 S、CD55、CD59、骨髓增殖性疾病基因检测，后骨髓增殖性疾病基因检测回报：*JAK2 V617 F* 位点突变阳性，*MPL*、*CARL* 位点突变阴性。结合骨髓检查及 *JAK2 V617 F* 位点突变阳性，考虑血液病可能，请专科会诊后诊断为"骨髓增殖性肿瘤"，给予服用普萘洛尔预防食管胃底静脉曲张破裂出血，并转血液科进一步治疗。

【最终诊断】①骨髓增殖性肿瘤；②门静脉血栓及门静脉海绵样变；③非肝硬化门静脉高压；④食管静脉曲张（重度）；⑤胃底静脉曲张（轻度）；⑥脾功能亢进；⑦肝囊肿。

三、诊疗体会

门静脉高压常见原因为肝硬化，占门静脉高压的 80% 以上，但仍有部分为非肝硬化门静脉高压，在临床诊疗中容易误诊。非肝硬化门静脉高压病因较多，常见有门静脉血栓、特发性门静脉高压、先天性肝纤维化、遗传代谢性肝病、骨髓增殖性疾病、肝脏血管性疾病等，诊断除具备门静脉高压的表现外，还需组织学证据支持。此外，骨髓增殖性疾病（MPN）是导致非肝硬化门静脉高压的一个重要病因。

骨髓增殖性疾病是指一组起源于造血干细胞，骨髓一系或多系（如粒细胞系统、红细胞系统、巨核细胞系统和肥大细胞等）过度增殖为特征的疾病。主要分型：慢性髓性白血病 BCR-ABL 阳性、真性红细胞增多症、原发性血小板增多症、原发性骨髓纤维化、慢性中性粒细胞白血病、骨髓增殖性肿瘤；不能分型：慢性嗜酸细胞白血病、高嗜酸细胞综合征、肥大细胞病。诊断要点：骨髓高增生，外周血细胞明显增多，*JAK2 V617 F*、*CALR*、*MPL* 基因突变。骨髓增殖性疾病导致门静脉高压的原因：①髓外造血，脾静脉血流增加，形成高动力循环；②门静脉或脾静脉形成血栓。根据国内外文献，骨髓增殖性疾病形成内脏血栓的比率较高，其中门静脉血栓的比率为 3%～12%。因此，如果在临床工作中遇到非肝硬化门静脉高压病例，需除外骨髓增殖性疾病可能。

尿黄查因

广西壮族自治区南溪山医院　赵孝荣　汤桂芳

一、病例基本信息

患者，女，56 岁，广西桂林人，已退休，因"尿黄 1 周"于 2015 年 1 月 6 日入院。

【现病史】1 周前无明显诱因下出现尿黄，如浓茶水样改变，尿量正常，无尿频、尿急、尿痛及肉眼血尿、酱油样尿，伴轻度乏力；进食后上腹部饱胀不适，无腹痛，无明显食欲下降，无厌油腻感，无恶心、呕吐、反酸、嗳气；大便秘结，为青黑色硬便，每 3 ~ 4 天解大便 1 次，无腹泻，无黏液脓血便、柏油样便，双下肢无浮肿，无腰背痛、畏寒、发热、皮肤瘙痒、白陶土样大便。精神、睡眠一般，体重无明显改变。

【既往史】有长期轻度贫血史，具体不详。否认肝炎，无肺结核、疟疾等传染病史。无高血压、糖尿病、心脏病等病史。无重大外伤史、手术史，否认输血及应用血制品史。否认药物、食物过敏史。

【个人史】出生生长于原籍。无明确疫水接触史及长期外地居住史。否认烟酒嗜好，否认吃鱼生史。否认冶游史及静脉吸毒史。

【婚育史、家族史】无特殊。

【入院查体】体温 36.8 ℃，脉搏 80 次 / 分，呼吸 20 次 / 分，血压 122/67 mmHg，神清，皮肤、巩膜中度黄染，无肝掌、蜘蛛痣，未见皮下出血点及淤斑。腹平软，无腹壁静脉显露，上腹部轻压痛，无反跳痛，肝脾肋下

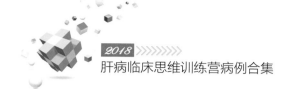

未及，胆囊区无压痛，墨菲氏征阴性，肝、脾、双肾区无叩痛，移动性浊音阴性，肠鸣音正常。双下肢无浮肿。扑翼样震颤未引出。

【辅助检查】血常规：WBC $4.96 \times 10^9/L$，Neu% 53.6 %，RBC $4.5 \times 10^{12}/L$，Hb 96 g/L ↓，血细胞比容（HCT）29.1 % ↓，MCV 64.7 fl，MCH 21.4 pg ↓，MCHC 331 g/L，PLT $373 \times 10^9/L$。尿常规：尿胆原 3^+μmol/L、胆红素 2^+μmol/L。大便常规：褐色稀便、隐血（OB）阴性。肝生化：ALT 573 U/L ↑、AST 1003 U/L ↑、ALP 186 U/L（> $1.5 \times$ ULN）↑、GGT 168 U/L（> $3 \times$ ULN）↑、ALB 42.1 g/L、GLB 38.0 g/L、TBIL 155.4 μmol/L ↑、DBIL 128.8 μmol/L ↑、CHE 6961 U/L。血糖、肾功能、电解质、心肌酶、血浆氨、凝血功能均正常。乙肝六项：乙肝病毒表面抗体 859.64 mIU/ml，其余阴性。甲、戊、丙肝抗体均阴性。肝胆、胰腺肿瘤标志物：CA19-9 为 90.46 U/ml ↑、CA125 为 17.07 U/ml、AFP 12.39 ng/ml、CEA 2.01 ng/ml。超敏 C 反应蛋白 4.21 mg/L。血红蛋白电泳（HbA）90.6% ↓、HbF 3.8% ↑、血红蛋白 A2 5.6% ↑。贫血三项：铁蛋白 3117.05 ng/ml ↑，维生素 B_{12} > 2000.00 pg/ml ↑。腹部 CT（图 5-4）：肝左叶稍增大。

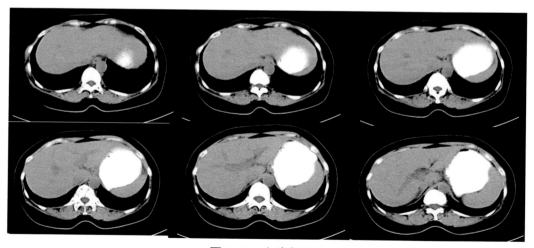

图 5-4　上腹部 CT

二、临床讨论

第一次临床讨论：根据患者的病史、体征、实验室检查，该患者初步诊断？下一步处理？

【初步诊断】黄疸查因：肝细胞性黄疸可能性大。

【分析】患者为中老年女性，有尿黄，伴轻度乏力，进食后上腹部饱胀不适。否认肝炎病史。否认烟酒嗜好。否认进食鱼生。皮肤、巩膜中度黄染，上腹部轻压痛。肝脏生化检查提示转氨酶明显增高、胆红素升高，胆红素以直接胆红素升高为主。腹部 CT 提示肝左叶稍增大，未发现胆管扩张，未发现肿瘤、结石等，梗阻性黄疸不支持。无反复发作黄疸，无腰痛或酱油样尿，无肝脾肿大，结合胆红素在总胆红素中所占比例＜ 35%，溶血性黄疸不支持。黄疸原因考虑肝细胞性，进一步完善相关检查以明确诊断。

【进一步完善检查】免疫球蛋白：IgA 1.38 g/L，IgG 20.28 g/L（＞ 1.5 × ULN）↑，IgM 4.06 g/L ↑。自身抗体：SSB 抗体、抗 JO-1 抗体、抗 Sm 抗体、抗 nRNP 抗体、抗 ScL-70 抗体、抗核糖体 P 蛋白、cANCA、pANCA、抗 ds-DNA 均阴性；抗 SSA 抗体阳性；ANA 主要核型（滴度）：着丝点型（1 ：100）。自身免疫性肝病抗体：AMA、LSP、LMA、PCA、抗 LKM-1、抗 SLA/LP 均阴性；ASMA 阳性；ANA：颗粒型（＋）。

【治疗】入院后给予护肝、退黄、利胆等治疗，2015 年 1 月 20 日复查肝生化：ALT 32 U/L，AST 34 U/L，GGT 86 U/L，ALP 126 U/L，TBIL 49.5 μmol/L，DBIL 40.9 μmol/L。因患者拒绝行肝穿检查，出院。出院诊断：①自身免疫性肝病？②地中海贫血。

2017 年 8 月 26 日患者再次入院，主诉症状有纳差、尿黄，有口干、眼睛干涩，唾液分泌少。近 2 年多来未定期门诊复查随诊，未服药治疗。

【再次入院检查】

（1）肝生化：ALT 489 U/L ↑，AST 719 U/L ↑，GGT 117 U/L ↑，ALP 188 U/L ↑，TBIL 136 μmol/L ↑，DBIL 125.4 μmol/L ↑，ALB 41.9 g/L，GLB 37.7 g/L。免疫球蛋白：IgA 1.27 g/L，IgG 21.45 g/L（＞ 1.8 × ULN）↑，IgM 4.37 g/L

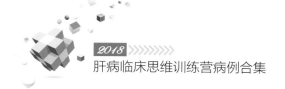

（＞2×ULN）↑。自身抗体：抗 Sm 抗体、抗 nRNP 抗体、抗 ScL-70 抗体、抗核糖体 P 蛋白、抗 ds-DNA、cANCA、pANCA、抗核小体抗体、抗组蛋白抗体均阴性。ANA、抗 SSA 抗体、抗 SSB 抗体、抗 CENP-B 抗体均阳性；ANA 主要核型（滴度）：颗粒型（1∶100）。自身免疫性肝病抗体：AMA、LSP、LMA、PCA、ASMA、AMA-2、LKM-1、SLA/LP 均阴性。

（2）腹部 CT 平扫（图 5-5）：①肝左叶稍增大，提示肝硬化，请结合临床。②提示两肺散在炎性病变。

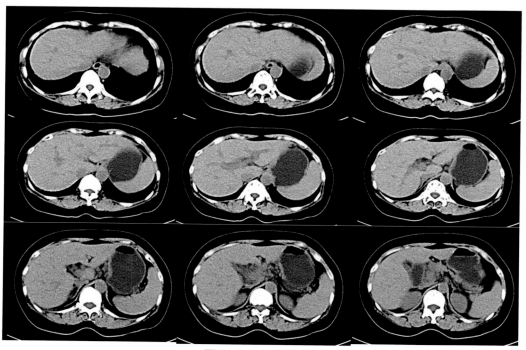

图 5-5　上腹部 CT

（3）肝组织学活检结果（图 5-6）：肝穿镜下描述：光镜下肝细胞广泛水肿，气球样变，可见嗜酸性小体及多处点灶状坏死，界板区可见炎性细胞浸润，小胆管增生，汇管区较多淋巴细胞，单核细胞浸润，纤维组织轻度增生。病理回报提示：符合自身免疫性肝炎，轻度炎症，轻度纤维化（G2 S1）。

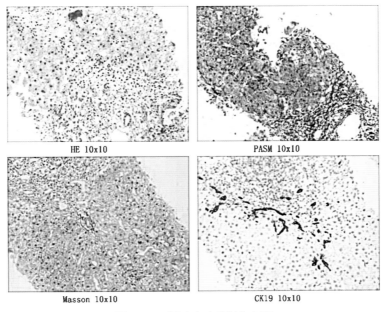

图 5-6　肝穿组织活检病理

第二次临床讨论：该患者最可能的诊断是什么？进一步处理？

患者中老年女性，无用药饮酒史，肝炎病毒标志物阴性，免疫球蛋白 IgG 大于 1.5 倍，属正常值上限，IgM 大于正常值上限，ANA、ASMA 阳性，肝脏穿刺活检符合自身免疫性肝炎（AIH），根据 AIH 积分系统计算，经典积分 16 分，简化积分 7 分，达到自身免疫性肝炎诊断标准。

然而患者的口眼干涩症状并不能用自身免疫性肝炎解释，追问病史，患者诉 2015 年即有眼干、口干，需频频饮水，但患者未重视，并且龋齿严重，故高度怀疑干燥综合征可能，给予完善相关检查。眼科检查提示双眼角膜荧光素染色少许着色，泪膜破裂时间为 4～5 秒，前房清，诊断为干眼症。唾液腺核素扫描（图 5-7）：双侧唾液腺摄取功能极差。唇腺活检（图 5-8）：提示涎腺组织内较多淋巴细胞灶状浸润，纤维组织增生，局灶区域腺泡减少，结合临床，符合干燥综合征病理改变。患者有长期口干、眼干、角膜染色（＋），结合唇腺病理活检，自身抗体抗 SSA 抗体、抗 SSB 抗体阳性，可诊断干燥综合征。

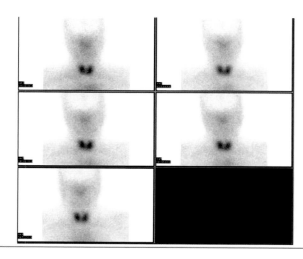

检查所见：

静脉注射99mTcO4显像剂5mCi后分别于5、10、20、40min间隔采集正头颈部影像，图像分析：

各时间图像显示双侧唾液均未见显影，其形态、大小无法分辨，随时间延长也未见有增浓影；各时期甲状腺影像良好，未见异常。

图 5-7　唾液腺核素扫描

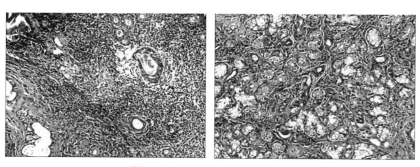

图 5-8　唇腺组织活检病理

【最终诊断】①自身免疫性肝炎；②干燥综合征；③地中海贫血。

【治疗】泼尼松（龙）可快速诱导症状缓解、血清氨基转移酶和 IgG 水平恢复正常，用于诱导缓解，硫唑嘌呤多用于维持缓解。我们选用泼尼松片联合硫唑嘌呤片，结合保肝治疗肝功能很快好转，并辅以对症处理眼、口干涩。后期门诊随诊，患者眼干、口干好转，肝脏生化指标恢复正常，IgG 恢复正常。并给予补充造血原料，监测血常规变化。

三、诊疗体会

自身免疫性肝炎（autoimmune hepatitis，AIH）以女性为主，血清中出现自身抗体，转氨酶和 IgG 升高，肝脏组织病理活检可见汇管区和小叶间隔周围肝细胞呈碎片样坏死伴炎性细胞浸润，以淋巴细胞和浆细胞为主，在治疗上对激素等免疫抑制剂有反应。在肝损害的各个阶段，当肝内胆管及毛细胆管受到损伤时，可出现胆汁淤积，碱性磷酸酶和谷氨酸转肽酶可中度升高，需与原发性胆汁性肝硬化（primary biliary cirrhosis，PBC）进行鉴别，但该患者 AMA 阴性，肝脏组织学不支持，故不考虑 PBC。患者无明确用药史，肝炎病毒标志物无异常，结合肝组织学活检，可除外慢性肝炎病毒感染、药物性肝损伤、Wilson 病等疾病。

干燥综合征（sjogren syndrome，SS）是一种累及全身外分泌腺的慢性炎症性自身免疫性疾病，临床上常侵犯涎腺和泪腺，表现为口、眼干燥症。也可累及其他外分泌腺及多个器官，其临床表现多种多样，亦可造成肝脏受累。造成肝脏损害的机制是由于淋巴细胞和浆细胞在肝汇管区浸润释放多种炎性介质造成组织炎症和破坏。抗 SSA 抗体是干燥综合征中最常见的自身抗体，患者第一次住院时 SSA 阳性，但并未引起医生重视，亦未注意追问病史，导致延误诊断。故感染科医生应警惕自身免疫性肝炎患者合并干燥综合征的可能，对于自身免疫性肝病及拟诊风湿病的患者，都应常规询问有无口眼干燥症状，必要时完善自身抗体检查，如 ANA、抗 SSA 抗体、抗 SSB 抗体，唇腺活检，角膜荧光染色，腮腺造影等协助诊断，动态复查，提高临床诊疗水平。

本病例中腹部 CT 与病理有出入，故强调病理结果的重要性，诊断不明确的病例应尽早完善肝穿病理活检。

不明原因黄疸伴腹痛查因

河南省人民医院　殷辉　尚佳　毛重山

一、病例基本信息

患者，男，7岁，主述"发现皮肤、巩膜黄染5年，加重伴腹痛1天"于2016年9月26日入院。

【现病史】5年前无明显诱因出现皮肤、巩膜黄染，无伴随症状，未治疗，3年前因外伤导致脑出血、右耳失聪，余无异常。1天前症状明显加重，伴恶心、呕吐，腹痛，无灰白色大便，就诊于当地医院，查肝功能：胆红素约800μmol/L，遂转入我院。

【既往史、个人史、家族史】3年前因外伤导致脑出血、右耳失聪。无高血压、糖尿病、冠心病，无病毒性肝炎病史及其密切接触史，无结核病史及其密切接触史，无手术、外伤、血制品输注史，无过敏史。久居原籍，无毒物、粉尘及放射性物质接触史，无吸烟、饮酒史。无家族性遗传病、传染病史。

【入院查体】慢性面容，全身皮肤黏膜及巩膜重度黄染。腹部腹肌稍紧张，上腹部压痛，肝区叩击痛。肝脾肋下未触及，移动性浊音阴性。

【入院后完善检查】实验室检查结果：谷丙转氨酶72U/L，谷草转氨酶58U/L，总蛋白58.4g/L，总胆红素1137.9μmol/L，直接胆红素651.7μmol/L，凝血酶原时间18.7s，PT活动度55%，白细胞17.36×10^9/L，中性粒细胞计数14.28×10^9/L，中性粒细胞百分比82.3%。其他辅助检验：病毒性肝炎抗体：甲、乙、丙、丁、戊抗体均阴性，铜蓝蛋白/K-F环阴性，自免肝抗体/免疫球蛋白阴性，CMV/EBV阴性，血清铁蛋白/甘油三酯正常。

磁共振胰胆管水成像（2016 年 9 月 28 日）（图 6-1）：①肝内、外胆管稍扩张；②胆囊内异常信号，结石可能；③脾大，双侧胸腔少量积液。

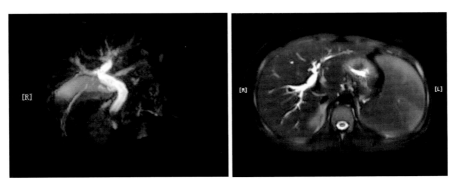

图 6-1　磁共振胰胆管水成像

腹部 CT（2016 年 9 月 29 日）（图 6-2）：①胆总管末端结石；②胆囊炎不除外；③脾大。请结合临床及其他相关检查。

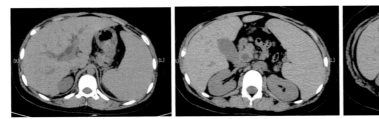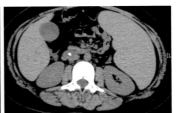

图 6-2　腹部 CT

二、临床讨论

第一次临床讨论：结合患者病史特点，入院初步考虑？下一步如何处理？

患儿男性，以黄疸，腹痛起病，影像学可见明显胆总管梗阻征象，初步印象为胆总管结石合并胆管炎。梗阻性黄疸的特点为急性起病，合并发热腹痛，以直接胆红素升高为主。该患者肝功能为直接胆红素和间接胆红素均升高，且该患者为慢性病程，急性发作。是否合并其他疾病，是否存在脓毒血

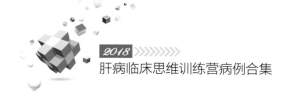

症或高胆红素血症诱发的肝衰竭。

【初步诊断】梗阻性黄疸；急性化脓梗阻性胆管炎。

【鉴别诊断】肝功能衰竭合并自发性细菌性腹膜炎。

【诊疗方案】给予"腺苷蛋氨酸"促进胆红素代谢，"异甘草酸镁注射液"抗感染；考虑针对胆道感染的敏感病原菌，给予"亚胺培南"抗感染治疗；血液滤过改善内毒素血症，给予血浆置换改善患者高胆红素血症。同时观察患者胆红素变化（表 6-1）。

表 6-1　胆红素变化

检查	2016-9-27	2016-9-29	2016-10-1	2016-10-4
总胆红素（μmol/L）	1137.9	481.9	294.8	191.7
直接胆红素（μmol/L）	651.7	291.3	201.4	121.4

2018 年 10 月 8 日患者全麻下行胆总管切开取石 +T 管引流术，术后胆红素变化如表 6-2 所示。

表 6-2　术后胆红素变化

检查	2016-10-9	2016-10-12	2016-10-16	2016-10-20	2016-10-24	2016-10-28
总胆红素（μmol/L）	204.7	251.7	173.9	116.7	103.6	124.6
直接胆红素（μmol/L）	71.9	116.7	59.1	36.2	29.9	21.1

第二次临床讨论：解除梗阻，改善肝功能后，患者胆红素仍高，但以间接胆红素为主，是否合并其他疾病？最终诊断？下一步如何处理？

【辅助检查】溶血象示：CD59dim/ RBC 0.02，CD15+Flaer- Gran 0.00，CD14+Flaer- Mono 0.00，COOMBS 抗人球蛋白试验阴性。遗传性肝病基因结果示：rs4124874（Het）。

【诊治过程】再次结合病史重新思考，主诉"皮肤、巩膜黄染 5 年，加重 1 天"，考虑诊断：①溶血性黄疸？②先天性高胆红素血症？③ Gilbert 综合征？ Dubin–Johnson 综合征？ Crigler–Najjar 综合征？

其父小时候被称为"黄孩儿"，肝功能检查结果示：谷丙转氨酶 38U/L，谷草转氨酶 32U/L，总蛋白 67.4g/L，总胆红素 79.3 μmol/L，直接胆红素 8.6 μmol/L，行分子基因学结果：rs4124874（Het）。

【进一步检查】超声检查示：肝脏：肝大，斜径 118mm，肋下 20mm，轮廓清晰，形态正常，包膜光滑，下缘角钝，肝内管系欠清晰，肝内回声稍增强。门静脉内径 11mm，流速 24cm/s。肠系膜上静脉内径 7mm，CDFI 血流通畅。胰后段脾静脉内径 7mm，CDFI 血流通畅。胆囊：已切除。胰腺：大小正常，腺内回声均匀。脾脏：厚径 67mm，脾长径 64mm，脾右缘达腹正中线。

此时患者诊断似已明确，但如何解释患者脾大？此时复查患者血常规提示，血红蛋白仍进行性下降，约 80g/L，行外周血血细胞形态分析：球形红细胞比例约 8%。

【最终诊断】① Gilbert 综合征；②遗传性球行红细胞增多症。

三、诊疗体会

在诊治疾病的过程中，首先考虑一元论，即用一种疾病来解释患者所有的症状，如有患者临床症状不能解释，考虑二元论。遗传性球形红细胞增多症是红细胞先天性膜缺陷引起的溶血性贫血中最常见的一种类型。因间接胆红素升高，刺激胆管，常常容易合并胆道系统结石，同时该病的发病率为 220/100 万，Gilbert 综合征的发病率为 5% ～ 7%。

肝脏肿大、蛋白尿待查

一、病例基本信息

患者，男，43岁，甘肃武威籍，已婚，农民，因"乏力、纳差、腹胀半年余，加重伴消瘦2个月"于2017年3月6日收住入院。

【现病史】患者于本次入院前半年余无明显诱因自觉乏力、纳差，伴消瘦，偶有口苦，开始未予重视，于入院前2个月上述症状进行性加重，并伴有腹胀、牙龈出血，遂就诊于武威市凉州区医院，查乙肝三系统提示抗-HBs、抗-HBe、抗-HBc阳性，肝功能提示：AST 66 U/L，ALT 79 U/L，ALP 147 U/L；凝血：PT 14.4 s，INR 1.20；腹部B超提示：肝实质回声增粗，胆囊壁增厚，肝大，脾实质回声增粗。予以保肝等对症治疗后，病情好转出院。

出院后患者仍自觉乏力、腹胀、纳差，故于入院前1周前往武威市肿瘤医院就诊并收住入院。入院后查肝功能：AST 49.6 U/L，ALT 31.7 U/L，HBV-DNA < 1000 IU/ml，上腹部增强CT提示：①肝胃间隙多发淋巴结肿大，前心隔角区肝门部及腹膜后多发小淋巴结；②肝大、肝实质强化异常；③胆囊炎；④左侧肾上腺局部略增粗；⑤左侧降结肠上段局部可疑增厚。进一步行上腹部MRI示：①肝胃间隙异常结节，多考虑肿大淋巴结，伴坏死；②肝大，肝实质异常强化；③门静脉周围鞘样长T_2信号，多考虑肝功能受损致灌注异常；④肝内多发小囊肿，胆囊炎，胆汁淤积；⑤左侧肾上腺局部略增粗。肝脏弹性成像提示肝脏硬度：46 kPa。胃镜提示：慢性非萎缩性胃炎伴胆

汁返流。给予对症治疗后症状改善不明显，建议上级医院进一步诊治，故来我院门诊就诊，以"肝脏肿大、乏力原因待查"收住入院。

患者此次病程中无发热、皮疹、关节痛，无腹痛、腹泻，无口干、眼干，无呕血、黑便，无精神行为异常，饮食、夜间睡眠可，大小便正常，近2个月体重下降约6 kg。

【既往史】既往体健，否认"肝炎、结核"等传染病史，否认"高血压、糖尿病、心脏病"等慢性病病史，否认既往有急慢性肝病病史。生长于原籍，长期在家务农，无地方病及传染病流行区居住史，饮酒1～2两/次，1～2次/月，吸烟5～6支/日，已戒烟、戒酒半年。否认手术及外伤史，否认输血及血制品史，否认长期服药史，否认过敏史，否认毒物放射物接触史。

【家族史】无慢性肝病家族史，父母非近亲结婚。

【入院查体】体温36.5 ℃，脉搏76次/分，呼吸20次/分，血压123/76 mmHg，神清，精神尚可，发育、体型正常，全身皮肤黏膜及巩膜无黄染，未见肝掌及蜘蛛痣，全身浅表淋巴结未触及肿大。心肺未查及明显异常。腹平，未见腹壁静脉曲张，腹软，全腹无压痛及反跳痛，肝肋下触及约5 cm，剑突下约7 cm，质硬，边缘光整，无明显压痛，脾肋下未触及，移动性浊音阴性。双下肢无水肿。生理反射存在，病理反射未引出。

【入院后检查】血常规：RBC 4.88×10^{12}/L，Hb 138 g/L，PLT 332×10^9/L↑，WBC 7.65×10^9/L。血生化：AST 32 U/L，ALT 37 U/L，TBIL 6.8 μmol/L，TP 53.6 g/L，ALB 33.4 g/L，GGT 74.50 U/L↑，ALP 151.40 U/L↑，CHE 9.3 KU/L，BUN 2.31 mmoL/L，Cr 52.30 μmol/L，URIC 319.7 μmol/L，TC 7.41 mmoL/L↑，TG 2.47 mmoL/L↑，LDL-C 5.73 mmoL/L↑，HDL-C 1.01 mmol/L。凝血：PT 13.5 s↑，PTA 72%，FIB 1.66 g/L，APTT 37 s。心电图及胸部正、侧位片无异常。

上腹部B超（图6-3）：①肝脏弥漫性病变，体积增大，肝脏小囊肿（轮廓清，被膜平滑，肝左叶大小约66 mm×98 mm、肝右叶最大斜径约165 mm）；②胆囊炎症并多发息肉样病变；③左肾囊肿；④胰、脾、右肾、门静脉未见明显异常；⑤未探及腹水、胸水。

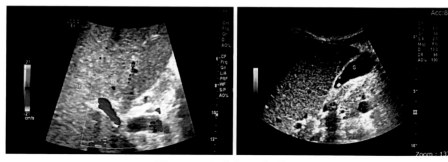

图 6-3　上腹部 B 超结果

二、临床讨论

第一次临床讨论：根据患者的病史、临床症状、体征及实验室、影像学检查，患者肝脏明显肿大、质地硬的原因是什么？需进一步行哪些检查以明确诊断？

患者目前最显著的特征为肝脏明显肿大，质地硬。针对肝脏肿大，常见的原因包括：

（1）感染中毒性：患者整个病程中无发热、寒战、皮疹等感染中毒症状，肝脏肿大但质地硬，血常规正常，无地方病或传染病流行区居住史，否认药物、毒物接触史，感染中毒性引起的肝脏肿大基本可排外，进一步完善嗜肝、非嗜肝病毒学检查。

（2）非感染性病因：患者中年男性，既往无心、肺等慢性疾病基础，肝脏质地硬，肝淤血基本排外。患者生化提示 ALP、GGT 升高，血脂升高，近期体重明显减轻，既往有少量饮酒史，需重点排查自身免疫性肝病、肝脏肿瘤、酒精性及非酒精性脂肪肝，还需排查肝脏血管性疾病、血液系统疾病及其他少见的遗传代谢性肝病。

【初步诊断】①肝大原因待查；②肝囊肿；③胆囊炎并胆囊息肉；④慢性非萎缩性胃炎伴胆汁返流。

【进一步检查】抗 HAV-IgM、抗 -HCV、抗 -HEV、梅毒、艾滋抗体均阴性。EBV-IgM、CMV-IgM 阴性。乙肝三系定量：抗 -HBs、抗 -HBe、抗 -HBc 阳性，HBV-DNA < 500 IU/ml。自身抗体谱示：抗核抗体（1 ： 100）弱阳性，

余均阴性。血清铜、铜蓝蛋白、血清铁均正常，甲状腺功能全项均正常，血沉 5 mm/h，血氨 44.7 μmol/L。尿常规：潜血（+），蛋白质（3+），管型定量 2.5 个 /μl。24 小时尿蛋白定量 5.34 g/24 h ↑↑（第 1 次），2.73 g/24 h ↑（第 2 次）。肿瘤标记物：CA19-9 54.2 U/ml ↑，AFP、CEA、CA724、CA125、铁蛋白均正常。血清蛋白电泳：白蛋白 58.60%，α1- 球蛋白 6.00% ↑，α2 - 球蛋白 14.10% ↑，γ- 球蛋白 10.20% ↓，β1 - 球蛋白 6.00%，β2- 球蛋白 5.10%。心脏彩超未见明显异常。进一步行上腹部平扫 + 增强 CT+ 肝脏血管 CTA/CTV 示（图 6-4、图 6-5）：①肝脏体积增大，门静脉期强化不均匀；脾略大；门静脉略增宽；②胆汁淤积；③肝脏及左肾多发囊肿；④左肺下叶索条。骨髓穿刺：①粒系、巨核系未见明显异常；②红系比例偏低，血小板散在成簇；请结合临床。请血液科会诊，暂不考虑血液系统疾病。

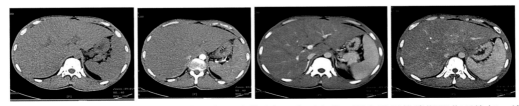

注：肝脏体积增大，左右叶比例大致正常，肝裂不宽，表面光整；肝实质门静脉期强化不均匀，并可见多发类圆形低密度影，增强后无强化；肝内外胆管未见扩张。

图 6-4　上腹部平扫 + 增强 CT

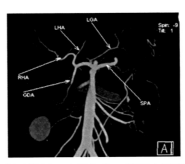

注：腹腔干、肠系膜上动脉及双肾动脉开口走行如常，管壁内膜光整，其内造影剂充盈良好，未见异常密度影，各段管腔未见异常狭窄及扩张征象。门静脉直径约 14 mm。

图 6-5　肝脏血管 CTA/CTV

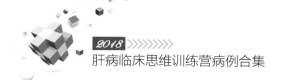
第二次临床讨论：该患者最可能的诊断是什么？下一步如何处理？

总结患者病例特点：①中年男性，既往体健，无慢性肝肾基础疾病病史；②临床症状缺乏特异性；③肝损伤轻微，ALP、GGT升高；④肝脏明显增大，质地硬，但无明显肝硬化征象，亦无门静脉高压症；⑤存在肾损害：大量蛋白尿、尿潜血；⑥高脂血症；⑦近期体重减轻明显。目前肝脏肿大的常见病因除遗传代谢性疾病外已基本排除。同时患者存在蛋白尿、高脂血症，是否可诊断肾病综合征？如果存在肾病综合征，是原发性的还是继发性的，为何血清白蛋白正常？肝脏病变和肾脏损伤有无关联？是用"一元论"还是"二元论"解释目前病情？可见肝脏、肾脏病理检查对目前诊断至关重要。

【进一步检查】行B超引导下肝脏穿刺病理活检（图6-6）：弥漫肝细胞间隙、肝窦间隙及部分汇管区小血管管壁可见均质粉染物，局部汇管区小血管管壁可见粉染球形小体，符合慢性轻度肝炎伴局灶亚急性肝坏死，局部肝硬化形成趋势改变（G2 S2）。特殊染色：粉染区PAS染色示显淡粉色，masson染色示显亮绿，刚果红染色显示砖红。结论：结合临床，形态学支持肝淀粉样变性，建议进一步偏振光检查及结合临床明确诊断。

送病理切片至北京地坛医院病理科会诊，结果示：特殊染色：PAS(－)，masson(＋)，刚果红(＋)，罗丹宁铜染色(－)，铁染色(－)。结论：HE染色嗜酸性物质沉积，刚果红染色阳性，偏振光显微镜观察（图6-7）可见苹果绿色双折光，诊断为肝淀粉样变性。

【目前诊断】①肝淀粉样变性；②蛋白尿待查：肾淀粉样变性？原发性肾病综合征？③系统性淀粉样变性？④肝囊肿；⑤肾囊肿；⑥胆囊炎并胆囊息肉；⑦慢性非萎缩性胃炎伴胆汁返流。

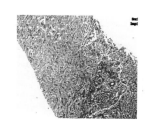

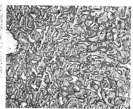
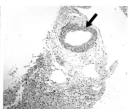

图6-6 肝脏病理活检

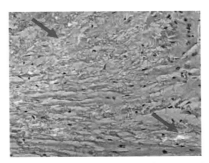

图 6-7　偏振光显微镜下示苹果绿双折光

【治疗及随访】建议患者进一步行肾脏穿刺活检，患者拒绝。向患者及家属交代病情、诊断结果、治疗方案及预后可能，因经济原因放弃进一步治疗，自动出院。出院后未定期随访。

三、诊疗体会

淀粉样变性是由多种原因所导致的特异性糖蛋白纤维，即淀粉样物质在血管壁及器官、组织细胞外沉积为特征的一种进行性、预后不良性疾病。淀粉样物质可沉积于局部或全身，主要累及心、肝、肾、脾、胃肠、肌肉及皮肤等组织。当淀粉样物质侵及肝脏，浸润于肝细胞之间或沉积于网状纤维支架时，称为肝淀粉样变性。

临床上淀粉样变性可分为原发性（AL）、继发性（AA）、家族性、透析相关性、衰老性等。肝脏是淀粉样变性常侵犯的部位之一，主要为 AL，临床症状主要表现为乏力、纳差、明显消瘦等，缺乏特异性，查体可见肝脏明显肿大，脾脏肿大较少见，可有腹水出现。

实验室检查提示 GGT、ALP 升高多见，转氨酶往往正常或轻度升高，极少会出现黄疸。此外，大多数患者可出现肾损伤，最常见蛋白尿，同时可见尿 β2- 微球蛋白升高、充血性心力衰竭、周围神经病变、肢体麻木、肌力降低、胆汁淤积等。肝淀粉样变性确诊依赖肝脏穿刺病理活检，以肝脏血管壁及汇管区、窦周隙淀粉样物质沉积为特征，刚果红染色呈砖红色是诊断淀粉样变的金标准，偏振光显微镜下淀粉样物质呈苹果绿色可确诊，需要注意的

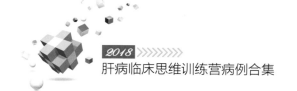

是，由于肝脏血流丰富，淀粉样物质容易沉积在血管壁，使血管脆性增加，肝脏质地变硬，且血浆中淀粉样变性纤维能特异性与X因子结合并在组织中沉积，导致X因子下降，出现凝血功能异常，故穿刺时存在出血甚至肝破裂的风险，需警惕穿刺后出血等并发症的出现。该病预后不良，研究显示，如未经积极治疗，中位生存期仅8.5～14个月。常见的死亡原因包括心、肾、肝等重要脏器功能衰竭、肺部感染、感染性休克等。该病目前无根治方法，可试用化疗、免疫调控、外周血自体干细胞移植（ASCT）、支持对症等治疗，有条件者可行心、肝、肾和骨髓等脏器移植。

针对该患者，总结以下诊疗体会：①肝淀粉样变性是一种临床少见病，且多为系统性淀粉样变性累及脏器之一，致医生对其认识不足；②该病常常临床症状轻微，缺乏特异性，实验室检查提示肝功能基本正常或仅轻度异常，且确诊只能通过肝脏穿刺活检这种有创性的检查手段，故早期不易明确诊断；③对于存在多系统损伤的病例，要结合病史抓住病例主要特点来依次排查病因，并明确不同系统病变是否存在关联；④对于完善常规检查后仍不能明确病因的患者，在条件允许下，早期行肝脏穿刺病理活检，并结合临床及时与病理科医生沟通，以明确诊断。

该病例诊治过程中仍存在很多不足和缺点，总结如下：①对于肾脏损伤，早期应查尿蛋白电泳，明确尿蛋白成分，后期应进行肾脏穿刺活检，明确肾脏损伤是否与肝脏损伤同源；②如已考虑到系统性淀粉样变性（表6-3系统性淀粉样变器官受累诊断标准），应对沉积的淀粉样蛋白进行分型，并进一步行心脏MRI、NT-proBNP、心功能、肌电图、肠镜等检查，明确病变是否已累及其他脏器或组织，对患者的预后有一定判断；③一定要据因治疗，才能及时阻止病情恶化；④应加强随访，了解患者的疾病进展情况，总结经验。

表 6-3　系统样淀粉样变器官受累诊断标准

受累器官	诊断标准
肾	24 小时尿蛋白定量 > 0.5 g/d，以白蛋白为主
心脏	心脏超声平均心室壁厚度 > 12 mm，排除其他心脏疾病；或在没有肾功能不全及心脏颤动时 NT-proBNP > 332 ng/L
肝脏	无心衰时肝上下径（肝叩诊时锁骨中线上测量肝上界到肝下界距离 > 15 cm），或碱性磷酸酶大于正常值上限的 1.5 倍
神经系统	外周神经：临床出现对称性的双下肢感觉运动神经病变 自主神经：胃排空障碍，假性梗阻，非器官浸润导致的排泄功能紊乱
胃肠道	直接活检证实并有相关症状
肺	直接活检证实并有相关症状；影像学提示肺间质病变
软组织	舌增大，关节病变、跛行皮肤病变、肌病（活检或假性肥大）、淋巴结、腕管综合征

注：资料来源《系统性轻链型淀粉样变性诊断和治疗指南（2016）》。

发热、黄疸查因

中南大学湘雅医院　段艳坤　范学工　黄燕

一、病例基本信息

患者，男，56岁，农民，湖南浏阳人，因"发热7天，皮肤巩膜黄染4天"于2017年9月9日入院。

【现病史】患者1周前（2017年9月2日）无明显诱因出现发热，最高体温达39℃，伴畏寒，不伴寒战；伴有腹痛、乏力、前额部疼痛，自行服用感冒药症状可缓解，未予重视，后逐感食欲下降。

2017年9月5日患者出现皮肤巩膜明显黄染，并仍有发热。2017年9月8日在当地医院住院，完善相关检查，血常规：WBC 12.16×10⁹/L，Neu% 85.6%，Hb 92 g/L，PLT 134×10⁹/L；肝功能：ALT 25 U/L，AST 61 U/L，TBIL 360.7 μmol/L，DBIL 234.6 μmol/L；肾功能：BUN 20.45 mmol/L，Scr 411.6 μmol/L，UA 550 μmol/L；凝血功能大致正常；心肌酶学：LDH 544 U/L CK 68 U/L CK-MB 70 U/L，Mb 164.5 μg/L。当地医院给予头孢哌酮舒巴坦抗感染，护胃护肝退黄（具体不详）等治疗后，患者仍有发热，且肝肾功能损害进一步加重，遂来我院就诊，以"发热黄疸查因"收住我科住院。

患者病程中无腹痛、腹泻，无咳嗽、咳痰，无胸闷、气促，无皮肤瘙痒，无尿频、尿急、尿痛，精神、睡眠尚可，食欲较前明显减退，饭量约为平时一半，大便正常，小便色深黄，量约1000 ml/d，体重无明显改变。

【既往史、个人史、家族史】平素体健，否认肝炎、结核，艾滋病及密切接触史。否认外伤、手术、输血史及食物、药物过敏史。出生于浏阳，无血吸虫病疫水接触史，起病前 20 余天有农田作业史，有地方病或传染病流行区居住史，无毒物、粉尘及放射性物质接触史，无吸烟、饮酒史，无冶游史，无性病史。家族史无特殊。

【入院后查体】T 38.1℃，P 80 次 / 分，R 20 次 / 分，BP 143/85 mmHg。全身皮肤重度黄染、巩膜黄染伴充血，未见肝掌及蜘蛛痣，无出血点，无淤斑，无皮疹。右肺呼吸音稍低，左下肺可闻及少许细湿啰音。未见腹壁静脉曲张，中上腹有压痛，无反跳痛，肝脾肋下未触及，移动性浊音阴性，肠鸣音正常。肾区无叩击痛，双下肢无凹性水肿，双下肢触痛明显。

【入院后检查】（2017 年 9 月 9 日我院急诊）血常规：WBC 13.1×10^9/L，Neu% 78.7%，Hb 90 g/L，PLT 234×10^9/L；肝功能：TP 56.5 g/L，ALB 27.9 g/L，TBIL 542.8 μmol/L，DBIL 265.3 μmol/L，ALT 30.2 U/L，AST 55.1 U/L，γ-GT 126.1 U/L，ALP 195.9 U/L；肾功能：尿素氮（BUN）27.33 mmol/L，Cr 524.5 μmol/L；心肌酶学：LDH 265 U/L，CK 42.4 U/L，CK-MB 5.2 U/L，Mb 104 U/L；凝血功能：PT 13.7 s，PTA 97.83%，INR 1.07，FIB 9.86 g/L，FDP 5.90 mg/L，D- 二聚体 0.79 mg/L；我院彩超：肝大，肝多发囊肿。

二、临床讨论

第一次临床讨论：根据患者的病史、体征、实验室检查，患者的初步诊断考虑？进一步处理？

患者中年男性，发热 7 天，皮肤巩膜黄染 4 天（起病急进展快）。患者来自浏阳，为多种自然疫源性疾病疫区，起病前有农田劳作史，时间亦为多种自然疫源性疾病流行季节。体格检查见全身皮肤重度黄染，巩膜黄染并充血，中上腹有压痛，双侧小腿肌肉触痛明显。辅助检查提示轻度贫血，肝肾功能严重受损，凝血功能尚可。腹部超声示肝大，肝脏多发囊肿。

【入院后初步诊断】①发热黄疸查因；②肾功能不全；③轻度贫血；④多发性肝囊肿。

【治疗】给予抗感染，护肝，护胃及对症支持治疗，并进一步完善检查协

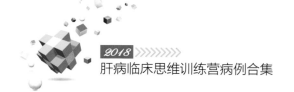

助明确诊断。

【病情进展】在我科住院治疗前期（9月9日—9月15日）患者已无发热，肾功能较前好转，但肝功能损害逐渐加深，且患者的血红蛋白呈进行性下降（表7-1）。

【进一步检查】尿常规：尿胆红素（2+），葡萄糖（+）；大便常规正常；PCT 2.87 ng/ml；甲肝、戊肝、丙肝抗体阴性；HBV-DNA 定量低于检测下限；乙肝五项定量：HBsAb 42.5，余项阴性；自免肝全套、输血前四项阴性；铜蓝蛋白627 mg/L。省疾控中心回报：钩体血清凝集试验滴度(1∶100)。

CT胸部+腹部+盆腔平扫三维成像（图7-1）：肝脏大小，形态正常，各叶比例适中，表面光滑，肝内可见数个类圆形水样密度灶，较大者直径约为1.1 cm，CT值约为14 HU，余肝实质内未见明显异常密度灶，肝内胆管未见明显扩张，胆囊不大。左肾可见一直径2 mm致密影。脾脏，胰腺，右肾大小，形态正常，其内未见明显异常密度灶。腹膜后未见明显肿大淋巴结，盆腔可见少许液样密度灶。双肺支气管血管束增粗紊乱，左上肺前段可见条索影，左上部胸膜局限性增厚，双下肺可见少许斑片影及条索影，气管和支气管通畅，叶间裂无移位。纵隔内未见明显增大淋巴结，双侧胸腔可见少许液样密度灶。

表 7-1　血常规及肝肾功能动态变化

检查日期	Hb（g/L）	WBC（×10⁹/L）	PLT（×10⁹/L）	TBIL（μmol/L）	BUN（mmol/L）	Cr（μmol/L）
9月10日	90	13.1	234	542.8	27.33	524.5
9月12日	81	11.5	360	721.8	27.88	415
9月14日	65	14.1	483	949.8	21.17	335
9月15日（早）	54	20.4	605	878.4	19.65	316
9月16日（晚18点）	49	24.6	639	397.8	19.64	337

续表

检查 日期	Hb （g/L）	WBC （×10⁹/L）	PLT （×10⁹/L）	TBIL （μmol/L）	BUN （mmol/L）	Cr （μmol/L）
9月17日 （早）	43	25	644	236.4	19	288.4
9月17日 （下午）	46	21.9	614	217.4	20.44	298
9月18日	42	24.4	691	161.3	17.46	263
9月19日	40	17.1	612	123	13.74	250
9月21日	52	17	417	98.5	10	229

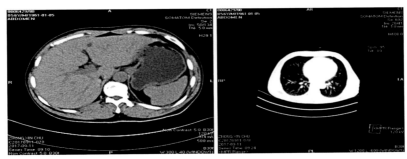

图 7-1　胸部 + 腹部 CT

第二次临床讨论：血红蛋白进行性下降最可能考虑？进一步处理？

该患者可能的诊断包括钩端螺旋体病、肾综合征出血热、黄疸型病毒性肝炎、急性溶血性贫血等。入院后 3 次血培养结果均为阴性，骨髓培养阴性。网织红细胞百分比如表 7-2 所示。抗人球蛋白实验：多抗（IgG+C3）弱阳；HAM 溶血实验 +Coombe's 试验 +HbA2 测定 +Hb 电泳 +R：红细胞脆性（开始溶血）0.32%，红细胞脆性（完全溶血）0.2%，余阴性。骨穿结果：骨髓增生明显活跃，粒系增高，巨核细胞及血小板分布增高（图 7-2）。地中海贫血基因检测结果：SEA 杂合缺失的 a 地中海贫血。省疾控中心第二次回报：钩体血清凝集试验（1：400）。

表 7-2　网织红细胞百分比动态变化

检查 ＼ 日期	9月15日	9月17日（早）	9月17日（晚）	9月21日
网织红细胞	3.74%	5.95%	5.27%	18.71%

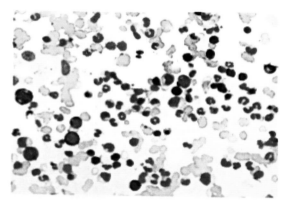

图 7-2　骨髓涂片

【最终诊断】①钩端螺旋体病（黄疸出血型）；②溶血性贫血；③地中海贫血；④肾功能不全；⑤肺部感染；⑥胸腔积液；⑦多发性肝囊肿；⑧盆腔积液；⑨肾结石。

【治疗及转归】9月9日至9月15日予以青霉素 40 WU im q8 h 抗感染，氢化可的松 200 mg iv 预防赫氏反应及护肝、护胃对症支持治疗。

9月15日至9月22日完善骨穿，并请血液科会诊，考虑诊断：①贫血查因；②溶血性贫血待查。根据会诊意见完善相关检查，并组织科内疑难病例讨论。综合血液科及科内会诊意见，予以如下处理：①精简药物，停用青霉素，并停用护肝、止呕药物，避免使用强氧化性药物。②输血；③使用激素稳定细胞膜，减少炎症反应；④碳酸氢钠碱化尿液，预防肾功能再次损伤；⑤使用人静注免疫球蛋白。患者因经济原因于9月22日出院，出院时无发热，乏力及精神食欲均好转，肝肾功能较前明显好转，血红蛋白有所上升至 52 g/L。出院时各项指标：血常规：WBC 7.0×10^9/L，Neu% 76.3%，PLT

417×10^9/L，Hb 52 g/L；肝功能：TBIL 98.5 μmol/L，DBIL 61.1 μmol/L，AST 36.5 U/L，ALT 50.5 U/L；肾功能：BUN 10 mmol/L，Cr 229 μmol/L。

三、诊疗体会

钩端螺旋体病是由有致病力的钩端螺旋体所致的一种自然疫源性急性传染病，在我国大多数省市自治区均有流行，钩体病是一种全身性感染疾病，是全身毛细血管感染中毒性损伤。根据临床表现的不同，分为不同型：①流感伤寒型：最多见，无明显器官损害，早期临床表现的延续，5～10天自愈；②肺出血型：包括肺出血轻型和肺弥漫性出血型，其中肺弥漫性出血型来势猛，发展快，是无黄疸型钩体病死亡的常见死因；③黄疸出血型：此型原称Weil's病，表现为肝损害、出血、肾脏损害三大主征，需要与肾综合征出血热、黄疸型病毒性肝炎及急性溶血性贫血进行鉴别；④肾衰竭型：各型钩体病均有不同程度肾脏损害，单纯肾衰竭型较少见；⑤脑膜脑炎型：脑膜炎和脑炎的临床表现，脑脊液中分离到钩体阳性率较高，仅表现为脑膜炎者预后较好，脑膜脑炎者往往病情重，预后差。

遇到一些发热黄疸查因病例时一定不要忽略了一些自然疫源性疾病，尤其患者来自疫区及正好在流行季节。病史采集时全面细致地询问病史很重要（农田作业史）。在一元论无法解释疾病转归，特别是疾病的某些方面明显好转，而某些方面反而明显或急进性加重时，应想到用多元论来考虑诊断。

不明原因黄疸升高

宁波市第二医院　胡婷

一、病例基本信息

患者，女性，维吾尔族，22岁。因"皮肤瘙痒1个月，皮肤黄染、尿黄、目黄3周"于2014年3月5日入院。

【现病史】患者2014年2月5日开始自觉皮肤瘙痒，夜间明显，食纳下降，无恶心、呕吐，无腹痛、腹泻，无畏寒、发热，2月12日出现皮肤黄染，双目黄染，尿色加深，大便呈陶土色，无齿龈出血，无关节酸痛等不适，2014年3月5日门诊就诊，予以查肝功能 TBIL 727 μmol/L，DBIL 577 μmol/L，ALT 30 U/L，AST 34 U/L，AKP 337 U/L，GGT 10 U/L，ALB 41 g/L，GLB 29 g/L，以"肝功能异常"收住院。起病来，患者精神尚可，胃纳差，尿色黄，大便如陶土样，体重无明显变化。

【既往史、家族史】自诉3年前曾有皮肤黄染、瘙痒的情况，未诊疗过，后自行缓解。无手术、输血史。无其他疾病史。无家族性遗传病史。两系三代无相似疾病史。

【入院查体】T 36.5℃，R 20次/分，P 85次/分，BP 124/82 mmHg，神志清，精神可，皮肤巩膜重度黄染，未见肝掌、蜘蛛痣，皮肤可见抓痕，心肺检查无殊，腹平软，无压痛、反跳痛，肝脾未触及，肝上界位于右锁骨中线第5肋间，肝区无叩击痛，移动性浊音阴性，双下肢无水肿。

【入院诊断】黄疸原因待查。

【入院后检查】血常规：WBC 8.0×10^9/L，Neu% 71%，Hb135 g/L，PLT 285×10^9/L；凝血功能：PT 12.4 s，INR 1.03，TT 23.4 s，APTT 32 s；肿瘤标记物：CEA 2.4 ng/ml，AFP 2.0 ng/ml，CA125 19 U/ml，CA19-9 10 U/ml。

二、临床讨论

第一次临床讨论：该患者黄疸原因是什么？

患者青年女性，皮肤瘙痒后出现黄染。体格检查见皮肤巩膜重度黄染，以及皮肤抓痕外，无其他阳性体征。辅助检查提示 TBIL、TBA 升高，ALT、AST 正常。临床症状及实验室检查符合胆汁淤积性肝病的表现。目前诊断胆汁淤积性肝病明确。胆汁淤积可分为肝内胆汁淤积性和肝外胆汁淤积性疾病。肝内胆汁淤积的病因包括病毒感染、细菌感染、酒精、药物、中毒、缺血性、自身免疫性、遗传代谢性等，需要进一步进行病毒学检查，自身抗体检查、铜蓝蛋白、α1-抗胰蛋白酶等检查。肝外胆汁淤积则包括胆总管结石、肿瘤、寄生虫阻塞等，需要腹部影像学进一步排查。

【进一步完善检查】HBV-M 全阴性、HCV-Ab 阴性、HAV-Ab 阴性、HEV-Ab 阴性、EBV-Ab 阴性、CMV-Ab 阴性；自身抗体：ANA、ANCA、AMA、ASMA、抗 LKM-1、抗 LC-1、抗可溶性肝抗原/肝-胰抗原抗体均为阴性；免疫球蛋白：IgA 2.51 g/L、IgM 1.06 g/L、IgG 9.21 g/L；铜蓝蛋白 0.3 g/L；铁蛋白 215 ng/ml；α1-抗胰蛋白酶 1.9 g/L；上腹部 B 超：肝脏大小形态正常，包膜光滑，实质回声略增强，分布均匀，血管走向自然；胰、双肾、脾未见异常；胆囊壁增厚，胆汁透声消失。MRCP：肝内外胆管无扩张，胆囊显示不清。

【治疗】治疗上予以腺苷蛋氨酸、前列地尔针、多烯磷脂酰胆碱输液，口服熊去氧胆酸胶囊、泼尼松片治疗（拟行方案：第 1 周 60 mg/d，第 2 周 30 mg，第 3 周 20 mg，以后每周减 5 mg）。14 天后复查肝功能：TBIL 700 μmol/L，DBIL 520 μmol/L，ALT 48 U/L，AST 39 U/L，AKP 287 U/L，GGT 12 U/L，ALB 37 g/L，GLB 28 g/L，皮肤瘙痒未见明显改善。

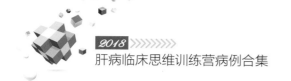
第二次临床讨论：该患者胆汁淤积的病因是什么，治疗上是否需要调整？

该患者为胆汁淤积性疾病，通常糖皮质激素对肝内胆汁淤积有良好的效果，但该患者对糖皮质激素应答差，是否为特殊类型的胆汁淤积性肝病。该患者的生化学有一个明显的特征，即患者胆汁淤积很明显，但 GGT 始终正常。成人 GGT 正常的胆汁淤积性疾病通常见于两种疾病，即良性复发性肝内胆汁淤积症（BRIC）和 I 型、Ⅱ 型进行性家族遗传性肝内胆汁淤积症（FRIC）。与 BRIC 不同，FRIC 患者的病情重笃，黄疸不会消退，进行性肝损害可导致肝衰竭，如不行肝脏移植治疗，患者一般于十几至二十几岁死亡。回顾患者既往史，曾有过一次的发作史，并自发缓解，因此，目前临床诊断考虑为良性复发性肝内胆汁淤积症。该病进行基因检测可确诊，但由于条件限制，未能进行基因诊断。BRIC 目前没有预防和限制发作病程的特异性治疗，治疗的关键是延缓症状直到瘙痒和其他症状自然消退。由于经济原因，患者于 3 月 29 日出院，同时予以停用糖皮质激素，继续熊去氧胆酸口服对症治疗。门诊随访期间总胆红素波动下降。4 月 15 日患者自行停用所有药物，随后黄疸及瘙痒症状逐步缓解（图 7-3、图 7-4），总病程约 3 个月。

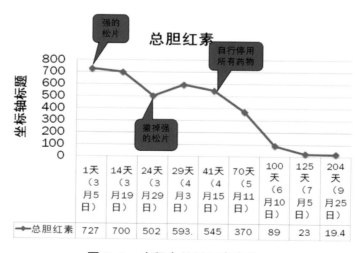

图 7-3 病程中总胆红素变化

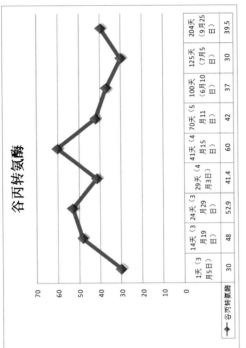

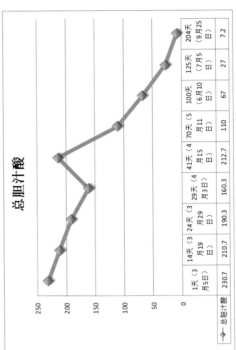

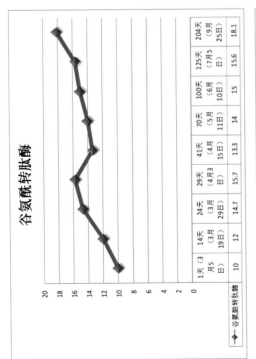

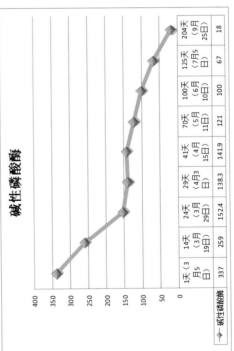

图 7-4　病程中其他肝功能指标的变化

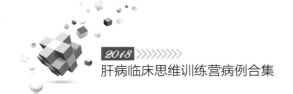

三、诊疗体会

AKP 及 GGT 在肝脏的分布具有一致性，均存在于富含胆管上皮细胞的肝小叶周边区，出现胆汁淤积性疾病时，两者往往是同时升高，AKP 及 GGT 的升高是胆汁淤积性疾病标志性特征。但有两种疾病除外，即良性复发性肝内胆汁淤积症和Ⅰ型、Ⅱ型进行性家族遗传性肝内胆汁淤积症，这两种疾病血清 GGT 通常正常。对于 GGT 正常的胆汁淤积性疾病需考虑上述两种疾病，BRIC 是 PFIC 的良性表现形式，表现为自限性的反复发作的严重瘙痒及黄疸。BRIC 的预后良好，虽然每次疾病的发作可长时间持续，甚至长达 18 个月，但不会发生进行性的肝损伤和肝硬化，在疾病的缓解期，肝组织学即可恢复正常。

BRIC 是一种常染色体隐性遗传病，缺陷基因 *ATP8 B1* 位于第 18 染色体长臂 18 q21-22。对于 GGT 正常的胆汁淤积性疾病有条件可进行基因检测，及早明确病因，避免医疗资源的浪费。

不明原因的黄疸

西南医科大学附属医院　李烨

一、病例基本信息

患者，男，22岁，因"皮肤巩膜黄染2年余，加重2个多月"于2017年11月27日入院。

【现病史】入院前2年，患者在劳累后出现皮肤巩膜黄染，伴尿色加深，呈茶色。无乏力、纳差、厌油，无腹痛、腹泻，无恶心、呕吐，无反酸、嗳气，无畏寒、发热，无咳嗽、咳痰，不伴皮肤瘙痒，无白陶土色样大便。患者于宜宾一院诊断"黄疸待诊"。肝功能提示总胆红素、间接胆红素升高。自诉甲、乙、丙、丁、戊型肝炎病毒学指标阴性（未见报告）。经保肝治疗后未见好转。遂至华西医院门诊就诊，诊断"黄疸待诊"，肝功能提示总胆红素70.7 μmol/L、间接胆红素 42.2 μmol/L，给予保肝治疗后仍无好转。后患者于多家医院就诊，多次肝功能仍示胆红素增高（2017年1月16日绥江县人民医院肝功能：TBIL 92.4 μmol/L、IBIL 63.2 μmol/L，2017年8月28日：TBIL 107 μmol/L、IBIL 74.6 μmol/L）。患者院外自行间断服用中药（具体不详）调理。2个月前患者无明显诱因出现皮肤巩膜黄染加重，伴尿色较前明显加深。仍无其他明显伴随症状。遂来我院，门诊以"黄疸待诊"收入。自发病以来，食欲差，睡眠尚可，小便如上所述，大便正常，体重无明显变化。

【既往史、个人史】否认高血压、糖尿病、甲状腺功能亢进等慢性病史。否认肝炎、结核病史及密切接触史。否认外伤、手术、输血史及食物、药

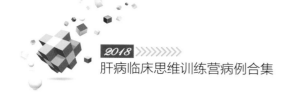

物过敏史。无血吸虫病疫水接触史，无地方病或传染病流行区居住史，无毒物、粉尘及放射性物质接触史，吸烟5年，平均10支/日，无饮酒史。家族中弟弟有类似"黄疸"病史。

【入院查体】体温36.7℃，脉搏80次/分，呼吸20次/分，血压132/74 mmHg。神志清楚，精神可。皮肤黏膜轻度黄染，无肝掌、蜘蛛痣，全身浅表淋巴结无肿大。巩膜中度黄染。双肺呼吸音清，未闻及明显干湿性啰音。心律齐，各瓣膜听诊区未闻及杂音。腹部平坦，未见腹壁静脉曲张，腹软，无压痛、反跳痛及肌紧张，肝脾肋下未触及，Murphy征阴性，肝肾区无叩击痛，无移动性浊音。肠鸣音4次/分，无双下肢水肿。

【入院检查】门诊肝功能（2017年11月23日）：ALT 23.7 U/L，AST 196 U/L，ALB 49.6 g/L，TBIL 117.6 μmol/L，IBIL 84.8 μmol/L；腹部B超：肝、胆、胰、脾、双肾均未见明显异常，门诊血常规未见明显异常。

【入院诊断】黄疸原因待查。

二、临床讨论

第一次临床讨论：根据患者的病史、体征及入院前检查，患者黄疸的原因是什么？

患者为青年男性，慢性病程。发现皮肤巩膜黄染2年余，加重2个多月。于外院多次检查总胆红素升高，以间接胆红素为主，其他肝功能指标基本正常。院外的甲、乙、丙、丁、戊型肝炎病毒学指标均为阴性，腹部影像学未见明显异常。既往无明确肝病史及肝炎接触史。其弟弟有类似"黄疸"史。查体见中度皮肤巩膜黄染。故目前考虑黄疸原因待查从以下几个方面搜寻病因：

（1）溶血性黄疸：溶血性黄疸以间接胆红素为主，多伴有原发病的表现，如发热、畏寒、头痛、呕吐等，并有不同程度的贫血及血红蛋白尿，尿中尿胆原增加，但无尿胆红素。该患者虽以间接胆红素升高为主，但缺乏其他支持依据，可进一步完善溶血相关检查以明确诊断。

（2）肝细胞性黄疸：各种肝细胞广泛损伤的疾病均可引起胆红素升高，

直接和间接胆红素均升高，可有肝脏原发病表现，如乏力、食欲不振等，尿胆红素阳性，有不同程度的肝功能损害表现。

①病毒性肝炎：患者为青年男性，无肝炎病史及病毒性肝炎密切接触史，外院化验病毒学指标均为阴性，入院后可复查各类肝炎病毒抗体及嗜肝病毒，如 EBV、CMV 等以明确，必要时进一步查乙型肝炎病毒 DNA 定量、丙型肝炎病毒 RNA 定量。

②自身免疫性肝病：包括自身免疫性肝炎、原发性胆汁性胆管炎、原发性硬化性胆管炎。患者为青年男性，否认长期发热、皮疹、关节痛、眼干、口干、口腔溃疡，可进一步完善免疫球蛋白、ANA，抗平滑肌抗体（ASMA）、抗可溶性肝抗原抗体（anti-SLA）、抗肝肾微粒体（LKM-1）抗体、抗肝细胞溶质抗原（LC-1）抗体、抗线粒体抗体（AMA）、抗中性粒细胞胞浆抗体（ANCA）等除外自身免疫性肝病。

③肝豆状核变性：由于铜代谢异常，过多铜质沉积于肝脑组织引起的疾病，临床上出现精神障碍、锥体外系症状和肝硬化症状。患者无相应临床表现，可进一步行血铜蓝蛋白、角膜 K-F 环，必要时完善颅脑 MRI、24 小时尿铜、肝穿组织铜染色。

④其他：患者无饮酒史、无腹型肥胖，既往无脂肪肝病史，无高血压、糖尿病、高脂血症等疾病，可除外酒精性及非酒精性脂肪性肝病。同时否认化学毒物接触史，否认长期服用药物史，不支持化学毒物或药物性肝损伤。

（3）胆汁淤积性黄疸：胆汁淤积可分为肝内性和肝外性。表现为皮肤、巩膜黄染，皮肤瘙痒，尿色深，大便颜色浅，血清胆红素升高以直接胆红素为主，尿胆原及粪胆原减少或缺如，血清碱性磷酸酶及总胆固醇升高。该患者均不符合，腹部 B 超正常，目前考虑该诊断可能性不大，可进一步行腹部 MRI+MRCP 排除。

（4）先天性非溶血性黄疸：由肝细胞对胆红素的摄取、结合和排泄缺陷所致，临床较少见，有以下四种类型：

① Gilbert 综合征：系因肝细胞摄取游离胆红素障碍及微粒体内葡萄糖醛酸转移酶不足所致。血清内非结合胆红素增高，肝功能试验正常，红细胞脆

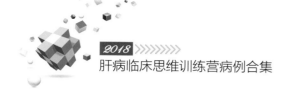

性正常，肝活组织检查无异常。

② Dubin-Johnson 综合征：系因肝细胞对结合胆红素及其他有机阴离子向毛细胆管排泄障碍，致血清结合胆红素增高，但胆红素的摄取和结合正常。肝外观呈绿黑色（黑色肝），肝活组织检查见肝细胞内有弥漫的棕褐色色素颗粒（黑色素或肾上腺素代谢物多聚体）。

③ Rotor 综合征：由于肝细胞摄取游离胆红素和排泄结合胆红素均有先天性缺陷，致血中结合胆红素增高为主。

④ Crigler-Najjar 综合征：系由于肝细胞缺乏葡萄糖醛酸转移酶致不能形成结合胆红素，因而血中非结合胆红素浓度很高，可并发核黄疸。

【进一步完善检查】血常规：WBC $7.8 \times 10^9/L$，Neu $5.18 \times 10^9/L$，Hb 135 g/L，PLT $135 \times 10^9/L$，网织红细胞正常。尿常规：深黄色，蛋白阴性，尿胆红素阴性，尿胆素原阴性。大便常规未见异常。肝功能（12 月 1 日）：ALT 17 U/L，AST 20.4 U/L，GGT 37 U/L，ALP 74 U/L，TP 65.1 g/L，ALB 44.3 g/L、TBIL 89.6 μmol/L ↑，DBIL 20.5 μmol/L、DBIL 69.1 μmol/L ↑。凝血功能：PT13.7 s，PTA 90%，PT-INR 1.07。肝纤维五项：甲胎蛋白 6.20 g/ml，三型前胶原 N 端肽 19.93 pg/ml，透明质酸 3936 ng/ml，Ⅳ 型胶原 18.85 ng/ml，层粘连蛋白 12.56 ng/ml。甲状腺功能均正常。乙肝标志物定量：HBsAg（－），HBsAb > 1000 nU/ml（＋），HBeAb 76.73 阳性，HBcAb8.94 阳性。高精度 HBV 病毒载量分析：HBV-DNA 荧光定量（－），抗 -HCV 阴性。肝炎病毒抗体：甲、戊肝抗体阴性。溶血全套、铜蓝蛋白、自身抗体谱 +ANCA、自免肝血清学检测、TORCH 5 项、EB 病毒 IgM、IgG 抗体及 DNA 均阴性。上腹部 MRI：肝右后叶散在小囊肿，余上腹部 MRI 未见异常。建议患者进行肝脏穿刺活检，患者及家属拒绝。对患者及其母亲行遗传性肝病全面基因筛查：该样本在 Gilbert 等疾病相关基因 *UGT1 A1* 发现一处杂合突变，家系验证结果该突变来自母亲（图 8-1）。

1. 检测结果

检测内容	遗传性肝病全面基因筛查								
检测方法	安捷伦外显子芯片捕获+高通量测序								
测序质量	目标区覆盖度%			目标区平均深度			目标区平均深度>20X 比例%		
	99.2%			311			98.6%		
高通量测序结果	检测到与临床相关发生突变的基因	转录本 Exon 编号	核苷酸变化	氨基酸变化	染色体位置	测序深度	Hom/Het	携带率（ExAC 东亚人）	遗传方式
	UGT1A1	NM_000463 exon1	c.211G>A	p.Gly71Arg	chr2-23466 9144	178/156 (0.47)	Het	0.15	AR

家系验证结果：

基因	突变位点	万某	万某父亲	万某母亲
UGT1A1	c.211G>A	杂合突变	未提供样本	无突变

检测结果：

该样本在吉尔伯特综合征等疾病相关基因 UGT1A1 发现一处杂合突变，家系验证结果显示该突变来自母亲，患者母亲也为杂合突变。

备注：本检测用测序的方法检测标本中遗传性肝病全面筛查包括的全部基因外显子的突变情况，涵盖了该范围内的点突变、小插入和小缺失型突变。本报告仅对本次检验的标本负责，结果仅供临床医生参考。由于标本保存有一定期限，若对报告结果有疑问，请在自报告日期起的 20 天内提出申请，逾期不再受理。

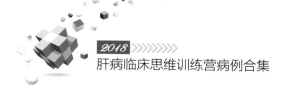
2. 检测结果详细解读

基因对应疾病及遗传方式（参考 OMIM 数据库）

* 191740

UDP-GLYCOSYLTRANSFERASE 1 FAMILY, POLYPEPTIDE A1; UGT1A1

Alternative titles; symbols

URIDINE DIPHOSPHATE GLYCOSYLTRANSFERASE 1 FAMILY, POLYPEPTIDE A1
URIDINE DIPHOSPHATE GLYCOSYLTRANSFERASE 1; UGT1
UDP-GLYCOSYLTRANSFERASE 1
URIDINE DIPHOSPHATE GLUCURONOSYLTRANSFERASE, BILIRUBIN
BILIRUBIN UDP-GLUCURONOSYLTRANSFERASE

Other entities represented in this entry:

UDP-GLYCOSYLTRANSFERASE 1 FAMILY, POLYPEPTIDE A GENE COMPLEX, INCLUDED; UGT1A, INCLUDED
UGT1A GENE COMPLEX, INCLUDED

HGNC Approved Gene Symbol: UGT1A1

Cytogenetic location: 2q37.1　*Genomic coordinates (GRCh38): 2:233,760,272-233,773,298* (from NCBI)

Gene-Phenotype Relationships

Location	Phenotype	Phenotype MIM number	Inheritance	Phenotype mapping key
2q37.1	Crigler-Najjar syndrome, type I	218800	AR	3
	Crigler-Najjar syndrome, type II	606785	AR	3
	Hyperbilirubinemia, familial transient neonatal	237900	AR	3
	[Bilirubin, serum level of, QTL1]	601816		3
	[Gilbert syndrome]	143500	AR	3

　　UGT1A1 基因报道与吉尔伯特综合征、克里格勒-纳贾尔综合征 1 型、家族性新生儿高胆红素血症、克里格勒-纳贾尔综合征 2 型相关。疾病报道遗传方式为常染色体隐性遗传（AR），理论上必须在两条等位染色体上同时出现致病性突变才有可能致病（纯合或复合杂合突变致病）。

HGMDpro 数据库收录情况（参考 HGMD 专业版数据库）以及 ACMG 分级（参考基因突变解读指南）				
基因	**突变位点**	**HGMDpro 报道**	**生物学危害性**	**ACMG 分级**
UGT1A1	c.211G>A	DFP 高胆红素血症	意义不明 (SIFT 和 PolyPhen 评估)	-

　　该样本在 UGT1A1 基因外显子区域发现一处纯合突变点：c.211G>A（鸟嘌呤＞腺嘌呤），导致氨基酸改变 p.Gly71Arg（甘氨酸＞精氨酸）。HGMDpro 数据库报道情况：该突变有致病报道，报道疾病：Hyperbilirubinemia 高胆红素血症 [2]。但该位点 HGMDpro 同时收录为 DFP【DFP：有功能证据支持的疾病相关多态性变异】，即该位点可能为多态位点。另参考 OMIM 针对该突变位点的介绍，UGT1A1 的 p.Gly71Arg 突变，在亚洲人群中携带率高，达到 15%，该纯合突变可导致高胆红素血症或 Gilbert 综合征，部分杂合突变者也可能有高胆红素表型，在亚洲人群相对常见。

参考文献：【1】Teng.Clin Genet,72,321,2007(PMID:17850628)

4 / 16

94

备注：对于无明确致病报道的点突变，进一步参考 ACMG 基因突变解读指南，评估其致病性。美国医学遗传学和基因组学协会（ACMG：American College of Medical Genetics and Genomics）相关基因突变解读指南参考文献：Richards S,Aziz N,Bale S,et al. Standards and Guidelines for the Interpretation of Sequence Variants: A Joint Consensus Recommendation of the American College of Medical Genetics and Genomics and the Association for Molecular Pathology. Genet Med. 2015 May;17(5):405-24.

结论

　　万某 在 UGT1A1 基因的杂合突变经家系验证来自其母亲。该突变在 HGMDpro 数据库报道为可疑致病突变。虽理论上该基因突变为常染色体隐性遗传发病，但在中国人群中，已有一些 UGT1A 基因显性遗传发病（Gilbert 综合征和II型 Crigler-Najjar 综合征）的报道。所以该受检者此单杂合突变仍有发病的可能。UGT1A1 缺陷导致的高胆红素血症以间接胆红素升高为主，并且血清胆红素水平受感染、饥饿、劳累、饮酒、药物等影响而波动，即出现不同程度的黄疸。请结合患者以及患者母亲临床症状进一步分析。

　　该结果仅供参考，不作为疾病直接诊断依据，建议结合临床表型及其他辅检，进一步诊断或鉴别。请结合临床进一步分析。

　　若该结果不足以解释患者临床表型，则另有可能的原因分析，参见下文"进一步检测分析建议"页。

突变注释主要数据库：

1000 Genomes Project：千人基因组计划数据库；

ESP6500：美国国家心脏、肺和血液研究所数据库；

ExAc：Broad Institute 领导创建的人类外显子组整合数据库；

dbSNP：美国国家生物技术信息中心单核苷酸多态性数据库；

ClinVar：美国国家生物技术信息中心临床疾病相关变异数据库；

HGMD：英国卡尔地夫医学遗传研究所构建的人类基因突变数据库；

Ensembl：欧洲生物信息学研究所建立的基因组数据库；

UCSC：美国加州大学圣塔克鲁兹分校建立的基因组数据库。

5 / 16

图 8-1　遗传性肝病全面基因筛查

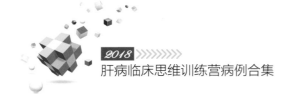

第二次临床讨论：患者的最终诊断是什么？采取什么治疗方案？

根据入院后化验检查，基本排除溶血性黄疸、病毒性肝炎、自身免疫性肝炎、肝豆状核变性、药物性和酒精性肝炎。患者系青年男性，家族中弟弟有类似黄疸病史，故将诊断重点放到先天性非溶血性黄疸，其中以间接胆红素升高为主的有 Gilbert 综合征及 Crigler–Najjar 综合征。Crigler–Najjar 综合征主要发生在婴幼儿，严重者可发生核黄疸，影响智力发育，甚至死亡，Gilbert 综合征系遗传性或获得性葡萄糖醛酸转移酶活力不足所致，遗传性患者的家族中有 1/2 ～ 1/4 成员发生黄疸，长期不愈，血清中胆红素波动在17.1 ～ 102.6 μmol/L，这与患者表现是相符的。结合遗传性肝病全面基因筛查：该患者样本在 Gilbert 等疾病相关基因 *UGT1A1* 发现一处杂合突变，家系验证结果该突变来自母亲。最后考虑患者诊断为 Gilbert 综合征。

按照本病发病特点，予以苯巴比妥（60 mg/ 次，3 次 / 日）治疗，1 周后复查 TBIL 39 μmol/L，IBIL 33.5 μmol/L，DBIL 5.5 μmol/L，ALT、AST 正常。临床好转。后未到我院复查。

【最终诊断】Gilbert 综合征。

三、诊疗体会

Gilbert 综合征于 1901 年由法国学者 Gilbert 首次报道，以慢性、间歇性、轻度非结合型胆红素升高为特征，无明显溶血依据和其他肝脏疾病表现。本病在西方国家很常见，发病率为 2% ～ 19%。多于 15 ～ 30 岁发病，也有自小或成年以后发病，男性多见，男女比例为 4：1，多有家族史。本病起病隐匿，多无明显症状，常因眼黄或体检意外发现胆红素升高，少数患者可能有轻度乏力、纳差或肝区不适，其程度与黄疸深度无关，可能为焦虑等精神因素所致。血清中胆红素波动在 17.1 ～ 102.6 μmol/L，一般不超过120 μmol/L。剧烈运动、劳累、饥饿、创伤、感染或者妊娠可能为诱因导致黄疸加重，除黄疸外，无其他阳性体征。Gilbert 综合征是一个遗传性疾病，遗传方式为常染色体隐性遗传和常染色体显性遗传（不完全外显）。本病的发病原因是位于染色体 2 q37 位点的胆红素尿苷葡萄糖醛酸转移酶基因（*UGT1A1*

基因）发生缺陷，导致 B–UGT 表达下降。针对临床不明原因的黄疸患者进行基因筛查，寻找出致病基因位点可确诊本病，同时可与其他黄疸性疾病进行鉴别，对该病的预后判断有重要意义。Gilbert 综合征预后良好，不影响生活和工作，对寿命亦无影响，多无需治疗。

临床工作中经常遇到胆红素增高的患者，诊疗过程中除考虑到溶血性、病毒、药物、免疫、胆道等因素所致黄疸外，应该考虑遗传代谢性肝病。遗传代谢性肝病的临床表现并无特异性，如乏力，食欲减退，恶心、呕吐，腹胀、腹泻，甚至昏迷等；体征主要是黄疸及肝脾肿大，或出现发育迟缓。此类疾病的确诊有赖于基因检测。有些患者辗转多家医院治疗，增加患者经济及心理负担。应给患者进行健康教育，消除心理障碍，注意避免可能的诱因加重病情。

当发热邂逅肝衰竭

兰州大学第二医院　王亮　张岭漪

一、病例基本信息

患者，女，19 岁，因"间断发热 2 个月，肝功能异常半个月"于 2017 年 8 月 30 日来我科就诊。

【现病史】2 个月前，患者因受凉后出现间断发热，最高温度达 40℃以上，多见于下午，伴寒战、咽痛、头痛，全身肌肉痛，无咳嗽、咳痰，无恶心、呕吐，无胸痛、胸闷，无潮热、盗汗，无腹痛、腹泻，就诊当地县医院，查血常规：WBC 14.46×10^9/L ↑，Neu 12.15×10^9/L ↑，Neu% 84% ↑，Hb 128 g/L，PLT 134×10^9/L；CRP 76.63 mg/L ↑；B 超示：双侧多囊肾。诊断为"急性上呼吸道感染"，给予抗菌素"头孢他啶"，抗病毒"利巴韦林"及补液治疗 5 天，患者体温逐渐下降。1 个月前，患者再次出现发热，体温波动在 38.5 ～ 39℃，伴咳嗽、寒战、全身肌肉痛，无咳痰，无恶心、呕吐，无胸痛、胸闷，无潮热、盗汗，无腹痛、腹泻。当地县医院，再给予抗菌素"左氧氟沙星"、中成药抗病毒及补液治疗 5 天，体温未下降，全身症状未缓解，前往兰州大学第二医院呼吸科就诊。呼吸科入院查体：T 36.9℃，P 130 次 / 分，R 23 次 / 分，BP 91/70 mmHg，耳后浅表淋巴结触及肿大，咽部充血，心率 130 次 / 分，心音有力、律齐，巩膜、皮肤黏膜未见异常，心肺、腹部未见异常阳性体征。呼吸科住院期间间歇性发热，热型多样（图 8-2）；呼吸科进一步排查了常见急慢性细菌感染、病毒感染、结核、肿瘤等相关疾患，初步考虑"成人 Still 病"。诊断性予以泼尼松（30 mg/d）、PPI 和口服补钾制剂院外继续治疗，发热完全缓解，每周定期复查，治疗中肝功能异常逐渐加重趋势（表 8-1），遂来我科进一步就诊。

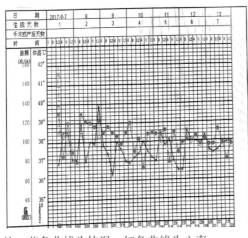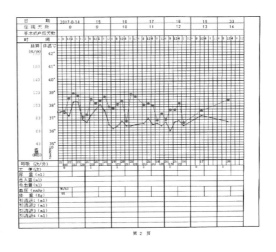

注：蓝色曲线为体温，红色曲线为心率。

图 8-2　体温 / 心率情况

表 8-1　肝功能变化

日期 检查	2018-8-7	2018-8-14 （激素）	2018-8-21	2018-8-28
ALT（U/L）	44	94	237	311
AST（U/L）	39	131	195	720
TBIL（μmol/L）	2.5	2.6	4.1	71.5
DBIL（μmol/L）	2.0	2.3	2.5	66.5
IBIL（μmol/L）	0.5	0.3	1.6	5

【既往史】否认病毒性肝炎、结核病史及密切接触史。否认外伤、手术、输血史及食物、药物过敏史。

【个人史】近 2 个月有沙漠地区旅行史，骑行骆驼史。无疫区疫水接触史，无地方病或传染病流行区居住史，无毒物、粉尘及放射性物质接触史，

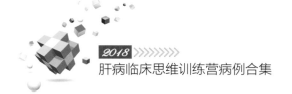

无吸烟、饮酒史。

【家族史】父母亲体健，否认传染病史。

【入院查体】T 36.4℃，P 129 次 / 分，R 21 次 / 分，BP 100/65 mmHg，全身皮肤、巩膜轻度黄染。颈部及腹股沟多发肿大淋巴结，活动度好，与周围组织无粘连，腹股沟淋巴结压痛阳性，无肝掌及蜘蛛痣。心肺查体（—）。腹壁未见异常，右上腹和剑突下轻压痛，无反跳痛，Murphy 征（—），肝脾肋下未触及，移动性浊音阴性，肠鸣音正常。双下肢无凹性水肿。目前肝功能损伤原因不明，近 2 个月连续药物治疗，药物性肝损伤不排外，经科室讨论停用所有药物查病因（包括泼尼松），与患者和家属沟通后表示同意。

【入院检查】生化：ALT 238 U/L，AST 746 U/L，GGT 260 U/L，ALP 189 U/L，TP 71.1 g/L，ALB 30.1 g/L，PA 9.6 mg/dl，TBIL 96.5 μmol/L，DBIL 91.1 μmol/L，IBIL 5.4 μmol/L，BUN 2.2 mmol/L，Cr 54 μmol/L，CHO 3.59 mmol/L，TG 2.09 mmol/L，HDL 0.19 mmol/L，LDL 1.62 mmol/L，UA 230 μmol/L，LDH 675 U/L。凝血功能：PT 13 s，PTA 68.3%，PT-INR 1.12，FIB 3.29 g/L，D- 二聚体 1.81 mg/L。尿常规（—），粪常规（—）。心电图、胸片（—）。ESR 8 mm/h，CRP 4.85 mg/L。抗链球菌溶血素 O 144.3 IU/ml。PCT 0.227 ng/ml。铁蛋白 2000 ng/ml。传染病全套：乙肝三系统定量、丙肝抗体、甲肝、戊肝抗体 IgM（—），梅毒、艾滋（—）。HBV-DNA ＜ 500 IU/ml，HCV-RNA ＜ 500 IU/ml（国产 PCR 试剂）。肺部、消化系统肿瘤全套（—）。FibroScan 8.6 kPa；ICG（15 min）2.9%。肝病自身抗体：ANA、ANCA -MPO、ANCA-PR3、AMA、ASMA、抗 LKM-1、抗 LC-1、抗可溶性肝抗原 / 肝 - 胰抗原抗体，狼疮全项自身抗体（—），类风湿抗体（—），抗磷脂抗体（—）。免疫球蛋白：IgA 2.12 g/L、IgM 1.4 g/L、IgG 9.04 g/L。铜蓝蛋白（—）。血清铁（—），总铁结合力正常。胸腹部 CT 示：肾脏多发囊肿，余未见异常。腹部 MR+MRCP（图 8-3）：①胆囊炎征象；②肝间质增多、紊乱、肝内多发小囊肿；③双肾多发囊肿（部分考虑复杂囊肿）。胃镜示：非萎缩性胃炎。

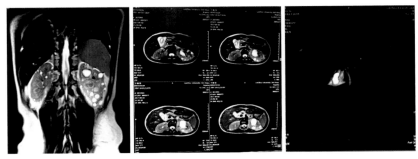

图 8-3　腹部 MR+MRCP

二、临床讨论

第一次临床讨论：结合主诉、现病史及入院情况初步考虑？进一步处理？

患者青年女性，间断发热 2 月余，肝功能异常半个月。体格检查见全身皮肤、巩膜轻度黄染，颈部及腹股沟多发肿大淋巴结，活动度好，与周围组织无粘连，腹股沟淋巴结压痛阳性，右上腹和剑突下轻压痛。ALT、AST、TBIL、TG、铁蛋白指标升高。腹部 MR+MRCP 提示：胆囊炎征象，肝间质增多、紊乱、肝内多发小囊肿，双肾多发囊肿（部分考虑复杂囊肿）。诊断考虑"肝功能异常原因待查"，进一步检查协助明确诊断。

【入院诊断】①肝功能异常原因待查，药物性肝炎？成人 Still 病；②胆囊炎；③肝内多发小囊肿；④双肾多发囊肿。

【分析及治疗】停用泼尼松的第 2 天，患者再次发热，起初最高体温 38.5℃，物理降温后可降至 37℃；停用泼尼松的第 4 天开始出现寒战、高热，24 小时内体温最高体温达 42℃，以下午显著，经物理降温和对症处理，最低体温 38.5℃，高热时伴全身猩红热样皮疹（图 8-4），体温下降后有所消退，体温似弛张热型。复检血常规：WBC 3.4×10^9/L，Neu 3.11×10^9/L，Hb 100 g/L，PLT 76×10^9/L；生化：ALT 326 U/L，AST 735 U/L，GGT 112 U/L，ALP 108 U/L，TP 71.1 g/L，ALB 26.5 g/L，TBIL 196.5 μmol/L，DBIL 168.8 μmol/L，IBIL 27.7 μmol/L，TG 2.88 mmol/L，LDH 854 U/L；凝血功能：PT 16.3 s，PTA 43.5%，PT-INR 1.58，FIB 0.9 g/L，D-二聚体 1.84 mg/L；ESR 46 mm/h，CRP

9.16 mg/L，PCT 1.33 ng/ml；铁蛋白 > 2000 ng/ml。高热时，一次心电图提示：心房颤动？不完全右束支传导阻滞，低电压 ST-T 改变；急查心肌酶（－）；复查心电图示：大致正常心电图；完善心脏彩超。Anti-TB（－），T-SPOT 检查：A 为 0，B 为 0。Anti-TO IgM（－），Anti-RV IgM（－），Anti-HCMV IgM（－），Anti-HSV IgM（－）；嗜肺军团菌（－），肺炎支原体（－），热立克次体（－），肺炎衣原体（－），腺病毒（－），呼吸道合胞病毒（－），甲型流感病毒（－），乙型流感病毒（－），副流感病毒（－）；EBV 定量 < 500 copies/ml；肥达、外斐氏反应（－）；第一次血培养预报告正常，第二、三次血培养等待中。第一次骨髓穿刺提示：增生性贫血；第二次高热期间骨穿：三系增生骨髓象（感染）（图 8-5）。

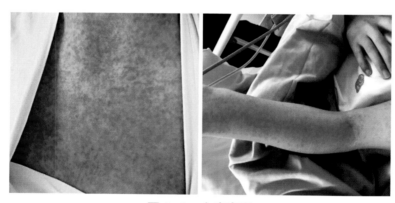

图 8-4　皮疹表现

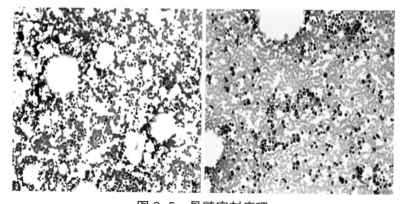

图 8-5　骨髓穿刺病理

提请全院多学科讨论（MDT）：①外院感染科：继续等待血培养结果，不排外红疹毒素相关细菌性的重症感染，有败血症可能，建议立即行高级别抗生素治疗；②血液科：目前我科情况"贫血（轻度，正细胞正色素性）"，结合骨穿结果考虑感染，建议立即行高级别抗生素；③临床药学科：考虑重症感染，有败血症危险，建议高级别抗生素治疗（亚胺培南＋万古霉素）；④风湿免疫科：成人 Still 病，停用所有抗生素，给予甲强龙 500 mg 冲击治疗。

第二次临床讨论：最可能诊断？进一步处理？

向家属交流全院多学科讨论的意见和建议，家属愿意接受立即行高级别抗生素治疗（亚胺培南＋万古霉素）。高级别抗生素治疗 36 小时，体温仍高达 40.5℃。复检血常规：WBC 2.2×10^9/L ↓，Neu 3.11×10^9/L，Hb 83 g/L ↓，PLT 37×10^9/L ↓；生化：ALT 321 U/L ↑，AST 720 U/L ↑，GGT 108 U/L ↑，ALP 110 U/L，TP 70 g/L，ALB 25 g/L ↓，TBIL 230.5 μmol/L ↑，DBIL 183.7 μmol/L ↑，IBIL 48.7 μmol/L ↑，TG 3.03 mmol/L ↑，LDH 850 U/L ↑；凝血功能：PT 17.3 s ↓，PTA 37.5% ↓，PT–INR 1.58 ↑，FIB 0.8 g/L ↓，D-二聚体 1.84 mg/L；ESR 82 mm/h ↑，CRP 8.94 mg/L ↑，PCT 2.16 ng/ml ↑；铁蛋白 > 2000 ng/ml ↑；布鲁氏杆菌病总抗体（—）；血清循环抗原（黑热病）（—）；连续三次血培养（—）。再次请血液病研究所复检高热时骨髓穿刺细胞学检查，可见片尾和边缘部存在噬血细胞，比例接近 2%。再次请风湿科和血液科进行第二次 MDT，认为该患者存在成人斯蒂尔病重叠噬血细胞综合征，向家属再次交代病情和风险，同意调整治疗如下：停用所有抗生素，给予甲强龙 500 mg 冲击治疗 1 周。肝脏功能逐渐好转，血小板逐渐上升、PTA% 58.7%，铁蛋白降至 170 ng/ml。后改为激素口服，联合甲氨蝶呤，出院。患者自我科就诊、治疗、随访半年，至今年（2018 年 1 月 12 日）的肝脏功能指标变化如图 8-6 所示。

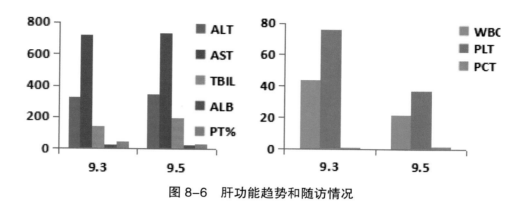

图 8-6　肝功能趋势和随访情况

【确定诊断】①成人斯蒂尔病重叠噬血细胞综合征，肝功能衰竭；②肝囊肿、肾囊肿；③胆囊炎。

三、诊疗体会

成人斯蒂尔病（AOSD）是一种病因不明，以发热、皮疹、关节炎或关节痛、咽痛为主要临床表现的全身系统性炎症反应临床综合征。其罕见的危重症可出现威胁生命的并发症，如暴发性肝功能衰竭、噬血细胞综合征、心包填塞、DIC、ARDS 等。

成人斯蒂尔病（adult onset still's disease，AOSD）美国"Cush"标准必备条件：发热 ≥ 39℃；关节炎 / 关节痛；类风湿因子 < 1 : 80；抗核抗体 < 1 : 100；另备下列任何两项：血白细胞数 ≥ $15 × 10^9$/L；皮疹；胸膜炎或心包炎；肝大或脾大或全身浅表淋巴结肿大。本病属临床诊断或排除诊断。噬血细胞综合征的诊断标准依据《国际噬血细胞综合征 2004 年诊断指南》：临床及实验室标准符合下列 8 条中的 5 条标准：①发热；②脾大；③血细胞减少 ≥ 2 系：Hb < 90 g/L，Neu < $10 × 10^9$/L，PLT < $100 × 10^9$/L；④空腹甘油三酯 ≥ 3 mmol/L 和（或）纤维蛋白原 ≤ 1.5 g/L；⑤骨髓、脑脊液和淋巴结噬血细胞增多，没有恶性肿瘤的证据；⑥铁蛋白 ≥ 500 μg/L；⑦ sCD25（sIL-2 R）22400 U/ml；⑧ NK 细胞活性减低或缺如。

噬血细胞综合征是一种病因复杂多样的、危重的单核巨噬系统反应性增生的组织细胞病，是由于 CTL 及 NK 细胞功能缺陷产生大量炎症细胞因子而导致的多系统受累临床综合征。当临床表现为持续的不明原因发热、肝功能损伤和凝血功能障碍、原因不明的血细胞减少时候，医生需要警觉和尽早地提升诊断认识。AOSD 和噬血细胞综合征都是全身过度表达的炎症反应综合征，在临床表现上有相似或重叠的表现，也有可能是病情严重程度的不同阶段的不同表现。该病例暂考虑为 AOSD 重叠噬血细胞综合征，两者在临床表现和诊断依据都具有重叠的部分，因此需要对两种疾病均有充分的认识。足量、足疗程糖皮质激素的应用是炎症控制、脏器功能恢复，以及疾病长期稳定的保证。

肝衰竭"嫌犯"那么多,"元凶"到底是哪个

青岛市第六人民医院　马艳丽

一、病例基本信息

患者,男,17岁,学生。因"乏力、食欲差7天,伴皮肤黄、嗜睡3天",于2015年12月23日入院。

【现病史】患者7天前出现全身乏力,食欲差,进食量明显减少,恶心、呕吐胃内容物数次,腹胀不适,无腹痛、腹泻,发热,体温峰值38.2℃,咽痛,无畏寒、寒战,无头痛,轻嗽无痰,无鼻塞、流涕,小便颜色渐黄,进行性加深,尿量正常。在当地乡镇医院就诊,按上呼吸道感染应用热毒宁、头孢曲松钠输液治疗2天,体温下降到正常,但全身皮肤出现红色皮疹,散在分布,伴瘙痒。3天前出现皮肤黄,精神差,嗜睡,转至当地县医院就诊,血常规检查:WBC 12.5×10^9/L,Hb 121 g/L,PLT 187×10^9/L。肝功能:TBIL 182.4 μmol/L,DBIL 87.2 μmol/L,ALT > 1000 U/L,AST > 1000 U/L,ALB 33.4 g/L,血氨64 μmol/L,病毒性肝炎标志物(甲、乙、丙、丁、戊)均阴性,为进一步治疗转至本院,门诊医生以"急性黄疸型肝炎(病原未定)"收入院。发病来体重无明显变化,大便通畅,无陶土色便,无呕血、黑便。

【既往史、个人史、家族史】居住在本地。否认肝炎、结核等传染性疾病密切接触史,否认不洁饮食史。否认输血史和吸毒史。否认全身性疾病史。无食物或药物过敏。父母健康,否认传染病及遗传性疾病。

【入院查体】体温 36.5℃，脉搏 78 次 / 分，呼吸 18 次 / 分，血压 120/75 mmHg。嗜睡状态，反应迟钝，计算力下降，皮肤黏膜、巩膜黄染，全身皮肤可见散在充血性丘疹，疹间皮肤正常，压之褪色。无出血点及淤斑，无皮肤色素沉着，未见肝掌、蜘蛛痣。浅表淋巴结未触及肿大。咽部充血，扁桃体肿大，未见脓性分泌物。心脏、肺部听诊未闻及异常。腹软，全腹无压痛及反跳痛，Murphy 征（ — ），肝肋下未触及，脾左肋下 3 cm，肝区叩击痛阳性，双肾区无叩击痛，移动性浊音阴性，双下肢无水肿，扑翼样震颤阳性，神经系统检查无异常。

【入院检查】2015 年 12 月 24 日：生化：TBIL 207.2 μmol/L，DBIL 110.6 μmol/L，IBIL 96.6 μmol/L，ALT 598 U/L，AST 1106 U/L，ALB 35.2 g/L，BUN 3.0 mmol/L，Cr 49 μmol/L，TG 1.42 mmol/L，LDH 712 U/L，AKP 210 μmol/L，GGT 72 U/L，血氨 58 μmol/L；血凝四项：凝血酶原时间 25.8 s，凝血酶原活动度 26%，纤维蛋白原 1.82 g/L，D- 二聚体 0.57 mg/L；病毒性肝炎全套：甲、乙、丙、丁、戊肝抗体均阴性；EBV–IgM、CMV– IgM、抗 HIV、TPPA 均阴性；血沉 26.00 mm/h；C 反应蛋白 10.2 mg/L；降钙素原 < 0.05 ng/ml；转铁蛋白 2.6 g/L。血常规：白细胞 12.73×10^9/L，中性粒细胞 2.77×10^9/L（21.7%），血红蛋白 149 g/L，血小板 219×10^9/L，淋巴细胞数 9.01× 10^9/L（71.5%），单核细胞 0.58×10^9/L，嗜酸性粒细胞 0.12×10^9/L，嗜碱性粒细胞 0.16×10^9/L。

腹部 B 超：符合急性肝炎超声表现，胆囊水肿，脾大。胸部、头部 CT 未见明显异常。

【入院后初步诊断】①急性肝衰竭，病原未定；②上呼吸道感染；③药物疹？

二、临床讨论

第一次临床讨论：该患者初步诊断是什么？需要进一步做哪些检查？

患者青少年男性，急性起病。发热、咽痛。乏力、食欲差 7 天，皮肤黄、嗜睡 3 天。应用药物后出现皮疹。查体：嗜睡状态，反应迟钝，计算力下降。皮肤黏膜黄染，巩膜黄染明显，咽部充血，全身皮肤散在充血性丘疹。肝功

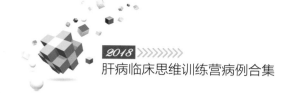
能明显异常，胆红素上升，PTA 26%，血氨高。病毒性肝炎指标阴性。故诊断急性肝衰竭明确，但原因不明。

急性肝衰竭的常见原因有以下几种：①嗜肝病毒和其他病原体感染引起的感染性肝病；②肝豆状核变性、血色病等代谢性肝病；③ AIH、PBC、成人Still 病等自身免疫性肝病；④四氯化碳、对乙酰氨基酚、利福平、化疗药物等化学药物中毒性肝衰竭；⑤创伤休克引起的缺血性肝衰竭，以及血液病、肿瘤等其他原因引起。具体到这个患者，我们初步排除了④、⑤，以及血液病、肿瘤原因。根据病史及入院前检查，也基本能排除嗜肝病毒感染原因。考虑以下原因：①是否非嗜肝病原体感染？需进一步查相关病原。②患者为青少年，不能排除血色病，肝豆状核变性等遗传代谢性疾病。需进一步明确。③有发热、皮疹表现，是否存在自身免疫性肝病？虽然是青年男性，发病率较低，但也需要排查。④为了尽早明确诊断，建议等肝功能好转，条件许可时，做肝穿病理检查协助诊断。家属拒绝。另外，患者存在皮疹，它是一个单纯的药物疹，还是疾病的一个伴随症状？还需进一步观察。

应用腺苷蛋氨酸、复方甘草酸苷、还原型谷胱甘肽保肝、退黄治疗。葡萄糖酸钙、氯雷他定抗过敏。

【完善检查】包括感染性、免疫性、代谢性、肿瘤标志物及影像学检查。动态观察肝功能、血凝，以及血常规变化情况（表 9-1 至表 9-3）。

表 9-1　代谢、免疫性、肿瘤标志物检查结果

参数	结果	参数	结果
铜蓝蛋白	620 mg/L（参考值：200～600）	肿瘤标志物	CEA 1.02 ng/ml、AFP 1.15 ng/ml、CA19-9 20.85 U/ml
血铜	926 µg/L	腹部 CT	未见占位性病变，脾大
眼科 K-F 环	未见	心脏超声	未见明显异常
血清铁	20.31 µmol/L	转铁蛋白	2.6 g/L（参考值：2.0～3.6 g/L）
铁蛋白	182 ng/L	—	—
自免肝抗体	ANA、ASMA、AMA、RO-52、SP100、LC-1、AMA-M2 均阴性	免疫球蛋白	IgG 11.53 g/L、IgA 2.47 g/L ↑、IgM 3.36 g/L、补体 C4 0.2 mg/L、补体 C 31.39 mg/L

表 9-2　感染性指标结果

参数	结果	参数	结果
血沉	22 mm/h	EBV–IgM	阴性
肥达氏外斐氏	阴性	异型淋巴细胞	可见
血培养（4 天）	未见细菌生长	结核抗体	阴性
CMV–IgM	阴性	—	—

表 9-3　血常规及肝功能动态监测结果

参数	结果	
	2015–12–25	2015–12–27
WBC（×10^9/L）	14.73	9.35
HB（g/L）	149	137
PLT（×10^9/L）	119	121
N（%）	20.7	22.3
TBIL（μmol/L）	206.4	182.0
DBIL（μmol/L）	91.2	87.4
ALT（U/L）	590	368
AST（U/L）	906	901
ALB（g/L）	35.2	33.8
PTA（%）	26	31

【分析】铜蓝蛋白略高，血清铜正常，未见 K–F 环，自身免肝抗体阴性，CT 亦未见明显胆管异常，不支持常见的代谢性、免疫性肝损伤。肝损无加重趋势，但淋巴细胞比例持续高，异型淋巴细胞阳性，结合患者发热、病程中曾有咽痛、皮疹，是否存在 EBV 感染可能？虽然多次查 EBV 抗体阴性，为明确诊断，外送检测 EBV-DNA。结果：EBV-DNA 3.518 E+05 IU/ml。考虑该患者诊断为：EBV 感染：①急性肝衰竭；②传染性单核细胞增多症。原治疗方案基础上加更昔洛韦抗病毒治疗。

【进一步完善检查及治疗】2015 年 12 月 31 日，患者再次出现发热，体温峰值上升至 39.5℃，物理降温效果差，无畏寒、寒战。皮疹较前增多，部分皮疹呈出血性，压之不褪色。体力及食欲差。应用头孢曲松钠 3.0 g/d 静滴，体温未下降至正常。血常规动态及相关检查结果如表 9-4、表 9-5 所示。

表 9-4　血常规动态结果

日期	WBC（×10^9/L）	HB（g/L）	PLT（×10^9/L）	N（%）
2015-12-29	4.78	102	96	20.9
2015-12-31	3.46	92	64	21.5
2016-1-3	2.17	84	67	30.8

表 9-5　复查相关检查结果

参数	结果	参数	结果
CRP	23.2 mg/L	TBIL	134.2 μmol/L
PCT	0.1 ng/ml	ALT	247 U/L
EBV-DNA	2.412 E+04 IU/ml	AST	583 U/L
EBV-IgM	弱阳性	ALB	35.1 g/L
腹部超声	脾大	AKP	410 U/L
血培养	无细菌生长	GGT	91 U/L
PTA	37%	胆固醇	6.8 mmol/L
甘油三酯	3.4 mmol/L	LDH	802 U/L

第二次临床讨论：患者经治疗后肝功能好转，但是出现持续发热、三系减少，原因是什么？下一步怎样处理？

【分析】患者经治疗后胆红素下降，凝血酶原活动度 37%，肝功能稳定、好转，EBV-DNA 2.412 E+04 IU/ml，且 IgM 转为弱阳性，进一步明确 EBV 感染。出现持续发热，血细胞三系减少，是否继发血液系统疾病？做骨髓检查结果提示：骨髓增生活跃，淋巴组织细胞增生，可见少数大颗粒状淋巴细胞。可见吞噬性组织细胞，吞噬多个幼红细胞或血小板。骨髓中发现嗜血现象，无恶变证据。骨髓检查结果如图9-1所示。考虑诊断为嗜血细胞综合征。

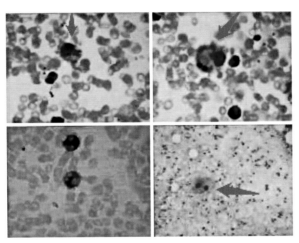

图 9-1　骨髓检查结果

【最终诊断】EBV 感染：①急性肝衰竭；②传染性单核细胞增多症；③继发性嗜血细胞综合征。

【转归】转到血液科，在原来治疗的基础上应用激素、免疫球蛋白、血浆置换、间断输注血浆，2016 年 3 月 7 日出院。

三、诊疗体会

急性肝衰竭多种原因，青少年中除重点排查遗传代谢性疾病外，非嗜肝病毒感染应值得重视。EB 病毒感染是一个全身性的、复杂的、多变异的疾病。相关疾病谱广，包括常见的传染性单核细胞增多症，以及鼻咽癌、淋巴瘤、胃癌等恶性肿瘤。同时，EBV 感染的血清学反应复杂，不是所有医院都有条件做相关的检测，这给诊断造成一定困难。本病例多次查 EBV 抗体阴性，未能及时确诊，最终查到 EBV-DNA 阳性才诊断，随后查到 EBV 病毒IgM 抗体弱阳性，对诊断也是个有力的佐证。部分患者病情进展快，可出现危及生命的嗜血细胞综合征。

嗜血细胞综合征（HPS）是指以良性组织细胞异常增生和活化且伴随嗜

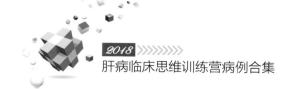

血现象的一组综合征，是一组因遗传性或获得性免疫缺陷导致的以过度炎症反应为特征的疾病。分为原发性和继发性。继发性按病因不同，又分为感染性、恶性肿瘤相关嗜血细胞综合征和伴发自身免疫病的巨噬细胞活化综合征。诊断标准：①发热：体温 > 38.5℃，持续 > 7 天；②脾大；③血细胞减少：血红蛋白 < 90 g/L，血小板 < 100×10^9/L，中性粒细胞 < 1.0×10^9/L，且非骨髓造血功能减低所致；④高三酰甘油血症和低纤维蛋白原血症；⑤在骨髓、脾脏、肝脏或淋巴结里找到噬血细胞；⑥血清铁蛋白升高：铁蛋白 ≥ 500 μg/L；⑦ NK 细胞活性降低或缺如；⑧ sCD25（可溶性白细胞介素 –2 受体）升高。必要时结合分子诊断。

感染性嗜血多继发于病毒、伤寒、结核、真菌等感染，而 EBV 为较常见因素，临床医生应提高对该病的认识。

肝硬化、腹胀、血三系减少

浙江省中医院　赵燕平

一、病例基本信息

患者，女，48岁，浙江龙游人，个体户，因"乏力8年，腹胀3个月"于2016年9月4日入院。

【现病史】8年前，患者因乏力在当地医院就诊，查血常规提示：WBC 3.0×10^9/L，Hb 71 g/L，PLT 13×10^9/L；查自身体抗ANA＞1：320、nRNP（+），ds-DNA（+），SSA（+），SSB（+）。骨髓常规示：①有核细胞增生活跃；②粒系增生活跃，以中幼及以下阶段为主，形态比例无明显改变；③红系增生以中晚幼为主，比例无明显改变；④巨核细胞全片可见86个，产板功能差，余未见其他特殊异常细胞。当时诊断"SLE"，给予输注血小板及SLE的常规治疗方案：硫酸羟氯喹片0.2 g bid，以及泼尼松35 mg qd逐渐减量至5 mg qd维持。

2年前患者仍觉乏力，就诊杭州某三甲医院，复查血常规WBC 2.0×10^9/L，Hb 77 g/L，PLT 61×10^9/L。肝功能：ALP 317 U/L；自身体抗：新增AMA-M2阳性。腹部超声：肝硬化考虑，脾大，门静脉高压。胃镜：食管静脉中重度曲张。考虑PBC并给予熊去氧胆酸口服。

3个月前，患者出现腹胀，在当地就诊考虑"肝硬化腹水"，给予护肝、利尿等对症治疗，症状无明显改善，遂来我院就诊收住入院。自患病来患者无反复发热、皮疹、关节痛，无口干、眼干、口腔溃疡，无呕血、黑便，近期刷牙时有牙龈出血。

【既往史、个人史、家族史】既往体健，否认嗜酒史，否认药物、食物过敏史，否认疫水、疫源接触史，否认毒物、粉尘及放射性物质接触史，否认家族肝病及 SLE 病史。

【入院查体】T 37℃，P 78 次 / 分，R 18 次 / 分，BP 110/57 mmHg。全身皮肤、巩膜无黄染，肝掌（＋），蜘蛛痣（－），贫血貌，浅表淋巴结未及肿大，腹平软，腹壁未见静脉曲张，全腹无压痛及反跳痛，肝肋下未触及，脾肋下 3 cm，质硬，移动性浊音（＋/－），肠鸣音正常，双下肢无可凹性水肿。

【入院检查】血常规：WBC 2.0×10^9/L，Neu 1.40×10^9/L，RBC 2.78×10^{12}/L，Hb 69 g/L，PLT 68×10^9/L。凝血：PT 14.9 s，INR 1.19，PTA 59%。生化：γ–GT：77 U/L，余正常。ANA 谱（1 ∶ 320）阳性（核颗粒型），nRNP 阳性，SS–A 阳性，Ro–52 阳性，SS–B 弱阳性。尿常规正常。肾小管功能类：β2- 微球蛋白 522.7 μg/L。乙肝、丙肝、肿瘤类、免疫球蛋白、抗 O、RF、CRP、ESR、抗血小板抗体、抗人球蛋白试验、细胞因子全套、抗心磷脂抗体、ANCA 无特殊。甲状腺功能：抗甲状腺球蛋白抗体 115.0 IU/ml，余正常。心电图无特殊。肺部 CT 平扫：右肺上叶结节，建议定期复查。肝胆胰脾 B 超示：肝弥漫性病变，肝硬化考虑；肝内低回声团；脾肿大（6.24 cm）；胆囊壁毛糙，腹盆腔内少量积液。上腹部 MR 平扫＋增强（图 9-2）：①肝硬化，脾大，门静脉高压伴食管胃底静脉丛、脾静脉及脐周静脉丛迂曲扩张。②肝内多发血管瘤。③脾脏弥漫点状低信号，考虑含铁血黄素沉积可能。④胆囊炎。⑤左肾小囊肿。骨髓常

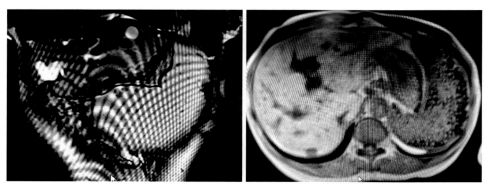

图 9-2　上腹部 MR 平扫＋增强

规（图9-3）：有核细胞增生活跃，粒红比减低，早幼粒、中幼粒颗粒明显增多、增粗，巨核系成熟障碍、产板功能低下。骨髓病理如图9-4所示。

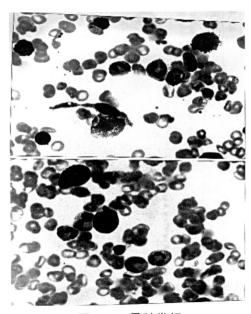

图 9-3 骨髓常规

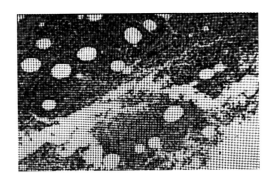

病理诊断：

"髂后"骨髓活检：骨髓增生活跃，原始幼稚细胞散在可见，粒系增生低下，成熟阶段粒细胞减少，形态未见明显异常，嗜酸细胞略增多；红系增生活跃，以中、晚幼红细胞增生为主，部分幼红细胞体积较小；全片见136个巨核细胞，可见小巨核细胞。

免疫组化结果：CD20、CD7少数（＋），CD79a（－），CD3（－），CD34（－），CD117（－），MPO（＋），CD235（＋），CD138少数（＋）；

特殊染色结果：网状纤维（－），Perls（－）。

图 9-4 骨髓病理

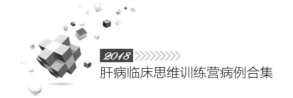

二、临床讨论

第一次临床讨论：患者初步考虑？进一步处理？

【入院后诊断】①原发性胆汁性肝硬化，门静脉高压；②系统性红斑狼疮伴血细胞减少。

患者中年女性，乏力、血三系减少 8 年，腹胀 3 个月。PE：贫血貌、肝掌、脾大、移浊（+/-）。实验室检查：肝功能，凝血指标基本正常。HBsAg 阴性、抗 -HCV 阴性、血三系低下，多个自身抗体阳性；影像学检查：肝硬化、门静脉高压、脾大、胃底静脉曲张。骨髓报告：有核细胞增生活跃（早幼、中幼增多）、巨核成熟障碍；入院后患者的检查结果和既往基本一致，并没有新的发现，诊断暂时不变：原发性胆汁性肝硬化，系统性红斑狼疮伴血细胞减少。请风湿免疫科会诊认为 SLE 现有诊断依据不足，建议完善唇腺、唾液腺活检；患者诊断存疑，同时考虑门静脉高压明显，为减少消化道出血风险，停用羟氯喹，续用泼尼松 5 mg qd、熊去氧胆酸 250 mg tid，加用铁剂、利血生、奥美拉唑、钙尔奇 D、安体舒通。患者拒绝活检及脾切除方案，出院后门诊随访。

2017 年 7 月，患者定期复查：血常规：WBC 1.5×10^9/L，Neu 0.85×10^9/L，Hb 52 g/L，PLT 49×10^9/L；ANA（1：1000）；血沉 48 mm/h；补体 C3 为 0.44 g/L，补体 C4 为 0.07 g/L；网织红细胞计数百分比 3.46%；直接抗人球蛋白试验：多特异性及 IgG（+）；肾小管功能类：β2- 微球蛋白 1449.3 μg/L；骨髓常规：有核细胞增生活跃。患者血三系进一步减少，抗人球蛋白试验转阳性，抗核抗体滴度及肾小管功能指标明显升高，考虑狼疮活动合并肾间质病变，给予甲强龙 40 mg IV qd 5 d+ 美卓乐 40 mg qd po；加用硫酸羟氯喹片 0.2 g bid。

2 周后复查血常规：WBC 4.5×10^9/L，Neu 3.85×10^9/L，Hb 73 g/L，PLT 82×10^9/L；ANA（1：320）；血沉及肾小管功能正常，带药泼尼松 40 mg qd 逐渐减量至 15 mg qd，硫酸羟氯喹片维持 0.2 g bid。

2017 年 10 月门诊定期复查 B 超发现脾肿大（7.3 cm），为明确脾脏进行新增大原因，2017 年 11 月再次入院，完善血常规：WBC 5.2×10^9/L，Neu 3.9×10^9/L；Hb 79 g/L，PLT 159×10^9/L；铜蓝蛋白、铁蛋白、免疫球蛋白、血沉正常；血清铁 2.74 μmol/L，不饱和铁结合力、总铁结和力、叶酸、维生素 B_{12} 正常。

第二次临床讨论：根据以上信息，患者最终诊断是什么？

【分析】患者肝功能正常，免疫球蛋白、血沉正常，腹水少量，门静脉高压病变无继续恶化，肝脏病变得到有效控制，为何脾脏仍进行性增大？排除肝脏病因，脾脏肿大常见原因需考虑血液系统疾病、病毒及寄生虫感染、淤血及肿瘤等，综合患者临床症状、影像学及实验室检查不考虑感染、淤血、肿瘤，但是多次骨髓检查并无明确的血液系统疾病支持依据。

山重水复疑无路，柳暗花明又一村。检验科医生在做血常规时发现患者的外周血幼稚细胞略有增加。进一步完善白细胞手工分类（图 9-5），原始细胞 0.5%，早幼粒细胞 0.5%，中性中幼粒细胞 4.5%，中性晚幼粒细胞 1.0%。

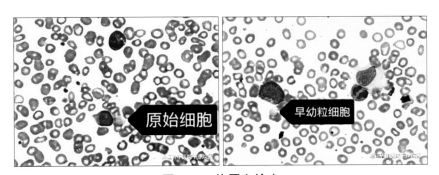

图 9-5　外周血检查

骨髓流式细胞免疫：髓系原始细胞约占 2.3%，粒细胞约占 79.3%，部分粒细胞异常表达 CD56；血清 BCR/ABL 基因检测结果如图 9-6 所示。

标本类型：**血清**		检测状态：**正常**	
细项简称	结果	参考值	单位
检测结果	p210阳性+		>
BCR-ABL1 基因拷贝数	111000		copies >
ABL1 基因拷贝数	205000		copies >
BCR-ABL1/ABL1	54.1463		% >

图 9-6　血清 BCR/ABL 基因检测

【最终诊断】①原发性胆汁性肝硬化，门静脉高压，脾大、脾功能亢进；②慢性粒细胞白血病；③系统性红斑狼疮。

【治疗及转归】患者诊断明确后，2017 年 12 月开始给予甲磺酸伊马替尼片（格列卫）400 mg qd 抗白血病治疗，脾脏较前缩小 [2018 年 1 月 B 超示脾肿大（5.95 cm）]，腹胀较前缓解。

三、诊疗体会

慢性粒细胞白血病进展缓慢，临床表现缺乏特异性，尤其在合并肝硬化及自身免疫系统疾病时，更容易漏诊、误诊。本例患者反复血三系低下，多次骨髓检查未有阳性发现；在已知的肝脏及免疫性疾病得到相应病因治疗且病情控制稳定前提下，脾脏仍进行性增大。数个疑问同时出现，需要对现有诊断提出异议并重视多学科之间合作。本例患者诊断的转折点在外周血发现幼稚细胞增多，提醒我们基本的手工分类检查一直被疏忽，进一步揭示白血病的诊断不能完全以骨髓常规及活检结果来排除或确诊，临床面对疑似白血病但又难以确诊时，还需考虑骨髓流式免疫检测及血清基因检测。

发热伴肝脾大

河北医科大学第三医院　张庆山　南月敏

一、病例基本信息

患者，女，16 岁，沧州市黄骅市人，学生。因"发热伴肝脾肿大 2 年，出现胸腔及腹腔积液 1 个月"于 2017 年 7 月 3 日入院。

【现病史】2 年前患者无明显诱因出现发热，体温最高达 39℃，无寒战、畏寒，无咳嗽、咳痰、流涕，无腹痛、腹泻，无尿急、尿频、尿痛。先后就诊于如下医院：①黄骅市中西医结合医院：查血常规示严重贫血（Hb 60 g/L 左右）；超声示肝脾肿大（无腹腔积液）；骨穿：怀疑白血病或淋巴瘤等血液系统疾病。②中国医学科学院血液学研究所血液病医院：骨穿除外血液系统疾病，建议行脾切除术。③天津医科大学总医院：骨穿示增生性贫血，骨髓粒细胞、红细胞、巨幼细胞均增生，伴有团裸核；结核、布鲁菌病均进一步检查除外；腹部增强 CT：脾大，门静脉、脾静脉增宽，肝门区，肝脾韧带区，肠系膜根部，腹主动脉周围及腹股沟区淋巴结。PET 检查（图 10-1）：鼻咽预后壁软组织增厚，代谢不均匀、增高；脾大，代谢弥漫增高，腹部多发高代谢淋巴结；骨髓代谢弥漫增高，脾、骨髓高代谢，考虑血液系统疾病可能性大，未见实体肿瘤（天津市肿瘤医院会诊考虑血液系统疾病可能性小）。

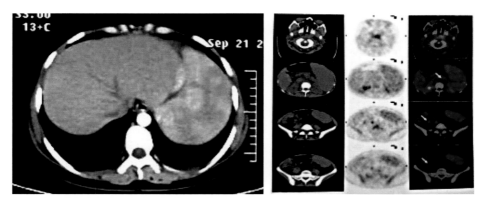

图 10-1　PET 检查

　　进一步行脾切除手术：脾脏大体标本 30 cm×16 cm×6 cm，被膜厚 0.3～0.8 cm，切面灰红色，均质状，未见占位；病理检查示：①脾脏白髓淋巴滤泡增生伴生发中心形成，红髓淋巴细胞及浆细胞增生，髓窦及小血管扩张伴淤血，散在分布巨噬细胞，脾被膜纤维性增厚，结合临床符合脾功能亢进；②淋巴窦扩张（腹腔淋巴结反应性增生），伴窦组织细胞增生。术后间断复查血常规显示：红细胞、白细胞、血小板数值均正常，淋巴细胞数值及比例略有升高：Lym（4.05～7.58）×10^9/L（53.4%～80.1%）。

　　1 个月前患者淋雨后出现发热，体温最高 38.5℃，无寒战、畏寒，轻度咳嗽，无咳痰、流涕、胸痛，无腹痛、腹泻，无尿急、尿频、尿痛。就诊于黄骅中西医结合医院，血常规：WBC 6.0×10^9/L，Lym % 91.5%，Lym 5.49×10^9/L，RBC 3.15×10^{12}/L，Hb 95 g/L，PLT 106×10^9/L；生化：ALB 31 g/L，GLB 20 g/L，ALT 71 U/L，AST 127 U/L，TBIL 18.02 μmol/L，ALP 1117 U/L，GGT 267 U/L；甲、乙、丙、戊肝炎标志阴性；IgA、IgG、IgM、C3 均正常，C4 0.44 g/L（略高）；超声：肝大，脾切除术后，左肝偏高回声团（血管瘤？），肝门及胰周淋巴结，腹水；核磁检查：双肺炎，胸水，肝大（图 10-2）。

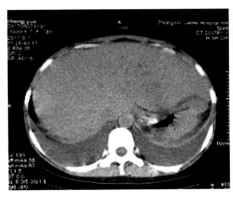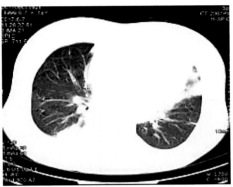

图 10-2　核磁检查

患者沧州中心医院行胸腔及腹腔穿刺置管引流（胸腔置管 1 周后拔管，腹腔置管保留至入我院，近 3 天无液体引流）。肝功能：ALB 31.4 g/L，GLB 23.6 g/L，ALT 83.2 U/L，AST 121.4 U/L，TBIL 10.6 μmol/L；上腹及胸部增强 CT：左侧胸水，肝肿大，腹腔少量腹水；腹部超声：肝大，胆囊壁增厚，腹水少量；右侧颈部淋巴结活检（天津医科大学总医院）：淋巴组织增生。予以保肝等治疗后肝功能好转：ALB 39.9 g/L，GLB 22.1 g/L，ALT 29.6 U/L，AST 31.3 U/L，胸腹积液均有减少。

【既往史、个人史、家族史】10 年前曾疑患肾炎，于家中输液（具用药不详）后引发全身淋巴结肿大，后于天津市儿童医院治疗 1 周好转。无"高血压、冠心病、糖尿病"史。无"结核、伤寒、疟疾"等传染病史。2015 年行脾切除手术，有输血史。否认药物及其他过敏史。患者发病前 5 年生活环境中有化工厂。

【入院查体】T 36.6 ℃，P 100 次 / 分，R 25 次 / 分，BP 106/63 mmHg，无慢性肝病面容，全身皮肤巩膜无黄染，颈部可触及淋巴结（直径约 0.5 cm，触软，无触痛，无粘连），腹平坦，无压痛、反跳痛及肌紧张，肝肋下 4 cm，质中，无触痛，脾缺如，无移动性浊音，双下肢无指凹性水肿。

【入院检查】入院血常规检查结果如表 10-1 所示。

表 10-1　入院血常规检查结果

血常规	2017-7-5
WBC（$\times 10^9$/L）	6.47
NeuUT（$\times 10^9$/L）	0.56（8.64%）
LYM（$\times 10^9$/L）	5.33（82.44%）
MON（$\times 10^9$/L）	0.53（8.24%）
EOS（$\times 10^9$/L）	0.00（0.04%）
BAS（$\times 10^9$/L）	0.05（0.84%）
RBC（$\times 10^{12}$/L）	3.69
HGB（g/L）	107
HCT（%）	32.20%
PLT（$\times 10^9$/L）	211

　　生化全项（2017 年 7 月 4 日）：ALB 38.34 g/L，ALT 32 U/L，AST 41 U/L，TBIL 9.21 μmol/L，DBIL 4.97 μmol/L，ALP 284 U/L，GGT 121 U/L，TC 2.98 mmol/L，TG 1.85 mmol/L，K^+ 3.49 mmol/L，UREA 3.54 mmol/L，Cr 32.05 μmol/L，UA 338 μmol/L；血浆降钙素原（PCT）< 0.05 ng/ml；血凝：PT 12.3 s，PTA 96.8%，APTT 34.6 s；尿常规未见异常。

二、临床讨论

第一次临床讨论：患者初步考虑？进一步处理？

【入院后诊断】肝脾肿大原因待查。

【分析】患者青年女性，发热伴肝脾肿大 2 年。行脾切除手术，既往骨穿及脾切除组织病理不支持血液系统疾病。体格检查可见肝大及颈部淋巴结肿大。沧州市中心医院检查，上腹及胸部增强 CT：左侧胸水，肝肿大，腹腔少量腹水；腹部超声：肝大，胆囊壁增厚，腹水少量；右侧颈部淋巴结活检（送检天津医科大学总医院）：淋巴组织增生。

【进一步检查】乙肝五项：HBsAb 阳性，余为阴性；甲、丙、戊肝抗体阴性；梅毒抗体及人免疫缺陷病毒抗体阴性；EBV-DNA：< 5000 copies/ml；巨细

胞病毒（HCMV）DNA：< 2000 copies/ml；肝病自身抗体、ENA 多肽及 ANCA 均为阴性；Coombs（－）；肿瘤标记物未见异常；风湿三项：RF < 20 IU/ml，ASO < 25 IU/ml，CRP 6.8 mg/L；IgG 7.22 g/L ↓，IgA 1.24 g/L，IgM 1.10 g/L；C3 1.03 g/L，C4 0.411 g/L ↑；免疫球蛋白 L 轻链（LAMB）3.92 g/L；免疫球蛋白 K 轻链（KAPP）7.05 g/L；血清铜蓝蛋白 0.373 g/L，转铁蛋白 2.48 g/L，24 小时尿铜 0.05 pmol/24 h。

肝胆胰脾双肾彩超（2017 年 7 月 4 日）：肝大，胆囊炎症表现，胆囊内沉积物，双肾结合系统回声增强，脾切除术后。

心脏彩超（2017 年 7 月 6 日）：左房饱满，二尖瓣、三尖瓣少量返流，心包积液（少量）。

肝胆胰脾双肾彩超（2017 年 7 月 14 日）：肝大，肝囊肿，胆囊炎症表现，脾切除术后，腹膜后多发肿大淋巴结，腹腔少量积液。

胃镜检查（2017 年 7 月 4 日）：镜下未见食管胃底明显静脉曲张，镜检诊断为慢性非萎缩性胃炎，伴胆汁反流，十二指肠布氏腺增生。

肝脏瞬时弹性成像（2017 年 7 月 4 日）：肝脏硬度 10.7 kPa；脂肪衰减 225 db/m。

肝脏病理（2017 年 7 月 12 日肝穿组织、脾组织）：免疫组化：CD34（血管内皮 +），抗酸染色（－），六胺银染色（－），CD68（散在 +）。

入院后给予异甘草酸镁和多烯磷脂酰胆碱保肝治疗，并予以营养支持及适度利尿治疗。并积极完善相关检查，尽早明确病因。患者经过治疗，一般状况尚可，食欲稍差，轻度乏力，偶有低热，体温 36.4 ～ 37.8℃，无咳嗽、咳痰，无恶心、呕吐，无腹痛、腹胀、腹泻，无尿急、尿频等。血常规检查如表 10-2 所示。

表 10-2　血常规检查

血常规	2017-7-11
WBC（×10⁹/L）	8.88
NeuUT（×10⁹/L）	0.92（10.34%）

续表

血常规	2017-7-11
LYM（×10⁹/L）	7.39（83.24%）
MON（×10⁹/L）	0.53（6.04%）
EOS（×10⁹/L）	0.00（0.04%）
BAS（×10⁹/L）	0.04（0.54%）
RBC（×10¹²/L）	3.67
HGB（g/L）	106
HCT（%）	31.50%
PLT（×10¹²/L）	167

第二次临床讨论：肝脾肿大的原因？进一步处理？

导致肝脾肿大可能的病因如下：

（1）感染性疾病导致肝脾肿大：急性感染多见于病毒感染、立克次体感染、细菌感染、螺旋体感染、寄生虫感染；慢性感染多见于慢性病毒性肝炎、慢性血吸虫病、慢性疟疾、黑热病、梅毒等；感染性脾大临床表现为发热、皮疹、皮肤淤点、肝脾及淋巴结肿大，脾大一般为轻度，质软。这类疾病包括伤寒、败血症、病毒性肝炎、细菌性心内膜炎、疟疾等疾病，一般通过相应病原体检测可做出诊断。

（2）肝脏淤血性疾病导致肝脾肿大：肝脏淤血是因某些原因使这种回流受阻，导致血液在肝静脉内淤滞的状态，多见于慢性充血性右心衰竭、慢性缩窄性心包炎或大量心包积液、Budd-Chiari 综合征等。常表现为轻、中度肝脾肿大，心脏、下腔静脉及肝静脉、肝胆脾超声等影像学能提供良好的诊断依据。

（3）自身免疫性疾病导致肝脾肿大：如系统性红斑狼疮、皮肌炎、结节性多动脉炎、幼年类风湿性关节炎病（Still 病）等，为多系统受累，表现多种多样，自身抗体谱及免疫球蛋白等异常。组织病理可以明确诊断。

（4）遗传代谢性肝病导致肝脾肿大：基因突变所引起的肝脏代谢障碍性疾病，分为七大类：①糖类代谢病；②脂类代谢病；③氨基酸代谢病；④

血浆循环蛋白代谢病；⑤金属元素代谢病；⑥肝卟啉代谢病；⑦胆红素代谢病。常见有肝豆状核变性、遗传性血色病、肝淀粉样变性、α1-抗胰蛋白酶缺陷症等。多有特殊的血清学检查，如血清铜蓝蛋白、转铁蛋白等。肝脏病理及基因筛查有利于确诊。

（5）肝硬化导致肝脾肿大：肝硬化有肝炎或饮酒等病史，起病缓慢，临床表现为消瘦、乏力、纳差、腹胀不适、出血倾向、腹水等，体检见腹壁静脉曲张，脾脏肿大，多为轻、中度肿大。血吸虫病性肝纤维化者可表现为巨脾，晚期可发生脾功能亢进。通过病史、临床表现、肝功能试验、超声或 CT 等影像学检查等可做出诊断。

（6）血液系统疾病导致肝脾肿大：溶血性贫血可以引起脾功能亢进而脾大；急慢性白血病、恶性淋巴瘤、恶性组织细胞病、真性红细胞增多症、骨髓纤维化、多发性骨髓瘤导致浸润性脾大，包括脂质贮积。骨髓穿刺及活检提供确诊依据。

白血病：急性白血病病程发展快，表现为感染、贫血、出血等症状，脾脏多呈轻度肿大；慢性白血病起病缓慢，随着病情发展，脾脏可高度肿大。外周血检查可见未成熟早期白细胞，骨髓象可见大量原始细胞或幼稚白细胞，一般根据外周血常规、骨髓穿刺检查可区分各型白血病。

溶血性贫血：溶血性贫血是由于红细胞破坏速率增加（寿命缩短），超过骨髓造血的代偿能力而发生的贫血。按病情可分为急性和慢性溶血，其中慢性溶血表现为贫血、黄疸和脾大三大特征。慢性溶血性贫血溶血一般致轻、中度肝脾脏肿大，实验室检查有红细胞破坏增多和红系造血代偿性增生的证据，血清间接胆红素增高、血红蛋白尿及尿胆原增高。

恶性淋巴瘤：恶性淋巴瘤表现为无痛性局部或全身淋巴结肿大，伴发热、肝脏肿大，脾脏呈轻、中度肿大多见。淋巴结活组织病理检查及骨髓涂片可发现 R-S 细胞或淋巴瘤细胞。

本病例患者最终全部检查结果（2017 年 7 月 12 日肝穿组织、脾组织病理结果）（图 10-3）：考虑为淋巴造血系统疾病，请结合临床及骨髓、血液检查进一步确定。

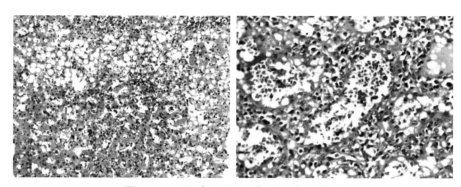

图 10-3　肝穿组织、脾组织病理结果

【进一步检查】骨髓象（2017 年 7 月 13 日）：淋巴细胞比例增高，不除外 LPD，小细胞淋巴瘤骨髓象，建议做免疫分型和病理活检。血液肿瘤免疫分型（2017 年 7 月 14 日）在 CD45/SSC 点图上设门分析，淋巴细胞约占有核细胞的 48.6%，该比例略增高，其中 CD3+CD5+T 淋巴细胞约占淋巴细胞的 90.4%，其 CD7 抗原表达部分丢失。TCR 基因重排（2017 年 7 月 18 日）：检测到 TCRB 和 TCRG 基因重排克隆。Ig 基因重排（2017 年 7 月 18 日）：未检测到 Ig 基因重排克隆。骨髓病理（2017 年 7 月 19 日）：非霍奇金细胞毒性 T 细胞淋巴瘤累及骨髓：CD3+、CD20 散在阳性，CD2、CD5 阳性，细胞数＞CD7，CD4（＋），CD8（＋），CD56（－），CD30（－），TIA-1（＋），TCR α/β（＋），GrB（+/－），MPO 显示粒系显著减少，CD61 巨核细胞 3 ～ 4 个 /HPF，CD71 显示红系显著减少，Ki67 有 30% ～ 40% 阳性。

【出院诊断】①非霍奇金细胞毒性 T 细胞淋巴瘤；②脾切除术后。

【治疗及转归】主要治疗手段：全身化疗、局部放疗、生物免疫学、手术切除部分或全部病灶、造血干细胞移植术及针对幽门螺杆菌感染引起胃黏膜相关组织淋巴瘤的抗幽门螺杆菌感染治疗。NHL 预后与疾病的类型、侵袭程度、临床分期、分子遗传学、免疫学等多种因素相关。

三、诊疗体会

非霍奇金淋巴瘤（NHL）在我国是比较常见的肿瘤，恶性肿瘤排位中在前 10 位以内，NHL 病变是主要发生在淋巴结、脾脏、胸腺等淋巴器官，依据细胞来源分为三种基本类型：B 细胞、T 细胞和 NK/T 细胞，临床大多数 NHL 为 B 细胞型，占总数 70% ～ 85%，NHL 是一种有可能高度治愈的肿瘤。

非霍奇金淋巴瘤的临床表现：①淋巴结肿大是最常见、最经典的临床表现；②多数 NHL 患者具有发热；③皮肤瘙痒和皮肤病变，皮肤损害呈多形性，有斑块、水疱、糜烂、结节等；腹部饱胀感、腹痛、消化不良、腹部包块、消化道出血等，可出现肠梗阻、肠穿孔等急腹症表现；④肝脾肿大，在 NHL 患者中并不少见，多数是肝脾受侵犯所致。

非霍奇金淋巴瘤的诊断：NHL 诊断必须依靠病理确诊。同时根据组织细胞形态特点，结合免疫表型和细胞遗传学特征可以明确病理类型：① B 细胞类型：弥漫大 B 细胞淋巴瘤、滤泡淋巴瘤、套细胞淋巴瘤、黏膜相关淋巴组织淋巴瘤；② T 细胞类型：外周 T 细胞淋巴瘤、血管免疫母细胞型淋巴瘤、间变大细胞淋巴瘤；③ NK/T 细胞：结外 NK/T 细胞淋巴瘤 – 鼻型、侵袭性 NK/T 细胞白血病。

诊疗中体会：①肝脾肿大的患者需要对病情做全面评估，重点鉴别肝胆系统疾病、感染性疾病、自身免疫性疾病、血液及肿瘤性疾病等。②对于关键的诊断证据需要反复验证，才能够提高疾病诊断的准确性。没有绝对的权威，只有不断客观地求索。

黄疸伴肝脏肿大

天津市第三中心医院　刘磊　韩涛

一、病例基本信息

患者，男，39 岁，天津市人，中学教师。因"食欲下降 3 个月，皮肤巩膜黄染 2 个月"于 2017 年 9 月 4 日住入我科。

【现病史】患者于入院前 3 个月无明显诱因出现食欲下降伴乏力，食量正常，不影响一般生活。厌油腻，无恶心、呕吐，无反酸、嗳气，无腹痛、腹胀、腹泻，无皮肤巩膜黄染及尿色加深，未予重视。入院前 2 个月食欲下降症状进一步加重，同时巩膜、颜面部皮肤黄染，进行性加重，先后出现四肢躯干皮肤黄染，伴尿色加深如浓茶色，无白陶土样大便，无皮肤瘙痒，无发热、寒战、腰痛及酱油色样尿。无腹痛、腹泻、便秘。入院前半个月上述症状呈进行性加重，后就诊于"本市某三甲医院"。血常规 WBC 8.4×10^9/L，RBC 3.66×10^{12}/L，Hb 115 g/L，PLT 250×10^9/L，Neu% 68.5%；肝功能：ALB 36.7 g/L，ALT 65 U/L，AST 144 U/L，ALP 367 U/L，GGT 514 U/L，TBIL 297.1 μmol/L，DBIL 220.1 μmol/L；肾功能：BUN 4.5 mmol/L，Cr 50 μmol/L；凝血常规：PTA 66%，PT 22.6 s，FIB 3.25 g/L，APTT 44.2 s；肿瘤标志：CA19-9　55.49 U/ml，铁蛋白 1012.94 ng/ml，AFP 7.0 ng/ml；传染病检查：HBsAg、抗 -HBs、HBeAg、抗 -HBe、抗 -HBc 均阴性，抗 -HCV 阴性，甲肝、戊肝抗体 IgM（－），抗 -HIV 阴性，梅毒抗体（－）。肝病自身抗体：AMA 阴性、ANA 阴性；免疫球蛋白：IgG 17.2 g/L，IgE 33 IU/ml，IgM 0.675 g/L，

IgA 4.46 g/L，CH 50 47.3 U/ml，C3 0.78 g/L，C4 0.269 g/L，CRP 15.4 μmol/L。尿常规：蛋白（2+），胆红素（4+），尿胆原（1+）。腹部 B 超：胆总管狭窄伴管壁增厚；肝大，脾大；胆囊壁水肿，考虑胆囊壁胆固醇结石；肝门淋巴结肿大；腹腔少量积液；双肾结构未见异常。MRCP：肝门区胆管及胆总管上端显示不清；胆囊壁水肿；胆囊腔内信号不均；肝大，脾大；肝内门静脉周围间隙异常信号影，考虑水肿；肝脾周围少量积液；胸腔少量积液。入院前半个月，患者"胆汁淤积"予以甘草酸苷、苦参注射液、地塞米松等药物治疗后，躯干四肢皮肤黄染好转，巩膜颜面部仍有黄染，尿色变浅。为进一步诊治收入院。自发病以来，精神睡眠好，进食水稍差，小便如前述，大便正常，体重无著变。

【既往史、个人史】多发性骨髓瘤病史 4 年，曾应用来那度胺、硼替佐米（万珂）化疗，具体疗程及剂量不详。4 年前行第 5 腰椎置换术，术中曾输血。术后予以帕米二膦酸钠、氢化可的松治疗，4 个月前停药。无吸烟，饮酒史。无外伤史。否认高血压、冠心病、糖尿病病史。否认肝炎、结核病史。否认食物、药物过敏史。

【入院查体】体温 36.6 ℃；脉搏 74 次 / 分；呼吸 18 次 / 分；血压 96/63 mmHg，全身皮肤黏膜及巩膜重度黄染；无肝掌、蜘蛛痣。全身浅表淋巴结未触及肿大。心肺查体无明显异常。腹部平坦，柔软，全腹无压痛、反跳痛及肌紧张，肝肋下 5 cm 可及，质硬，无触痛，Murphy 征阴性，无肝区叩击痛，脾肋下未触及，移动性浊音阴性，双下肢水肿（+）。

【入院检查】血常规：WBC 6.36×10^9/L，RBC 3.36×10^{12}/L，Hb 114 g/L，PLT 167×10^9/L，Neu% 74.2%；自身抗体均为阴性；凝血常规：PTA 77%，PT 14.7 s，FIB 3.97 g/L，APTT 40.2 s；肝炎标志：HBsAg 0.01 IU/ml，HBsAb 184.76 mIU/L，HBeAg 0.26 PEI U/ml，HBeAb 1.8 PEI U/ml，HBcAb 0.54 PEI U/ml，HAVAb–IgM 阴性，HEVAb–IgM 阴性，HCVAb 阴性；呼吸道病毒：巨细胞病毒抗体 IgM 阴性，EB 病毒抗体 IgM 阴性。

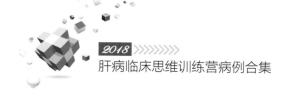

二、临床讨论

第一次临床讨论：根据患者的病史、体征、实验室检查，该患者入院诊断？进一步检查？

患者中年男性，无明显诱因出现食欲下降及皮肤巩膜黄染。既往有多发性骨髓瘤病史及腰椎手术史。体格检查见皮肤黏膜及巩膜重度黄染伴肝脏肋下 5 cm 可触及。ALT、AST、TBIL、DBIL、γ-GT、ALP 明显升高，凝血指标轻度下降。排除常见嗜肝病毒感染、自身免疫性肝病。外院腹部 MRCP 提示：胆囊壁水肿，胆囊腔内信号不均；肝大，脾大。外院腹部 B 超：胆总管狭窄伴管壁增厚；肝大，脾大；胆囊壁水肿，考虑胆囊壁胆固醇结石。

【初步诊断】考虑黄疸原因待查：①自身免疫性肝病（AIH？ IgG4？ PSC？）？ ②药物性肝损伤？ ③肝小静脉闭塞症？尚需进一步检查协助明确诊断黄疸原因。

【治疗】入院后给予谷胱甘肽、异甘草酸镁等保肝治疗，茵栀黄口服液等褪黄治疗。不除外毛细胆管炎症、肝内胆汁淤积，2017 年 9 月 6 日加用甲泼尼龙 40 mg qd 静冲，熊去氧胆酸 250 mg tid 口服，同时予以奥美拉唑抑酸、保护胃黏膜，钙剂抗骨质疏松等治疗。

【进一步检查】

（1）铜蓝蛋白：0.67 g/L；肝功能：ALB 33.0 g/L，GLO 28.7 g/L，ALT 54 U/L，AST 108 U/L，ALP 338 U/L，GGT 1005 U/L，TBIL 168.4 μmol/L，DBIL 140.8 μmol/L；肾功能：BUN 4.05 mmol/L，Cr 47 μmol/L，Ca 2.13 mmol/L；尿常规：蛋白（1+），胆红素（2+），尿胆原 66 μmol/L。胃镜检查（图 10-4）：①慢性非萎缩性胃炎；②十二指肠球炎。FibroTouch 检查：肝硬度 80 kPa，脂肪衰减 232 db/m。

（2）腹部彩超检查：胆总管狭窄伴管壁增厚；肝大，脾大；胆囊壁水肿，考虑胆囊壁胆固醇结石；肝门淋巴结肿大；腹腔少量积液；双肾结构未见异常。上腹部强化 CT 检查（图 10-5）：肝脏形态饱满，脾大；肝后叶上段边缘局限性脂肪密度影，考虑良性病变；脂肪肝；胆囊结石，胆囊壁水肿；肝门

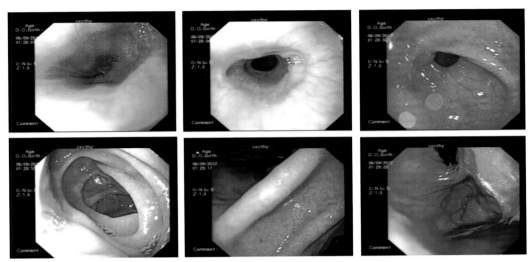

图 10-4　胃镜检查

区、胰周及腹膜后多发淋巴结；双侧胸膜增厚，右侧胸膜钙化，右侧少量胸腔积液；腰椎内固定术后改变。IgG4 0.53 g/L。超声内镜（图 10-6）：胆总管壁稍增厚，未见扩张，未见占位，胆管内似可见絮状物。血清蛋白电泳：白蛋白 47.1%，α1- 球蛋白 14.9%，α2- 球蛋白 10.4%，β- 球蛋白 11.6%，γ- 球蛋白 26%。血清免疫固定电泳未见异常条带。尿本周氏蛋白：κ 轻链、κ 游离轻链发现异常单克隆条带，尿本周氏蛋白阳性。肝穿刺活检病理：肝小叶结构存，肝细胞变性伴淤胆、点灶状坏死；汇管区纤维化扩张，小胆管可见胆栓；倾向治疗后继发改变。免疫组化：CK7、CK19 示 DR 增生活跃，Hep（＋），LCA 灶（＋）、CD34 灶（＋）、CD10（＋/-）、GPC（—）、Vim（—）。

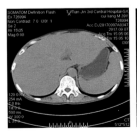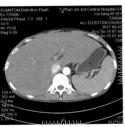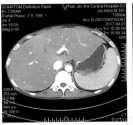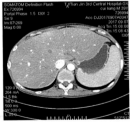

图 10-5　上腹部强化 CT

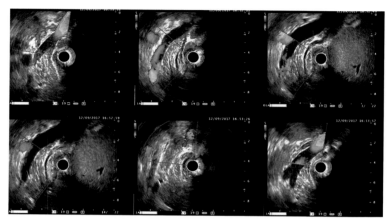

图 10-6　超声内镜

第二次临床讨论：分析、治疗转归、会诊及最终诊断

　　肝病自身抗体、免疫球蛋白等结合病理检查不考虑自身免疫性肝炎。IgG4 检查也在正常值范围，同时无相应的胆管、胰管狭窄的影像学改变及病理上大量浆细胞及淋巴细胞的浸润，IgG4 相关性胆管炎也不考虑。而 CT 影像、MRCP 结合病理检查均不支持原发性硬化性胆管炎的诊断。

　　【治疗及转归】根据目前现有的检查仍考虑患者为淤胆型肝炎，而且激素冲击治疗有效，继续激素治疗。2017 年 9 月 16 日甲泼尼龙改为 20 mg qd 口服治疗；2017 年 9 月 21 日甲泼尼龙改为 12 mg qd 口服治疗。复查肝功能（2017 年 9 月 25 日）：ALB 37 g/L，ALT 68 U/L，AST 76 U/L，ALP 286 U/L，GGT 755 U/L，TBIL 77.1 μmol/L，DBIL 66.8 μmol/L。复查 B 超（2017 年 9 月 25 日）：肝大，剑突下 6.2 cm、右肋缘 6.2 cm，脾大；不除外肝外胆管狭窄；胆囊壁水肿，考虑胆囊壁胆固醇结晶，胆囊多发结石；肝门周围淋巴结肿大。2017 年 9 月 26 日患者好转出院。出院带药：熊去氧胆酸 0.25 g tid，甲泼尼龙 12 mg qd，甘草酸二铵 150 mg tid，兰索拉唑 30 mg qd，复方氨基酸 2 片 tid，双歧杆菌 2 片 tid。

　　【会诊】出院后患者携带病理切片前往北京中日医院会诊。2017 年 10 月 8 日 病理结果（图 10-7）：镜下见肝内淀粉样变，肝板周围均可见淀粉样物质沉积，刚果红染色阳性。大部分位于肝细胞与窦网状纤维之间，部分见于网状纤维上，致肝窦变窄（图 10-7 左图，淀粉样物呈绿色，网织 +Masson 染色）。肝细胞核轻度大小不一，部分肝细胞萎缩。切片内共见 12 个汇管区，大部分明显扩张，有的间质内及动脉壁内可见淀粉样物质沉积（图 10-8 左图左上角），小胆管上皮不整，有的扩张，部分边缘胆管扩张，含有胆栓，少数亦见于肝板内（图 10-7 右图，淀粉样物呈桃红色，D-PAS）。病理诊断：肝淀粉样变。

【最终诊断】①肝淀粉样变性；②多发性骨髓瘤；③慢性浅表性胃炎；④腰椎术后；⑤胆囊结石。

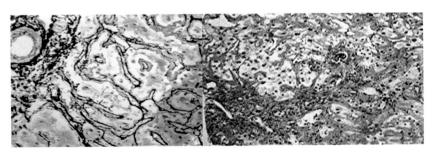

图 10-7　病理结果（北京中日医院）

三、诊疗体会

淀粉样变性（amyloidosis）是由于淀粉样蛋白沉积在细胞外基质，造成沉积部位组织和器官损伤的一组疾病。淀粉样变性可以累积心脏、肺、肝脏、肾脏、外周神经、腺体、皮肤软组织等。肝淀粉样变性为全身淀粉样变性的一部分，仅见肝脏的淀粉样变性尚未报道。临床分类如表 10-3 所示。

表 10-3　淀粉样变临床分类

临床分类	疾患
1. 全身性淀粉样变性	
原发性	原发性淀粉样变性
继发性	慢性感染（结核、慢性化脓性骨髓炎）
	恶性浆细胞病（多发性骨髓瘤等）
	炎症性疾病（溃疡性结肠炎，克罗恩病等）
	恶性肿瘤

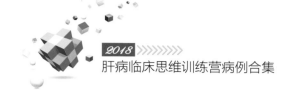
续表

临床分类	疾患
2.局限性淀粉样变性	
老年性	老年性淀粉样变性
内分泌性	甲状腺髓样癌、胰岛细胞瘤
皮肤性	皮肤淀粉样变性

（1）临床表现：淀粉样变性临床上无特异性症状和体征，其症状决定于原有疾病及淀粉样物质沉积的部位、沉积量，以及所受累的器官和系统，症状常被原发疾病所掩盖。继发性、全身性淀粉样变性95%以上有肝脏受累，常表现为肝大、上腹胀满、纳差，少数可表现为严重肝大。但肝功能损害均较轻微，偶有门静脉高压而表现为食管、胃底静脉曲张和腹水等，极少数可有黄疸。并发症：有继发性感染、心肾功能衰竭和肝硬化腹水等。累及不同器官时相应表现如下：①肾脏：表现为蛋白尿、血尿或肾病综合征。②心脏：心肌肥厚、心脏扩大、传导阻滞、心律紊乱和顽固性心功能不全。③舌肥大：可导致言语困难、舌疼痛。④脾脏：有脾脏肿大，但多无任何症状。⑤胃肠道：表现为胃肠道运动功能异常，胃张力低，吸收不良，假性肠梗阻和出血。⑥皮肤：出现丘疹、结节、紫癜等。⑦骨骼肌：假性骨骼肌肥大。

（2）实验室检查：肝功能（谷丙转氨酶、谷草转氨酶）、出凝血时间大多正常，或轻度异常改变，大多表现为 γ-谷氨酰转肽酶及碱性磷酸酶上升。胆红素超过 85.5 μmol/L 罕见。可出现贫血、蛋白尿等。血沉可正常或增快。

影像学检查：超声检查主要改变为肝脏体积增大、肝实质呈粗大、点状均匀回声、门静脉可增宽、有时可见腹水形成。CT 主要表现为肝大、肝脏弥漫性低密度区、增强不明显、肝内血管不移位。

（3）诊断：临床上发现肝大、肝功能轻度异常的患者（特别是肝大与肝酶学不符的患者），如伴有蛋白尿和血浆蛋白电泳异常的患者，可考虑淀粉样变性；确诊需要活检，皮肤和直肠黏膜活检最常用；其他部位活检有齿龈、神经、肾、肝脏；对疑有原发性肝淀粉样变性的患者直接肝活检。

（4）鉴别诊断：肝脏淀粉样变性需与引起肝肿大的各种肝脏疾病做鉴别

诊断，如急性肝炎、各种原因所致肝硬化、原发性或继发性肝癌、肝豆状核变性等。

（5）治疗：①原发性淀粉样变性：常用治疗方案是 [美法仑（苯丙氨酸氮芥）+ 泼尼松]（MP）方案。MP 方案的用法：美法仑 0.15 mg/（kg·d），分 2 次口服；泼尼松 0.8 mg/（kg·d），分 4 次口服，1 周为 1 疗程，每 6 周重复一个疗程，可长达数月至数年。美法仑每个疗程增加 2 mg/d，直至出现中等程度的白细胞或血小板减少，如发生严重的白细胞或血小板减少，美法仑的剂量亦要相应减少。值得注意的是 MP 方案治疗期间可并发严重的病毒感染。②继发性淀粉样变性：控制基础疾病，如多发性骨髓瘤、慢性骨髓炎、结核病、类风湿性关节炎等。基本病因控制较好，淀粉样变性可停止发展甚至消退，如有效治疗心力衰竭和肾衰竭，慎用洋地黄，可考虑肾移植。

（6）预后：肝脏显著增大者预后不佳，平均存活不到 9 个月。

总体而言，对于不明原因黄疸，需要进行全面评估，仔细询问病史，认真进行体格检查，从蛛丝马迹中寻找真正的病因。对于肝脏肿大的疾病不要忘记一些少见疾病的鉴别诊断。所以，对于患者基础疾病一定要有详细的了解，并且要掌握其具体治疗过程，这些情况都可能对于现有疾病的诊断及治疗有重要意义。

儿童肝内多发占位

中国人民解放军联勤保障部队第九〇〇医院　曾芝雨　李东良

一、病例基本信息

患儿，男，3 岁多，主诉"中上腹部疼痛 4 月余，进行加重伴消瘦 2 个月"于 2017 年 7 月 31 日入我科。

【现病史】患儿入院前 4 个月无明显诱因出现持续性腹痛，以中上腹闷痛为主，进食或食用甜食及午夜最为剧烈，剧烈时有大汗淋漓，表情痛苦，持续时间 20 分钟至 2 小时不等，无发热、呕吐、放射痛；无腹泻、腹胀；无尿频、尿急、尿痛等症状。2017 年 4 月 2—15 日在当地县级医院诊治，考虑胃肠炎、消化不良，给予保胃、消食化积等治疗，腹痛无好转。于 2017 年 4 月 24 日转入我市儿童医院诊治，查 WBC 11.38×10^9/L，余未见明显异常。上腹部彩超：右中腹实质性结节，考虑为淋巴结声像，余未见明显异常。仍考虑肠胃炎，给予保胃和抗感染治疗，腹痛仍无好转。又于 2017 年 5 月 18 日就诊我省妇幼保健院，查血常规：WBC 17.58×10^9/L，Neu% 54.9%，Lym% 31.9%，RBC 5.44×10^{12}/L，Hb 125 g/L，PLT 699×10^9/L；CRP 23.08 mg/L；ESR 55 mm/h；肝功能：ALT 29.8 U/L，AST 37.6 U/L，GGT 158.2 U/L，ALP 340.9 U/L，ALB 39.3 g/L，HDL 350.8 U/L，CK 146.5 U/L；血清铁蛋白正常；凝血功能正常；梅螺旋体抗体、结核抗体均为阴性；粪便寄生虫：蛔虫、钩虫、饶虫、阿米巴滋养体、阿米巴包涵体、霉菌均未检出；AFP、CA19-9、CEA 均正常。乙型肝炎、丙型肝炎病毒等血清标志物均为阴性，EBV-DNA、巨细胞病毒 DNA 均为阴性。彩超：左下腹包块，考虑肠套叠，肠系膜淋巴结可见。心电图：窦性心动过速。纤维胃镜检查提示反流性胃炎。给予头孢哌酮钠舒巴坦钠抗感染、奥美拉唑保胃及小肠肠套叠空气复位等治疗，腹痛仍无明显好转，进而行上腹部 MRI 检查发现肝脏弥漫分布的小结节影，肝门区及肝肾间隙淋巴结肿大，考虑"肝恶性肿瘤，肝门及肝肾间隙淋巴结转移"。故于 2017 年 5 月 27 日转入我院诊治，入院后化验：患儿铜蓝蛋白、铁蛋白、转铁蛋白、α1- 抗胰蛋白酶等遗传代谢性肝病的相关检查均为阴性，抗核抗体阴性（1：100），其他自身抗体均为阴性。在彩超引导下行肝内结节穿刺活检，病理提示：肝细胞水肿变性，汇管区胆管损伤，胆管上皮细胞退变、脱落，胆管壁增厚、水肿，局灶胆管周围见少量中性粒细胞浸润，未见肿瘤细胞，病理诊断：胆道系统感染性疾病可能性大（图 11-1）。再次行上腹部增强 MRI 检查提示：肝内多发斑片结节影，考虑感染性病变可能性大；肝门区及腹膜后多发淋巴结，考虑炎性增生（图 11-2）。抗感染及对症治疗约 3 周效果不佳，患者症状未见好转，白细胞计数进一步升高。因病因诊断不明于 2017 年 6 月 21 日建议患者转诊到上海某儿童医院诊治，后进一步补充做寄生虫专项：囊虫、肺吸虫、华支睾吸虫、血吸虫、包虫、旋毛虫、曼氏裂头蚴、弓形虫、广州管圆线虫、线虫均阴性；血串联质谱检测：甲基丙二酰肉碱（C4 DC）升高，伴天门冬氨酸（Asp）升高，余氨基酸和肉碱无明显异常。复查腹部 MRI 示：肝脏弥漫病变，腹腔及腹膜后多发淋巴结肿大，MRI 诊断：硬化性胆管炎，LCH 或其他性质肝脏病变待排。胃镜检查示：浅表性胃炎，HP 阴性；全身骨显像未见明显异常；四肢长骨正位片未见明显异常；颅骨正侧位片未见明显骨质异常。行骨穿检查示：骨髓有核细胞增生明显活跃，粒细胞与红细胞比为 1.96：1，粒系增生活跃，核左移，形态未见明显异常，红系增生活跃，以晚幼红细胞为主，形态未见明显异常，淋系未见明显异常，巨核全片大于 400 只，血小板成簇可见，借阅我院肝活检病理切片阅片后，最后诊断为硬化性胆管炎、肝占位性病变、腹痛，给予保胃和对症治疗 2 周，患儿腹痛无明显好转，2017 年 7 月 4 日带药出院。出院后口服优思弗、奥美拉唑，腹痛无好转，且进行性加重。2017 年 7 月 31 日再次就诊我科，门诊拟"肝占位性质待查"收住院，自发病以来，反应可，吃奶可，睡眠尚可，大便黄色，小便正常，近4个月体重下降2 kg。

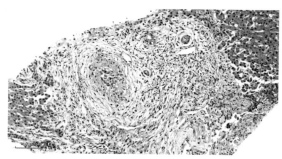

注：肝细胞水肿变性，小叶炎不明显；汇管区胆管损伤，胆管上皮细胞退变、脱落、胆管壁增厚、水肿，局灶胆管周围见少量中性粒细胞浸润；肝小叶结构存在，局部呈结节状改变，结节周围肝细胞轻度萎缩，结节中央肝细胞水肿明显，呈肝结节性再生性增生改变。

图 11-1　肝脏占位穿刺活检组织（2017 年 6 月 8 日）

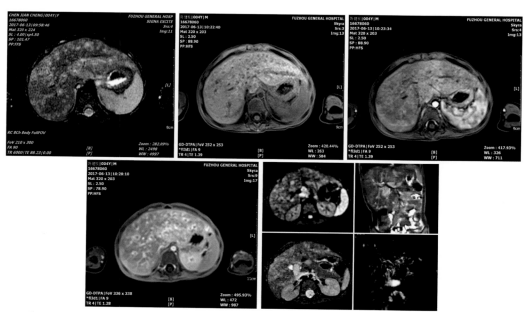

注：①肝内多发斑片结节影，考虑感染性病变可能性大；②肝门区及腹膜后多发淋巴结，考虑炎性增生；③ MRCP 肝内外胆管未见明显异常。

图 11-2　上腹部 MRI（2017 年 6 月 11 日）

【既往史、个人史】2017年2月食用少量牛肉（牛排）后出现腹痛、纳差，使用"消食"药物后好转，2017年3月底食用牛肉（炖汤）后再次出现纳差，食用"羊骨头+黄豆梗"熬汤后腹痛好转，余无特殊。

【出生史】G2 P2，足月顺产，出生体重2600 g；喂养史：生后母乳，混合喂养。生长发育同一般儿童，按国家计划接种疫苗。出生并生长于原籍。

【家族史】父亲患"慢性乙型肝炎口服恩替卡韦抗病毒治疗、10年前因甲状腺癌行甲状腺切除术"。父母非近亲婚配，家族中有肝癌病史（具体不详）。否认家族性和遗传性疾病史。

【入院后查体】神清，身高70 cm、体重11.15 kg、心肺查体（—），腹部平坦，无胃肠型及逆蠕动波，腹肌紧张，上腹部压痛，配合差，肝脏分别于剑突下3 cm、右侧锁中线肋缘下3 cm可触及，质地柔韧，脾脏触及，Murphy征阴性，肝区无压痛及叩击痛，腹部移动性浊音阴性，肠鸣音正常，3～5次/分，未闻及气过水音及血管杂音。肛门及外生殖器未查。脊柱四肢无畸形，无杵状指（趾），双下肢无水肿。

【入院诊断】腹部疼痛、肝占位性病变原因待查。

二、临床讨论

第一次临床讨论：根据患者的病史、临床表现及外院前检查，患者腹痛原因是什么，肝占位性质是什么？

3岁5个月的男童，因"中上腹疼痛4个月，发现肝占位2月余"入院。近4个月因持续腹痛、患儿进食量减少等原因体重下降2 kg，目前体重11.15 kg；查体：腹肌紧张，上腹部压痛，肝脏肿大；检查：白细胞和血小板计数进行性升高，GGT和ALP胆系酶谱升高，各项嗜肝病毒及非嗜肝病毒均为阴性，人体常见寄生虫检测均为阴性，各种恶性肿瘤标志物均阴性。胃镜检查浅表性胃炎，全身骨显像未见明显异常；四肢长骨正位片未见明显异常；颅骨正侧位片未见明显骨质异常；骨髓检测未见明显异常，MRI提示肝内多发占位，肝门部和肝胃间隙淋巴结肿大。肝穿病理提示胆道系统炎症性病变，考虑"持续上腹部腹痛、肝占位"的原因可能有以下几种。

1. 关于腹痛的原因分析

（1）肝脏肿大对肝脏包膜的刺激所致。体检和影像学均显示患者肝脏明显肿大，快速肿大的肝脏对具有神经分布的肝包膜有刺激作用，会造成腹部疼痛，从该患儿持续腹部闷痛的特征来看，这种原因引起腹痛的可能性较大。

（2）肝门部和肝胃间隙肿大的淋巴结对腹膜后神经刺激所致的疼痛，腹膜后神经丛较为丰富，肿大的淋巴结压迫神经必然会引起疼痛。

（3）胆道系统感染。MRI报告示肝内影像学特点符合感染性病变，病理报告也显示胆道系统炎症性病变，胆管炎和胆囊炎也可以引起上腹部疼痛，但患儿并没有黄疸和胆道梗阻的临床表现，这一点不支持。

（4）胃肠道疾病引起的疼痛，患儿先后做过两次胃镜，均未见胃及十二指肠的器质性病变，因此，胃、十二指肠疾病溃疡和肿瘤可以排除，但不排除胃肠道痉挛性疼痛。

2. 关于肝内占位的病因分析

（1）肝脏感染性疾病：患儿症状表现为腹痛，且血常规提示白细胞进行性上升，血沉增快，生化结果以胆系酶谱进行性升高为特点，MRI提示肝内弥漫性病变，肝脏穿刺病理亦提示胆道感染可能，骨穿结果表现核左移，这些均不可排除感染的可能。在儿童的慢性感染性疾病中最常见的是寄生虫感染，尤其是华支睾吸虫、肝脏片吸虫、阿米巴等感染也可出现肝脏的占位性病变，其次是病毒感染，尤其是巨细胞病毒和EB病毒，这些我院首次住院及外院反复检查均为阴性，嗜酸性粒细胞不高，因此，不支持寄生虫和病毒感染。另外，能引起肝内占位性病变的慢性感染还有结核、梅毒、真菌等特殊感染性疾病。但是患儿在整个病程中均无发热，炎症反应相关指标不高，病理表现为肝细胞水肿变性，小叶炎不明显，未见中性粒细胞浸润及脓肿形成。故也不支持肝脓肿及胆道化脓性感染的诊断，我院MRI诊断肝内多发斑片结节影，考虑感染性病变可能性大，罕见的或特殊的肝内感染性疾病仍不能完全排除。

（2）遗传及先天性肝脏疾病：遗传及先天性肝脏疾病是儿童期较为常见的肝病，如肝豆状核变性，原发性血色病、糖原累积症、肝脏淀粉样变性、先天性脂质代谢异常症，但患儿在我院和院外的检验、影像学检查、肝穿刺病理检查均不支持上述遗传性及先天性肝病的诊断。但患儿肝内多发性占位，病理改变以胆道系统病变较为明显，还需要排除 Caroli 病、胆道系统多发囊性纤维化病等先天性胆管疾病。

（3）肿瘤性疾病：在肝脏占位性疾病中，肿瘤是最常见的病因，但多以血管瘤、肝囊肿，肝内钙化灶等良性病变为主，从患儿的临床特点和影像学特征上来看，良性肝脏肿瘤可以排除。因患儿肝脏进行性增大、近期体重下降、肝门部淋巴结肿大，恶性肿瘤是应该重点排除的疾病。在儿童期肝内常见的恶性肿瘤主要有：肝母细胞瘤，原发性肝癌，肝脾淋巴瘤等，但患儿在我院及复旦大学附属儿童医院影像学、肝脏穿刺活检均不支持这些恶性肿瘤的诊断，因此，基本可以排除。肝脏罕见肿瘤，如朗格汉斯细胞组织细胞增生症（LCH），复旦大学附属儿童医院 MRI 曾提示要排除 LCH 或其他肿瘤性病变，由于 LCH 最常见的表现是溶骨性破坏，给患儿行四肢长骨、颅骨、头颅 CT 及 MRI 等检查均未见骨质破坏，肝活检的病理也不支持 LCH 的诊断。但包括 LCH 在内的肝脏恶性肿瘤仍是要重点考虑的病因，因为影像学是间接征象、肝脏穿刺活检取材有限这些都有可能造成误诊或漏诊。

（4）风湿及自身免疫性疾病：慢性肉芽肿性病变也是儿童肝内占位的少见疾病，如肝嗜酸性肉芽肿，但该患儿肝活检不支持该诊断。Ig4 相关胆管炎、原发性硬化性胆管炎、原发性胆汁性胆管炎在儿童虽然罕见，但也有病例报道，并且患儿在复旦大学附属儿童医院经过系统检查后疑似诊断为：硬化性胆管炎。硬化性胆管炎在儿童是非常少见的，因此，诊断一定要慎重，需要 ERCP 或大块肝组织病理检查确诊。

【进一步完善检查】2017 年 7 月 31 日血常规示：WBC 15.97×10^9/L，Neu% 69.9%，Lym% 23.1%，MO 3.6%，EO% 1.0%，RBC 5.43×10^{12}/L，Hb 115.0 g/L，LT 724.0×10^9/L；ESR 120.0 mm/h ↑；尿常规示：镜检细菌 1030.04 个 /μl，余尿常规未见明显异常；粪常规未见明显异常；生化示：BUN 2.2 mmol/L，ALT 75.0 U/L，ALP 1333.0 U/L，GGT 430.0 U/L，DBIL 5.8 μmol/L，AST 75.2 U/L，HDL 483.0 U/L；凝血：D- 二聚体 0.88 mg/L、PT 11.8 s，FIB 4.74 g/L。

2017 年 8 月 3 日肝胆彩检查（图 11-3）：腹膜后淋巴结可见。

2017 年 8 月 4 日胃肠钡餐示（图 11-4）：①胃炎；②小肠及所见右半结肠未见明显异常。

2017 年 8 月 10 日上腹部 MRI 检查（图 11-5）：①原肝内感染性病变复查，现肝内病灶较 2017 年 6 月 13 日明显增多；②肝门区及腹膜后多发淋巴结，较前大致相仿。

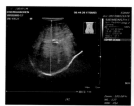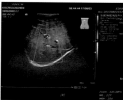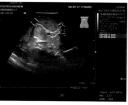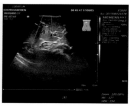

图 11-3　肝胆彩检查

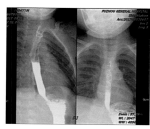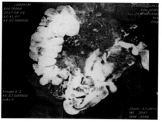

图 11-4　胃肠钡餐

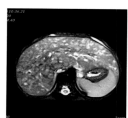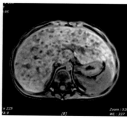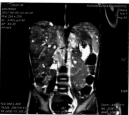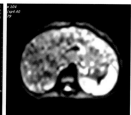

图 11-5　上腹部 MRI

【入院后治疗及处理】

（1）2017 年 8 月 11 日，按照自身免疫性疾病试验下激素治疗：甲泼尼龙片 16 mg 1 次 / 日，饭后口服，腹痛缓解（第 1 次、第 2 次未出现腹痛）。

（2）因复查血小板进行性升高，防止血栓形成，给予"阿司匹林肠溶片25 mg 1次 / 日 饭后"治疗。

（3）甲泼尼龙使用第三天再次出现腹痛，说明激素治疗效果不佳，再加上用激素的指征不是很明确。因此3天后停药。

第二次临床讨论：进一步明确诊断的措施和方法？采取什么治疗方案？

患儿病程长4月余，上腹部疼痛始终未见缓解，并且肝脏进行性肿大，消瘦、精神欠佳等全身症状也越来越严重，再如此进展下去有可能危及生命，必须尽快明确诊断。

患儿以肝脏占位性病变为主，对于占位性病变诊断的最佳方法是肝组织学活检，虽然患儿在我院第1次住院时就进行过肝脏病灶穿刺活检，但是毕竟肝穿取材组织较少，再加上患儿虽然肝内病灶较多，但是单个病灶都不是很大，很可能取不到有利于病理诊断的最佳部位，出现漏诊。

患儿在上海复旦大学附属儿童医院MRI检查曾怀疑LCH，由于头颅、四肢、躯干骨影像学检查未见骨质破坏，再加上肝活检病理不支持，因而放弃对LCH的诊断，重点考虑硬化性胆管炎，但该患儿的临床表现显然用硬化性胆管炎不能解释。查阅相关文献发现文献报道的儿童期肝脏LCH的MRI表现与该患儿的影像学特征形似，因此，为了进一步明确诊断，动员患者家属剖腹探查取肝病变组织进行再次病理学检查。

【进一步检查明确诊断】由于患儿长期诊断不明，消炎、利胆、保胃等治疗效果欠佳，并且病情仍然在发展。经过与家属充分沟通后，2017年8月16给患儿剖腹探查、肝组织活检术（图11-6）。肝脏活检标本普通病理（2017年8月18日）：汇管区扩大伴组织细胞显著增生，小脓肿形成（图11-7）。

2017年8月22日肝组织免疫组化：送检肝组织汇管区朗格汉斯细胞增生，并见Birbeck特征性颗粒，支持朗格汉斯细胞组织细胞增生症（图11-8）。

【最终诊断】肝朗格汉斯细胞组织细胞增生症。

【治疗及转归】2017年9月6日按"BCH-LCH-2014方案"初始治疗，采用化疗方案（VDS + 泼尼松）治疗，目前已完成5周期化疗，未再出现腹痛，营养状态好转，体重增加，定期复查肝内病灶减少。

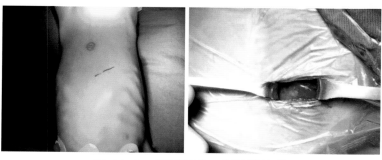

图 11-6　剖腹探查、肝脏活检术

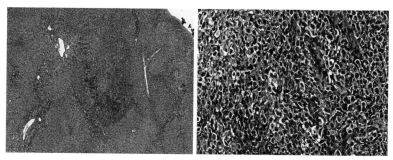

图 11-7　肝脏活检标本普通病理

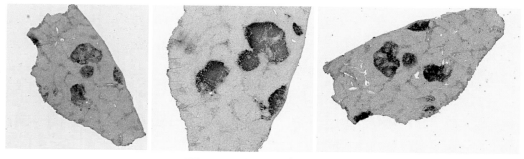

图 11-8　肝组织免疫组化

三、诊疗体会

朗格汉斯细胞组织细胞增多症（langerhans' cell histiocytosis，LCH）是以大量朗格汉斯细胞增生、浸润和肉芽肿形成，导致器官功能障碍为特征的一组疾病。LCH 通常累及的器官包括骨骼（特别是颅骨和中轴骨）、肺脏、中枢神经系统（特别是下丘脑区域）及皮肤，以受累器官的数量进行分类。根据受累器官数目的多少，LCH 可以分为两大类：单器官受累和多系统受累。前者通常仅伴有单个器官的受累（如肺、骨、皮肤），多见于成人，预后较好；后者大多累及多个系统，如勒－雪病（Letterer-Siwe disease）、汉－许－克综合征（Hand-Schuller-Christian disease），好发于儿童，预后较差，儿童中年发病率为 4.1 ～ 4.6 例 / 百万人。临床表现和病程差异较大，儿童肝胆管系统受累常见于多系统、多病灶 LCH，单纯肝胆管系统 LCH 十分罕见，这是该患者长时间不能确诊的主要原因。

通过该例肝胆 LCH 的诊断，我们体会到在诊疗儿童出现肝占位时，应：①不仅要考虑到常见的肝脏感染性疾病，常见的肝脏肿瘤，也需要考虑肝脏增生性疾病，血液系统恶性肿瘤等少见和罕见的肝脏占位性疾病。②在疑难肝病的诊断中要努力去寻找直接证据，而不是对间接证据的重复检查。③病理是肿瘤诊断的金标准，但是肝穿刺病理检查由于组织量较少和体外穿刺定位的准确性不够，也有可能出现对肿瘤组织和细胞的疏漏。④肝脏朗格汉斯细胞组织细胞增生症为少见疾病，临床医生应养成良好学习习惯，注重临床经验积累和临床思维训练，才能逐渐提高对少见病和罕见病的诊治水平。

肝功能异常原因待查

石河子大学医学院第一附属医院　张砚　左维泽　买力坎木

一、病例基本信息

患者，男性，59 岁，汉族，退休教师，因"反复尿黄 4 月余"于 2017 年 7 月 20 日首次住院。

【现病史】患者自诉于 2017 年 3 月初开始，发现无明显原因出现尿液颜色加深，如茶色，未引起重视，一周后发现肤黄、眼黄，偶感乏力、皮肤瘙痒，饮食基本正常，无恶心、呕吐，无反酸、嗳气，无腹痛，无发热，无陶土样便。遂就诊于外院，查肝功能异常（具体结果未见报告单），并住院给予保肝（具体用药不详）治疗，诊断不明确，经治疗半个月后上述症状缓解，复查肝功能基本恢复正常而出院，院外未继续服药巩固治疗。此后偶有晨尿色深黄，于社区门诊查肝功能正常。2017 年 7 月 12 日发现明显尿黄，立即就诊于社区医院，查肝功能：ALT 683.5 U/L，AST 290 U/L，总胆红素 20.1 μmol/L。为进一步诊治，来我院门诊就诊，于 2017 年 7 月 20 日以"肝功能异常"收住我科。病程中，患者精神、饮食、睡眠可，大便正常，无发热、无头昏、头痛，无鼻衄，无牙龈出血，无咳嗽、咳痰，无心慌、胸闷、气短，无腹痛、腹泻，无尿频、尿痛、尿淋漓不尽，近期体重无明显变化。

【既往史、个人史】有高脂血症、冠心病病史（2010 年 12 月 29 日行冠状动脉支架植入术，术后长期口服立普妥、非诺贝特等药物到至今）。无长期应用其他药物史。否认高血压、糖尿病病史。否认病毒性肝炎、结核病史及密切接触史。否认外伤、输血史及食物、药物过敏史。否认牧区居住史，无传染病流行区居住史，无毒物、粉尘及放射性物质接触史，无吸烟史，无饮酒史。

【入院后查体】T 36.5℃，P 80 次 / 分，R 18 次 / 分，BP 130/80 mmHg。面色晦暗，面部毛细血管轻度扩张，全身皮肤、巩膜无黄染，无肝掌及蜘蛛痣。心肺查体无阳性体征。腹壁未见腹壁静脉曲张，无压痛及反跳痛，肝肋下、剑突下未触及，脾肋下未触及，肝区无叩痛，移动性浊音阴性，肠鸣音正常。双下肢未见色素沉着，无凹陷性水肿。

【入院后检查】血常规：WBC 6.4×10^9 /L，RBC 4.82×10^{12} /L，PLT 80×10^9 /L，Neu% 45.1%，Lym% 43.4%，EO% 0.94%。尿常规：尿胆原（2+）；血凝：PT 14.2 s，PT–INR 1.07，FIB 2.11 g/dl；生化：ALT 506 U/L，AST 257 U/L，AKP 89 U/L，GGT 365 U/L，TBIL 21.1 μmol/L，DBIL 12.6 μmol/L，总胆汁酸 170 μmol/L。总蛋白 55.0 g/L，ALB 31.9 g/L，GLB 23.1 g/L。胆固醇 3.65 mmol/L，甘油三酯 2.69 mmol/L，血淀粉酶 91.0 U/L，尿淀粉酶 387.0 U/L。乙肝两对半阴性，抗 –HCV 阴性，抗 –HAV 阴性，抗 –HEV 阴性，EB 病毒、巨细胞病毒阴性，抗 –HIV 阴性，梅毒三项阴性。抗肝抗原抗体：AMA–M2（+），ENA 酶谱（—），ANCA（—），ANA（—）。免疫球蛋白：IgA 3.31 g/L，IgM 1.69 g/L，IgG 17.5 g/L（IgG 正常值：7.51 ～ 15.6 g/L），IgG4 1.85 g/L（正常值：0.03 ～ 2.01 g/L）。肿瘤标记物：CA19–9 为 288.4 ng/ml，AFP 37.97 ng/ml，CEA 4.54 ng/ml。铜蓝蛋白 320 mg/L（参考值：220 ～ 580 g/L）；α 1– 抗胰蛋白酶 1.9 g/L（参考值：0.88 ～ 1.74 g/L）。铁蛋白 109.8 ng/ml；转铁蛋白 1.43 g/L（参考值：2.02 ～ 3.36 g/L）；

上腹部 B 超：肝胆脾胰未见异常，门静脉主干 1.1 cm。腹腔内未见明显异常，无回声分布。

胃镜检查（图 11-9）：慢性胃炎。

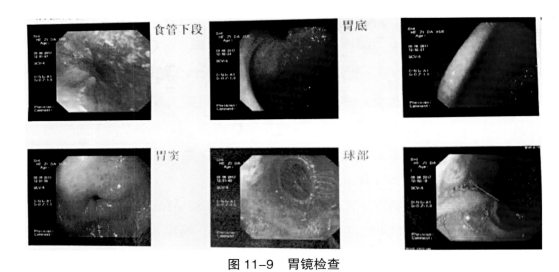

图 11-9　胃镜检查

病理结果（图 11-10）：轻度慢性萎缩性胃炎急性活动；间质淋巴组织增生；HP（2+）。

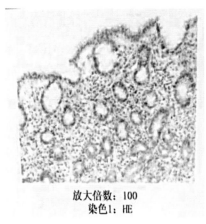

放大倍数：100
染色1：HE

图 11-10　病理结果

上腹部增强 CT（图 11-11）：中、重度脂肪肝；肝硬化；胆囊稍大，胆囊炎待排；门静脉增粗，胰腺边缘饱满、局部光滑，胰头前缘轻微膨隆。

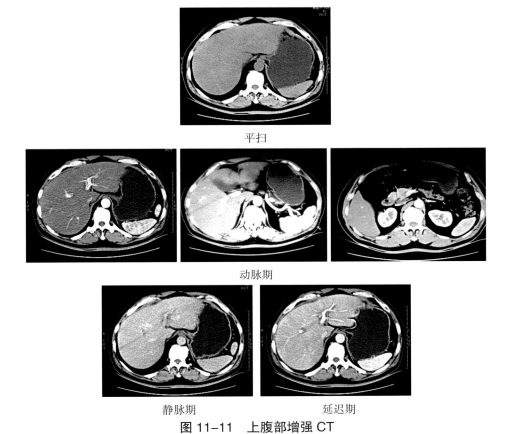

平扫

动脉期

静脉期　　　　　　　延迟期

图 11-11　上腹部增强 CT

二、临床讨论

第一次临床讨论：患者的目前诊断是什么？采取什么治疗方案？

根据入院后检查结果：乙肝两对半阴性，抗 –HCV 阴性，抗 –HAV 阴性，抗 –HEV 阴性，EB 病毒、巨细胞病毒阴性，抗 –HIV 阴性，梅毒三项阴性，排除病毒性肝炎所致肝功能异常。铜蓝蛋白、α1– 抗胰蛋白酶、铁蛋白、转铁蛋白结果均在正常范围，排除遗传性、代谢性肝病。

因患者有明确长期用药史，且所用药物有明确肝损伤不良反应，进行因果关系评估量表（RUCAM），明确肝损伤分型，R=（ALT/ULN）÷（ALP/ULN）＞5，为肝细胞型，RUCAM=5（可能），故药物性肝损伤目前仍不能排

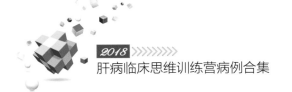

除。可行肝组织病理检查。

患者 AMA-M2 阳性，GGT、胆汁酸增高，肝脏 CT 提示肝硬化、门静脉增粗，因此原发性胆汁性胆管炎不能排除。另外，是否为自身免疫性肝病的药物性肝损伤亦不排除，需行肝组织病理检查以进一步鉴别。

根据患者肝脏增强 CT 结果，明确有脂肪肝改变，且合并肝硬化，患者无饮酒史，但药物因素目前不能排除，且查 AMA-M2 阳性，不排除自身免疫性肝病，故非酒精性脂肪肝病目前诊断不成立。

患者肿瘤指标有不同程度增高，CT 提示胰头前缘略饱满，因此需要进一步排除肿瘤可能性。可行 PET-CT 检查。患者血尿淀粉酶正常，且临床无腹痛、发热、恶心、呕吐症状，可排除胰腺炎。

【目前诊断】①肝功能异常：药物性肝损？原发性胆汁性胆管炎？②肝硬化（代偿期）；③肿瘤？

【治疗】停用立普妥、非诺贝特，给予还原型谷胱甘肽、天晴甘美、熊去氧胆酸保肝治疗。

【治疗后病情进展】治疗后肝功能变化如表 11-1 所示。复查两次患者 AMA-M2 均阳性。8 月 4 日：AFP 54.15 IU/ml，CEA 4.09 ng/ml，CA19-9 为 277.7 U/ml。8 月 16 日：AFP 53.85 IU/ml，CEA 3.49 ng/ml，CA19-9 为 231.7 U/ml。

表 11-1　患者治疗后肝功能变化

	ALT（U/L）	AST（U/L）	GGT（U/L）	AKP（U/L）	TBIL（μmmol/L）	DBIL（μmmol/L）
7月21日	506	257	365	89	21.1	12.6
7月26日	108	50	515	103	33.2	17.7
7月31日	38	53	604	120	31.6	25.9
8月4日	18	47	566	107	52.9	32.5
8月11日	13	37	491	133	26	21.4
8月16日	13	35	440	131	19.7	15.8

患者于 2017 年 8 月 17 日出院，院外继续口服天晴甘平、熊去氧胆酸，尿黄症状时轻时重。于 9 月 22 日外院行 PET-CT（图 11-12）：肝左外叶稍低密度灶，FDG 稍高摄取，考虑恶性病变；肝左外叶 FDG 不均匀高摄取，考虑肝细胞受损；肝右叶钙化灶；脂肪肝。腹膜后区多发淋巴结显示，无 FDG 摄取。

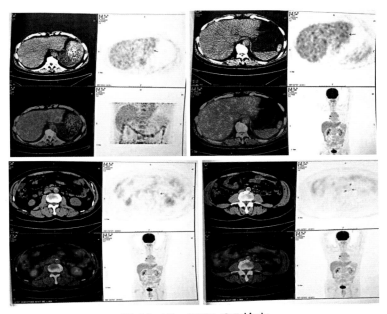

图 11-12　PET-CT 检查

患者于 2017 年 9 月 25 日再次入院。查血常规：WBC 5.7×10^9 /L，RBC 4.58×10^{12} /L，PLT 97×10^9 /L，EO% 1.1%；血凝：PT 13.9 s，PT-INR 1.16，FIB 1.72 g/dl；生化：ALT 96 U/L，AST 189 U/L，AKP 92 U/L，GGT 227 U/L；TBIL 26.4 μmol/L，DBIL 14.8 μmol/L，总胆汁酸 128 μmol/L；总蛋白 64.3 g/L，ALB 33.3 g/L，GLB 31.0 g/L；胆固醇 2.94 mmol/L，甘油三酯 1.68 mmol/L；肿瘤标记物：CA19-9 为 224.7 ng/ml，AFP 30.1 ng/ml，CA72-4 为 26.94 ng/ml；乙肝两对半阴性，抗 -HCV 阴性，抗 -HAV 阴性，抗 -HEV 阴性，EB 病毒、巨细胞病毒阴性，抗 -HI：阴性，梅毒三项阴性，ANCA（—），ANA（—）；免疫球蛋白：IgA 3.31 g/L、IgM 1.69 g/L，IgG 19.0 g/L；抗肝抗原抗体：AMA-M2（+）。上腹部增强核磁：脂肪肝，肝硬化，肝周、脾周少量积液，

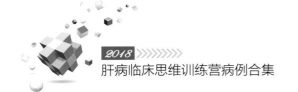

胆囊大，胆囊炎；肝脏超声造影（图 11–13）：肝左外叶动脉期、门静脉期均未见明显异常增强区域，延迟期未见明显异常消退区域。

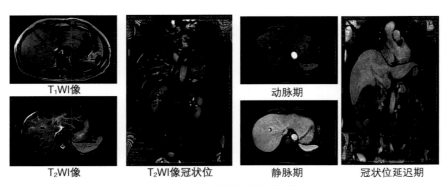

图 11–13　肝脏超声造影

继续给予患者保肝、降酶、利胆（天晴甘美、思美泰、熊去氧胆酸）等治疗。治疗过程中肝功能及肿瘤指标变化情况如图 11–14、图 11–15 所示。

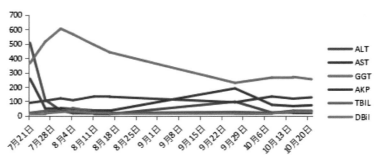

图 11–14　肝功能变化情况

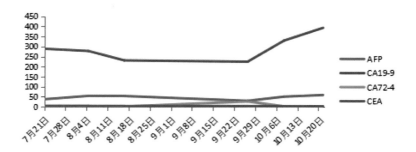

图 11–15　肿瘤指标变化情况

2017 年 10 月 31 日查血常规：WBC 6.4×10^9 /L，RBC 4.4×10^{12} /L，PLT 117×10^9 /L，EO% 1.1%；血凝：PT 14.1 s，PT–INR 1.26，FIB 1.75 g/dl；生化：ALT 27.48 U/L，AST 204.6 U/L，AKP 120 U/L，GGT 231.1 U/L；TBIL 47.65 μmol/L，DBIL 24.77 μmol/L，总胆汁酸 213.54 μmol/L，总蛋白 68.3 g/L，ALB 32.1 g/L，GLB 36.2 g/L，胆固醇 3.92 mmol/L，甘油三酯 1.99 mmol/L；肿瘤标记物：CA19–9 为 51.27 ng/ml，AFP 43.1 ng/ml，CA125 为 344.30 ng/ml；AMA–M2（＋），IgG 17.0 g/L，铜蓝蛋白 323 mg/L，铁蛋白 110.8 ng/ml，转铁蛋白 1.93 g/L（参考值：2.02 ～ 3.36 g/L），α 1– 抗胰蛋白酶 1.8 g/L。肿瘤基因检测：CREBBP、MLL3 点突变。B 超：肝脏弥漫性改变，慢性胆囊炎并胆囊泥沙沉积，脾、胰、肾未见异常，腹水（较深处位于盆腔 7.1 cm）。腹部 CTA：门静脉主干及脾静脉略宽，食管胃底静脉曲张。腹水常规：黄色，透明，李凡他试验阴性，细胞总数 1050.0×10^6/L，白细胞总数 180.0×10^6/L，单核 90.0%，多核 10%。蛋白定量 17.6 g/L，腺苷脱氨酶 10.33 U/L。腹水培养：山羊葡萄球菌。腹水抗酸杆菌涂片（ － ）。

【治疗】注射用拉氧头孢钠抗感染，复方二氯醋酸二异丙胺、熊去氧胆酸保肝，倍他乐克、螺内酯、呋塞米降压、利尿，以及输注人血白蛋白治疗。

因 PET-CT 提示肝左外叶恶性占位性病变，患者强烈要求手术明确，于 2017 年 11 月 20 日手术，术中所见：腹腔见明显腹水，肝脏左右叶比例尚正常，表面结节增生，肝脏明显肿胀。脾脏、胃、肠管未见明显异常。胆囊与网膜粘连明显。游离肝左叶，术中行 B 超示：肝左外叶内见一中等稍高回声灶，大小约为 1.6 cm×1.1 cm，结合术前 PET-CT 检查，考虑该处为肿瘤，用穿刺针取三次送检，并行射频消融。取肝左叶少许肝组织送检，肝活检病理：免疫组化 CK（＋），Vim（ － ），Glyp-3（ － ），HMB45（ － ），CD34 血管（＋），HBsAg（ － ），HBeAg（ － ）；肝穿组织（肿瘤部位）（图 11-16）：镜下见 2 个明确汇管区，未见明确肝小叶结构，大量淋巴细胞及浆细胞，纤维组织分隔肝细胞呈片状，肝细胞浆肿胀，核浆比不高，局部区可见界面性炎。肝组织（图 11-17）：肝小叶结构存在，弥漫性肝细胞肿胀，可见肝细胞点状坏死及界面性炎，汇管区扩大，纤维组织增生并向小叶内延伸，较多慢性炎症细胞浸润，可见小胆管反应。病理诊断：结合形态学、血清学改变，首先考虑自身免疫性肝炎，未见明确肿瘤病变。

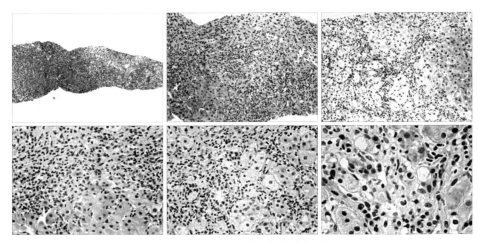

图 11-16　肝穿组织（肿瘤部位）

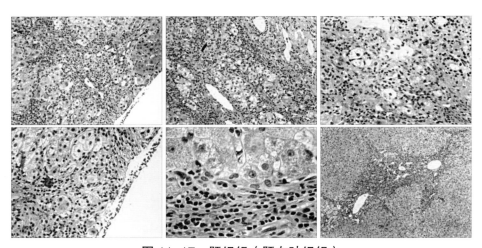

图 11-17　肝组织（肝左叶组织）

第二次临床讨论：患者的目前诊断及诊断依据？采取什么治疗方案？

患者于 2010 年开始口服降脂药物，于 2017 年 3 月出现尿黄症状及肝功能异常，于 2017 年 7 月 20 日停用降脂药物并进行保肝治疗，监测肝功能及肝脏 B 超、CT 发现病情进行性加重。患者于 2017 年 7 月 20 日首次入院时已发现慢性肝病面容，肝脏 CT 提示肝硬化改变，因此，患者存在慢性肝损伤，停用可疑药物后肝功能损伤仍在进展，结合病理组织部学检查，考虑药物性肝损伤可排除。

患者肿瘤指标增高，PET-CT 提示肝左外叶稍低密度灶，FDG 稍高摄取，考虑恶性病变，经手术切除病检，未发现肿瘤细胞，故可排除。

患者多次查 AMA-M2 阳性，结合病理有界面性炎，汇管区扩大，小胆管反应改变，以及血清 IgG 增高，故目前诊断考虑自身免疫性肝病。自身免疫性肝病包括自身免疫性肝炎（AIH），原发性胆汁性胆管炎（PBC），原发性硬化性胆管炎（PSC）。根据病理及血清学抗体检查，符合 AIH-PBC 重叠综合征诊断标准（巴黎标准）：AIH 和 PBC 3 项诊断标准中的各 2 项同时或者相继出现。AIH 诊断标准：①血清 ALT > 5 ULN；②血清 IgG ≥ 2 ULN 或血清 ASMA 阳性；③肝组织学提示中重度界面性肝炎。PBC 诊断标准：①血清 ALP ≥ 2 ULN；②血清 AMA 阳性；③肝组织表现为非化脓性破坏性胆管炎。

【最后诊断】①自身免疫性肝病：AIH-PBC 重叠综合征；②肝硬化失代偿期（Child-pugh B 级）：门静脉高压，食管胃底静脉曲张，自发性腹膜炎。

【转归】患者于 2017 年 11 月 20 日手术，手术前后肝功能变化如图 11-18 所示。术后继续给予保肝、抗感染、利尿、降门静脉压治疗。于 11 月 28 日—12 月 6 日给予甲泼尼龙片 12 mg qd，因监测肝功能有反复而停用。患者于 12 月 28 日病情好转出院。

2018 年 1 月 11 日我院门诊随诊，查生化：ALT 59 U/L，AST 43 U/L，AKP 89 U/L，GGT 66 U/L，TBIL 12.5 μmol/L，DBIL 6.3 μmol/L，总胆汁酸 53 μmol/L，总蛋白 73.7 g/L，ALB 40.1 g/L，GLB 33.6 g/L。血常规、血凝正常。B 超示腹腔积液（6.4 cm）。

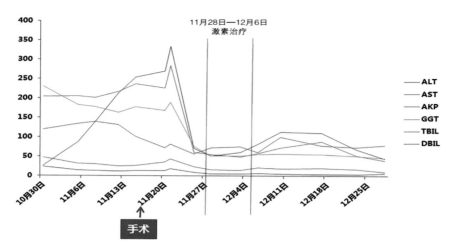

图 11-18　患者手术前后肝功能变化

三、诊疗体会

　　临床上可由多种病因引起肝功能异常，肝功能损伤的类型也有不同，因此，理清思路、精练线索有助于提高诊断正确率。为了避免病史可能带来的主观臆断性，首先根据客观的肝功能检查结果，分析肝功能损伤的类型，据肝功能损伤的类型确定可能的疾病，再结合病史做出初步诊断，选择针对性的检查，做出最终临床诊断。

　　本例患者既往无任何肝病病史，有明确长期服药史，因此很容易考虑到药物性肝损伤（DILI），但药物性肝损伤的诊断为排他性诊断，仍需要与其他可能引起肝损伤的疾病进行鉴别。根据上述诊断思路，本例诊断锁定在药物性肝损伤及自身免疫性肝病，结合病理组织学，最终确定肝功能异常原因为AIH-PBC 重叠综合征。

　　结合此例患者的诊疗经过，体会到自身免疫性肝病，尤其在有药物背景前提下，不易诊断，同时临床中亦会出现自身免疫性肝病的 DILI，因此需要充分利用病理组织学检查，提高甄别能力。另外，具有 PBC 或 PSC 显著特点的 AIH 患者应考虑重叠综合征诊断。

　　本例患者首次入院时，其体格检查及肝脏 CT、血浆白蛋白结果均提示慢性肝炎改变，说明患者病情起病较为隐匿，血清 IgG 增高，病理组织学有界面炎改变，符合 AIH；多次查 AMA-M2 阳性，病程中 ALP、GGT 逐渐增高，病理组织学提示有小胆管反应，较符合 PBC。因此做出 AIH-PBC 重叠综合征诊断。患者虽有服药史，但病理组织学结果，以界面炎为主，肝小叶三区病理变化不显著，且停可疑药物后，病情仍有进展，RUCAM 评分支持度不高，故药物性肝损伤依据不足。

熊去氧胆酸（UDCA）为治疗 PBC 一线药物，应在 AIH-PBC 重叠综合给予 UDCA 联合免疫抑制剂治疗，但是 AIH 合并肝硬化失代偿期的患者使用激素治疗时需仔细评估糖皮质激素可能的不良反应，如消化道出血、肺部感染和自发性细菌性腹膜炎的可能性。

AIH 合并肝硬化者需筛查肝细胞癌。本例患者病程中肿瘤指标增高，且 PET-CT 提示肝恶性肿瘤，最终病理检查未见肿瘤细胞。但提示我们，自身免疫性肝病可能是发生肝脏肿瘤危险因素之一，在临床中不能忽视。

肝脏占位背后的真相

新疆医科大学第一附属医院　刘浩　张跃新

一、病例基本信息

患者，男，62 岁，牧民，因"上腹部不适 1 年，呕血 1 次"于 2017 年 5 月 10 日入院。

【现病史】患者 1 年前无明显诱因出现上腹部不适，伴纳差，乏力，在当地医院行 B 超检查提示肝硬化，口服保肝药物治疗。1 周前患者无明显诱因出现呕血，为鲜红色血，量约 200 ml，当地胃镜提示：食道胃底静脉曲张，腹部 B 超提示：肝右叶占位性病变（肝癌不除外），脾大。化验乙肝表面抗原、丙肝抗体均为阴性，为进一步治疗，患者来我院，发病以来，否认有发热、腹痛、腹泻等症状，无呕血、黑便，精神、饮食、睡眠可，二便正常，近 2 个月体重下降 10 kg。

【既往史、个人史】否认高血压、糖尿病、冠心病等慢性病史。否认肝炎、结核病史及密切接触史。否认外伤、手术、输血史及食物、药物过敏史。无血吸虫病疫水接触史，无地方病或传染病流行区居住史，无毒物、粉尘及放射性物质接触史，无吸烟、饮酒史。

【入院查体】2017 年 5 月 12 日：T 36.3℃，P 74 次 / 分，R 19 次 / 分，BP 120/63 mmHg，全身皮肤黏膜及巩膜未见黄染；无肝掌、蜘蛛痣。全身浅表淋巴结未触及肿大。心肺查体无明显异常。腹部平坦，柔软，无压痛、反跳痛，肝脏肋下未触及，肝区无叩击痛，脾脏肋下 2 cm 处可触及，质中等，无压痛，边缘光滑，移动性浊音阳性，双下肢无水肿。

【入院检查】2017 年 5 月 11 日：血常规示白细胞 3.79×10^9/L，红细胞计数：3.21×10^{12}/L，血红蛋白：87.00 g/L，血小板计数：107.00×10^9/L；血生化：白蛋白 35.30 g/L，γ- 谷氨酰转肽酶 117.76 U/L↑（参考值：10 ～ 60 U/L），碱性磷酸酶 245.60 U/L；甲肝、乙肝、丙肝、戊肝标志物阴性；甲胎蛋白 0.80 ng/ml；传染病检查：HBsAg、抗 –HBs、HBeAg、抗 –HBe、抗 –HBc 均阴性，抗 –HCV 阴性，甲肝、戊肝抗体 IgM（ — ），抗 –HIV 阴性，梅毒抗体（ — ）；红细胞沉降率 44.00 mm/h；抗肝炎抗体谱阴性。

二、临床讨论

第一次临床讨论：入院初步考虑?

患者男性，62 岁，牧民，以"上腹部不适 1 年，呕血 1 次"入院，当地胃镜提示食道胃底静脉曲张，腹部 B 超提示肝右叶占位性病变（肝癌不除外），脾大。化验乙肝表面抗原、丙肝抗体均为阴性，血常规示白细胞降低、血红蛋白降低。体格检查发现脾大，移动性浊音（＋）。

【初步诊断】肝脏占位的原因? 脾大的原因? 门静脉高压原因?

【进一步检查】腹部 B 超提示：肝脏占位性病灶，建议进一步行 CT 检查；盆腹腔少量积液。胃镜提示：食管胃底静脉重度曲张，根据 B 超检查结果需进一步行 CT 检查。

第二次临床讨论：最可能考虑? 进一步处理?

【进一步检查】腹部 CTA 提示：肝右后叶 S6 段近第一肝门处可见一囊性为主的不规则低密度占位，边界不清，与邻近门静脉右支分界不清，增强后病变内部无明显强化，其边缘可见轻度环形强化，门静脉左右分支显示不清，其走行区可见低密度充盈缺损，肝右叶病变周围亦可见轻度扩张的胆管影；CTA 示门静脉左右支走行可见多发迂曲血管影，门静脉右支血管与病灶分界不清，门静脉主干及肠系膜上静脉内可见低密度充盈缺损，食管胃底可见多发迂曲血管影。综合影像征象考虑肝右叶泡球蚴病，累及门静脉右支，继发门静脉海绵样变性，肝右叶胆管扩张；门静脉主干及肠系膜上静脉内栓塞。

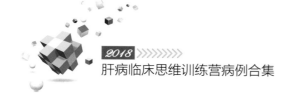

【最终诊断】①肝泡状棘球蚴病；②门静脉海绵样变性，门静脉高压，食管胃底静脉重度曲张，脾大，盆腹腔积液；③门静脉、肠系膜上静脉血栓。

三、诊疗体会

患者入院后腹部 B 超提示肝脏占位性病灶，建议进一步行 CT 检查。盆腹腔少量积液。胃镜提示食管胃底静脉重度曲张。根据入院后化验检查，乙肝表面抗原、丙肝抗体均为阴性，自身抗体均为阴性，同时缺乏酒精、药物性肝病的基础，因此患者虽然有门静脉高压，但肝硬化的影像学表现不符，而且已经发生过消化道出血，但门静脉高压的病因并不清楚，同时有肝脏占位而患者无明显消瘦、恶病质，AFP 正常，所以考虑原发性肝癌可能性小，肝硬化结节也暂不考虑。而腹部 B 超对于肝囊肿、肝脓肿、肝血管瘤都有诊断价值，但均未提示，所以考虑可能性小。患者有肝脏占位、门静脉高压，布加氏综合征也难以完全解释。同时患者来自于牧区，家里养狗，所以排除上述疾病后将诊断重点放到肝脏棘球蚴病、特殊性少见性肝病合并有门静脉高压上，进一步行腹部血管 CTA 检查诊断为肝泡状棘球蚴病，结合包虫试验阳性，最终做出诊断。

包虫病主要分为囊型包虫病（棘球蚴、单房型包虫）和泡型包虫病（泡球蚴、多房包虫）两种类型。肝泡状棘球蚴病（hepatic alveolar echinococcosis，HAE）由多房棘球绦虫的幼虫寄生于人或动物的体内致病，最易累积肝脏。肝泡状棘球蚴较细粒棘球蚴发病率低，但危害巨大，病灶向肝实质浸润性生长，晚期类似于恶性肿瘤样增殖和转移侵犯其他脏器，临床上有"虫癌"之称。

根据囊肿所在的部位、大小、对周围脏器的压迫程度不同及有无并发症等导致的临床表现不同，但大多缺乏明显的早期症状和体征，甚至囊肿长大亦无明显症状。常见症状：①不明原因的过敏现象出现，如皮肤瘙痒、荨麻疹等过敏反应。②出现压迫症状，如出现上腹部不适、腹胀、恶心等，为囊肿压迫胃肠道所致。呼吸困难为囊肿导致膈肌抬高压迫肺，压迫胆道及门静脉等可引起梗阻性黄疸、脾大、腹水等症状。③伴有全身营养障碍和贫血貌患者多见于儿童，因其包虫囊生长速度比成人快，单发囊肿巨大包虫多见，常以腹部包块就诊。

此患者病程长达1年，主要症状为上腹不适、乏力、纳差、贫血等症状，并有门静脉高压、脾大的表现，同时B超有肝占位性病变，用常见肝病难以解释，最终依靠腹部CTA得到正确诊断，因此我们体会到对于来自牧区，特别是有养狗者，临床出现不明原因肝脏占位者要考虑有肝泡状棘球蚴病的可能，对于合并有门静脉高压者要考虑门静脉受侵犯的可能。

（1）诊断：多脏器AE在初期诊断上多有一定困难，尤其是在其生物学特性上，由于其酷似肿瘤，不但原发病灶具有浸润性生长的特点，与肝癌较难区分。由于也可侵犯周围组织、发生远隔器官转移，故部分患者多误诊为肿瘤晚期并转移，从而延误了患者针对包虫病的有效治疗。AE就其诊断特点我们归纳：①具有流行病学史，患者多有农牧区长期居留史及野生动物接触史。②患者临床症状多较肿瘤患者轻且病程较长，详细追问病史其早期临床症状（腹部不适、头痛、视力减退等）可存在几年甚至更长时间，并且在发病后仍可较长时间存活，而肿瘤患者从发病到出现转移病灶其生存期较短，以月而计。③抗包虫病药物作用有效，本系列报告药物为主治疗6例患者化疗后短期内临床症状即明显好转，由卧床难起到生活自理。④影像学诊断：AE有时很难与肝癌鉴别。B超应是首选检查方法，尤其在临床随访中具有经济、无创、肝血流分析等优点。AE呈强回声，外形极不规则，与周围肝实质界限不清，内部回声不均匀有多数点状、粒状及小环状钙化，后方伴有明显声衰减及声影。主要与肝癌高回声型和中心性坏死出血型鉴别。近年来显示，血流连续性好的彩色多普勒能量图作能明显提高其临床诊断价值。CT及MRI对病灶的扫查诊断较为准确，多有病灶周围的"晕带征"，以及点、片状的钙化灶或病灶中央的液化坏死存在，通常在增强扫描中为"乏血供"表现，这在与肿瘤的鉴别中尤为重要。⑤免疫诊断可辅助临床对AE的诊断，但两型包虫病存在明显交叉反应，免疫鉴别诊断具有一定困难。

（2）治疗

①手术治疗：AE病治疗首选方法是根治性切除，但因该病潜伏期长，就诊时多属晚期，手术根治切除率低，而多脏器的AE手术根治更为困难。如限

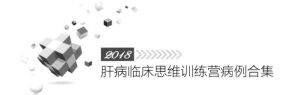

于一个肺段、叶内可选肺段或叶切除，再行肝叶切除可望达到治愈的目的。AE 合并脑转移多已失去了手术时机，但出现严重并发症时手术则作为减轻症状和缓解并发症为主。

②药物治疗：明确诊断多脏器的 AE，尤其合并脑转移者手术根治已无可能，药物治疗成为缓解病症、延长生命的主要方法。阿苯达唑属苯并咪唑类抗寄生虫药物，是目前 WHO 包虫病指导纲要所推荐的首选抗棘球蚴的药物之一。脂质体是一种定向药物载体，可以提高阿苯达唑的生物利用度和疗效，具有肝、脾、肺及脑靶向性特点。

患者本次入院以肝脏占位、门静脉高压为表现入院，最终明确为肝泡状棘球蚴病，有低白蛋白血症、腹水，所以入院后给予支持、利尿。本例患者为肝泡状棘球蚴病伴有门静脉海绵样变性，肝移植是目前最佳的治疗方式。

高热、肝脏多发低密度灶查因

南京医科大学第一附属医院　王茜　李军

一、病例基本信息

患者，女，67岁，因"高热10余天"于2017年11月6日入院。

【现病史】患者2017年10月下旬无明显诱因下出现发热，热峰＞39℃，最高达41℃，伴寒战，有恶心无呕吐，无咳嗽、咳痰。2017年10月28日就诊于当地区人民医院门诊，给予抗感染处理（具体不详），体温控制不佳，2017年10月31日转入病房继续治疗。胸部CT示：①主动脉硬化；②附见肝多发低密度灶。腹部CT示：①肝脏多发低密度灶，考虑多发肝脓肿可能；②左肾小囊肿。中上腹MRI示：①肝内多发异常信号，考虑肝囊肿可能大；②胆囊多发结石，胆囊管开口低；③左肾多发小囊肿。胃镜示：浅表性胃炎伴糜烂。给予"亚胺培南西斯他丁、莫西沙星、奥硝唑"联合抗感染，"奥司他韦"抗病毒，仍反复高热、寒战。2017年11月5日转入我院急诊科，血常规+CRP测定（2017年11月6日）：C反应蛋白＞190 mg/L，白细胞22.65×10⁹/L，中性粒细胞计数20.49×10⁹/L，血红蛋白109 g/L，血小板392×10⁹/L；肝肾功能+电解质：ALT 44.9 U/L，AST 14.7 U/L，钾3.1 mmol/L，钠136 mmol/L，钙1.97 mmol/L；凝血：凝血酶原时间15.30 s，纤维蛋白原7.32 g/L，D-二聚体0.99 mg/L；降钙素原1.58 ng/ml（参考值：0～0.5 ng/ml）；B型脑钠肽：493.5 pg/ml（参考值：0～300 pg/ml）。2017年11月5日胸部+全腹CT（图12-1）：①肝内多发低密度影，大小不等，边缘欠清，考虑肝脓肿；②胆囊增大，胆囊内可见片状密度增高密度影；③右侧少许胸腔积液。在急诊给予亚胺培南西斯他丁抗感染，体温控制仍不佳，遂以"发热待查"收住我科继续治疗。患者病程中一般情况较差，恶心，无呕吐，无牙龈出血，未进食，睡眠较差，大小便正常，体重无明显变化。

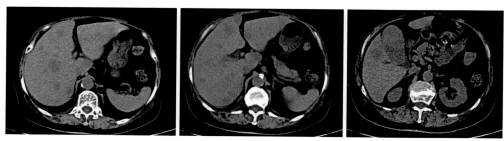

图 12-1　胸部 + 全腹 CT（2017 年 11 月 5 日我院急诊）

【既往史、个人史】2013 年行右侧股骨头置换术。2014 年因子宫脱垂行子宫切除术。2015 年出现尿失禁已手术。有高血压史 3 年，服用硝苯地平，控制尚可。否认输血史。否认"糖尿病"等慢性病史。否认肝炎、结核等传染病史，否认药物及食物过敏史，疫苗接种随社会。出生并居住于原籍，无久居外地史。否认日本血吸虫病等疫水、疫源密切接触史，否认放射线及化学毒物密切接触史。平素生活习惯良好，无烟酒嗜好。适龄婚配，已绝经，子女体健，否认冶游史。否认家族遗传病史。

【入院后查体】T 38.3 ℃，P 100 次 / 分，R 22 次 / 分，BP 112/78 mmHg。神志清，精神差，发育正常，营养中等，推入病房，自动体位，查体合作。全身皮肤黏膜无明显黄染，无出血点及淤斑，未见肝掌及蜘蛛痣，全身浅表淋巴结未触及肿大，头颅无畸形，巩膜无明显黄染，结膜无充血，双侧瞳孔等大等圆，直径约 3 mm，对光反射灵敏，鼻中隔无偏曲，鼻翼无煽动，无异常分泌物，各副鼻窦区无压痛，外耳郭无畸形，无异常分泌物，口唇无紫绀，伸舌居中，口腔无溃疡，咽部充血，扁桃体无肿大。颈项软，气管居中，甲状腺无肿大，颈静脉无怒张。胸廓无畸形，未见蜘蛛痣，肋间隙无增宽及狭窄，触觉语颤两侧对称，叩诊清音，听诊两肺呼吸音粗，两肺未闻及干湿性啰音，心前区无异常隆起，未及震颤，心脏浊音界无扩大，心率 100 次 / 分，律齐，各瓣膜听诊区未及明显病理性杂音，腹平软，未见胃肠型及蠕动波，无腹壁静脉曲张，全腹软，无压痛、反跳痛，Murphy 征阴性，肝肾区无叩击痛，移动性浊音阴性，肠鸣音正常。脊柱四肢无畸形，活动自如，四肢肌力正常，双下肢无水肿。右侧髋关节处可见 10 cm 陈旧手术瘢痕。

【入院检查】血常规 +CRP：C 反应蛋白 > 190 mg/L，白细胞 $22.65 \times 10^9/L$，中性粒细胞计数 $20.49 \times 10^9/L$，血红蛋白 109 g/L，血小板 $392 \times 10^9/L$；尿常规：白细胞 57.10 个 /μl ↑，尿蛋白（1+）；生化：ALT 21.0 U/L，AST 13.9 U/L，L–γ–谷氨酰转肽酶 62.0 U/L ↑，白蛋白 30.9 g/L ↓，肌酐 43.8 μmol/L ↓，尿酸 114 μmol/L ↓，甲状腺功能 + 肿瘤标志物：FT3 1.77 pmol/L ↓，细胞角蛋白 19 片段 9.46 ng/ml ↑；风湿 + 免疫：类风湿因子 < 10.4 IU/ml，抗链球菌溶血素 O 56 IU/ml，C 反应蛋白 235.0 mg/L ↑，免疫球蛋白 ALB 2.09 g/L，免疫球蛋白 GLB 8.07 g/L，免疫球蛋白 M 1.150 g/L，补体 C3 为 1.26 g/L，补体 C4 为 0.230 g/L；降钙素原 0.63 ng/ml ↑；红细胞沉降率 105 mm/h；铁蛋白 695.20 ng/ml ↑；输血前八项：乙肝表面抗体阳性，丙肝抗体阴性，人类免疫缺陷病毒抗体 阴性，梅毒螺旋体抗体阴性。

二、临床讨论

第一次临床讨论：入院初步考虑？阐述依据及下一步处理？

患者中老年女性，高热十余天；体格检查咽部充血，余无特殊阳性体征；血 WBC 及 PCT、CRP、ESR、铁蛋白明显升高；多次腹部影像学检查均提示肝内多发低密度影，胆囊增大，胆囊内片状高密度影；经亚胺培南西斯他丁、莫西沙星、奥硝唑抗感染治疗近 1 周无效，仍高热。

【入院诊断】①发热伴肝脏多发占位原因待查：肝脓肿？原发肝脏肿瘤？肝脏转移瘤？ ②高血压病。

【进一步完善检查】T-SPOT 阴性；EBV-DNA 定量 2.05 E+3 copies/ml ↑；巨细胞病毒定量阴性；总 IgE < 0.10 kU/L；淋巴细胞亚群、活化检测：B 细胞百分比 4.00 % ↓，CD4+ 与 CD8+ 细胞比值 1.37，总 T 细胞计数 522.00 个 /μl ↓，T辅助/诱导细胞计数 315.00 个 /μl↓，抑制性/细胞毒 T 细胞计数 229.00 个 /μl↓，B 细胞计数 29.00 个 /μl ↓；大便细菌涂片检查：球杆比正常，见少量真菌孢

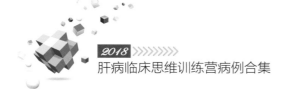

子；血培养阴性；抗核抗体、抗 ENA 抗体、抗中性粒细胞胞浆抗体均阴性。头颅平扫：未见明显异常；我院腹部 CT（2017 年 11 月 10 日）（图 12-2）：肝内多发低密度灶，结合临床病史考虑肝脓肿可能性大；胆囊炎；脾内低密度结节。

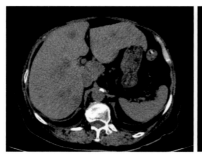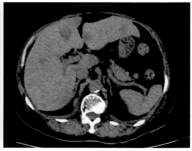

图 12-2　腹部 CT

　　我院骨髓常规（2017 年 11 月 10 日）（图 12-3）：白细胞总数增高，分类中性粒细胞核左移，淋巴细胞比例减低，形态正常。粒系、巨核系增生明显活跃，红系增生活跃，血小板成簇可见。

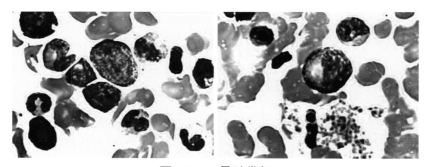

图 12-3　骨髓常规

　　【入院后治疗】"亚胺培南西司他丁 2.0 g q12 h + 利奈唑胺 0.6 g q12 h"抗感染。

　　【病情变化】患者抗感染治疗 1 周余，体温热峰无明显降低，仍持续高热（图 12-4）。WBC、CRP、PCT、ESR 及铁蛋白仍明显升高（表 12-1、表 12-2）。

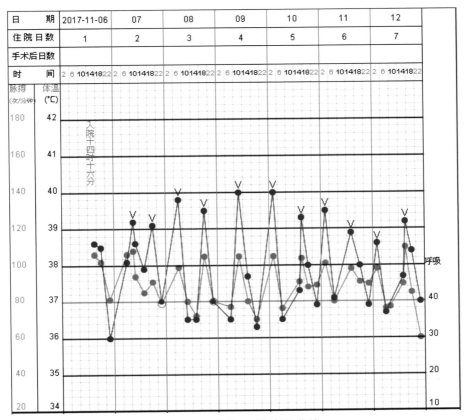

图 12-4 入院 1 周体温曲线

表 12-1 血常规及炎症指标变化

时间 检查	11 月 6 日	11 月 10 日	11 月 15 日
WBC（×10⁹/L）	22.65	23.99	24.72
Neu（%）	90.5	89.2	89
Hb（g/L）	109	102	105
PLT（U/L）	392	386	319
CRP（mg/L）	> 180	138	> 180
ESR（mm/h）	105	90	90
PCT（ng/ml）	0.63	—	0.68
铁蛋白（μg/L）	695.2	720.1	1001.3

表 12-2　生化变化

时间 检查	11 月 7 日	11 月 15 日
ALT（U/L）	21	22.9
AST（U/L）	13.9	16.9
GGT（U/L）	62 ↑	111.9 ↑
ALP（U/L）	88	100
LDH（U/L）	234	230
TP（μmmol/L）	55.2 ↓	57.6 ↓
ALB（g/L）	30.9 ↓	29.3 ↓
GLB（g/L）	24.3	28.3

第二次临床讨论：最可能考虑？进一步处理？

【鉴别诊断分析】①患者工作环境单纯，未接触野生动物，未食用生肉，但非典型病原体，如真菌、寄生虫仍需考虑；②多次腹部 CT 均提示肝脏多发低密度灶（肝脓肿可能性大），但"利奈唑胺 + 亚胺培南西斯他丁"抗感染治疗后，仍反复高热，CT 示多个肝脏病灶基本同时生长，界限不清且无液化趋势，需考虑肝脏病灶为恶性病变可能。

【进一步检查】肝脏穿刺（2017 年 11 月 15 日）：未引出脓液，取病灶周围血液送培养阴性；取组织活检（图 12-5）：肝细胞脂肪变性伴胆汁淤积，肝血窦及汇管区见急慢性细胞浸润，灶性区纤维组织增生。PET-CT（2017 年 11 月 16 日）：①肝脏内多发低密度影，边界不清，FDG 代谢增高；肝门区多发稍大淋巴结，脾脏增大，FDG 代谢弥漫性增高；骨髓 FDG 代谢弥漫性增高；结合病史考虑多发肝脓肿可能，骨髓及脾脏反应性改变，恶性淋巴瘤待排，建议结合活检病理。②双侧苍白球钙化，双侧内囊前肢对称性低密度影，考虑脱髓鞘可能。③左侧上颌窦炎症，需除外真菌感染。咽淋巴环一点状钙化灶。④右肺上叶尖段一肺大泡。双侧胸膜增厚粘连。心包膜增厚。⑤胆囊泥沙样结石（图 12-6）；骨髓活检（2017 年 11 月 17 日）：骨髓增生大致正常（60%），粒红比大致正常，粒系以中性中幼粒细胞及以下阶段为主，红系增生大致正常，以中晚幼红为主，巨核细胞 0 ～ 2 个 / 骨小梁间，以分叶核巨核细胞为主（图 12-7）。

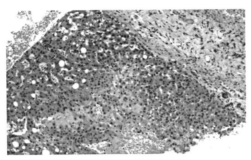

图 12-5　肝脏穿刺组织活检（我院，2017 年 11 月 15 日）

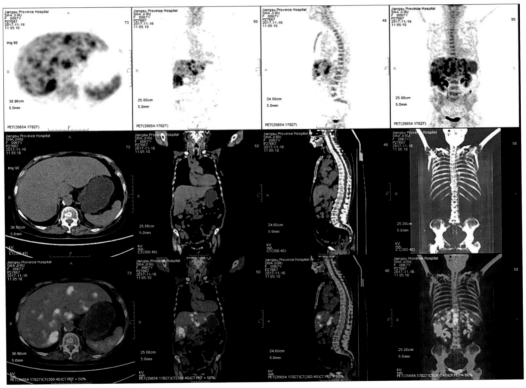

图 12-6　PET-CT（我院，2017 年 11 月 16 日）

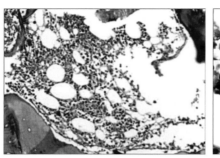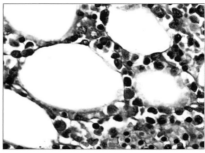

图 12-7 骨髓活检（我院，2017 年 11 月 17 日）

【治疗】2017 年 11 月 16 日调整抗生素为"替硝唑 0.8 g qd + 利奈唑胺 0.6 g q12 h + 头孢哌酮舒巴坦 3 g q12 h"，效果不佳，仍持续高热。

【进一步检查】2017 年 11 月 23 日复查血常规 +CRP：CRP ＞ 170 mg/L ↑，WBC 35.41×10⁹/L ↑，Neu% 92.50% ↑，Hb 90 g/L ↓，PLT 98×10⁹/L ↓；生化：ALT 20.6 U/L，AST 29.6 U/L，GGT 337.1 U/L ↑，ALP 249 U/L ↑，LDH 347 U/L ↑，α－羟丁酸脱氢酶 188 U/L ↑，TP 51.4 g/L ↓，ALB 27.5 g/L ↓，GLB 23.9 g/L；骨髓流式 +Ig 重排 +TCR 重排 + 染色体均未见明显异常；上腹部 CT 平扫 + 增强（2017 年 11 月 22 日）：肝脏多发病灶，伴肝前缘渗出影，结合病史考虑多发肝脓肿可能大，转移不排除。胆囊结石，胆囊炎。副脾。左肾多发囊肿可能。左侧肾上腺结合部增粗。两侧胸腔积液，心包少量积液。左肺心缘旁见片状高密度影，考虑炎症（图 12-8）。

【进一步治疗】感染科、血液科、影像科、肿瘤科、肝脏外科多学科会诊，考虑恶性肿瘤、真菌脓肿不排除，建议再次肝脏穿刺或剖腹探查。2017 年 11 月 23 日转外科行剖腹探查术，术中快速病理提示腺癌（图 12-9）；免疫组化：肿瘤细胞 CK7（－），CK19（＋），CK20（－），CDX-2（－），Hepatocyte（－），AFP（－），CD10（－），CDH17（－），低分化腺癌，胆管来源可能性大（图 12-10）。

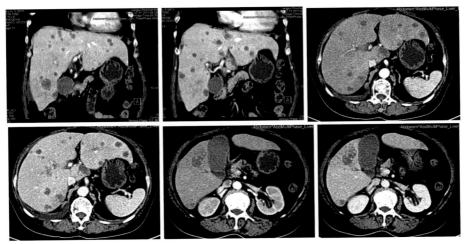

图 12-8　上腹部 CT 平扫 + 增强（我院，2017 年 11 月 22 日）

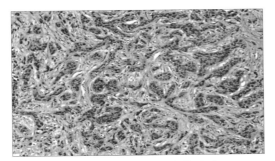

图 12-9　剖腹探查术中快速病理

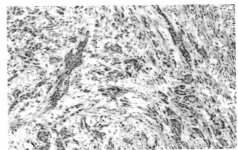

图 12-10　剖腹探查术免疫组化

【最终诊断及疾病转归】最终诊断为"胆管细胞癌"；患者于 11 月 28 日自动出院，出院半个月后随访已过世。

三、诊疗体会

肝内胆管细胞癌（intrahepatic cholangiocellular carcinoma，ICC）是发生于胆管二级以下分支的腺癌，也是次于肝细胞癌（hepatocellular carcinoma，HCC）的第二位原发性肝脏恶性肿瘤，占原发性肝癌的 10%～20%。主要源于肝内胆管上皮细胞，还可起源于肝细胞、干细胞及胆管旁腺体细胞。发生率存在明显的地域差异。多数 ICC 患者年龄在 65 岁以上，发病率高峰位于 70

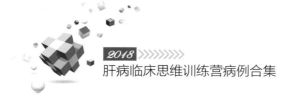

岁左右。男性多于女性。

（1）危险因素：肝吸虫、原发性硬化性胆管炎、肝内胆管结石、HBV、HCV。其中我国 ICC 危险因素主要包括肝内胆管结石、HBV 感染（包括隐源性 HBV 感染），以及各种原因特别是 HBV 所致的肝硬化等。

（2）诊断：早期多无明显症状，也缺乏特异性。最常见的三大症状为腹痛、贫血和体重减轻。血清 AFP、CEA 诊断价值不大，CA19-9 > 100 U/ml 时，诊断敏感度高达 89%，特异性为 86%。明确诊断主要依赖于影像学和病理学检查。

CT 平扫表现为病灶所在肝叶萎缩，不规则钙化，邻近的肝包膜凹陷、皱缩。CT 动态增强是诊断的关键技术，增强扫描早期肿块周边呈不均匀轻、中度强化，部分见分隔样强化，肿块中央多无明显强化，或仅表现轻度片状或条索状强化。门静脉期及延迟期出现延迟强化。增强后动脉期病灶边缘呈环状或花环状强化，部分为斑片状、条状强化。病灶中央延迟期出现不均匀强化。

MRI 平扫表现为肿块型，主要表现为分叶状或不规则形、无包膜的软组织肿块，边界多不清楚。MRI 增强表现：典型表现为"快进慢出"型，即动脉期周围出现环状、花边状不同程度强化，门静脉期逐渐向中心扩展，延迟期病灶中心呈渐进性填充式强化，而周边强化的病灶其强化程度不同程度减低。

（3）治疗：手术是唯一有希望治愈的治疗方法，但根治性手术切除率仅有 15% ～ 20%。射频消融、经动脉插管化疗栓塞、辅助化疗的治疗作用有限，肝移植治疗尚存争议，到目前为止，无标准的靶向药物。

（4）预后：由于该病早期诊断极为困难，目前又无确切有效的非手术治疗方法，加上该病具有高度恶性的生物学行为，导致多数患者就诊后短期内死亡，即使行根治性切除，术后 5 年总生存率也仅为 7% ～ 30%。

反复肝功能异常 10 余年

上海交通大学附属第一人民医院　李郑红　陆伦根

一、病例基本信息

患者，女，18 岁。因"反复肝功能异常 10 余年"入院。

【现病史】该患者 10 年前幼儿园入学体检发现谷丙转氨酶（ALT）及天门冬氨酸转氨酶（AST）升高，伴有乏力。幼儿时期易出现发热性疾病，有频繁青霉素使用史。2009—2016 年，ALT 波动在 90 ～ 192 U/L，AST 波动在 92 ～ 161 U/L。10 来学习成绩中等偏上，体育成绩较差，无法跑步或快走。2015 年当地人民医院查铜蓝蛋白 0.29 g/L，抗 Jo-1 抗体阳性。2016 年当地医院查 HbsAb（+），HBV-DNA 低于检测下限。患者病程中无皮疹、关节痛，无口干、眼干、口腔溃疡，无呕血、黑便，精神、饮食、睡眠可，二便正常，体重无明显改变。

【既往史】否认肝炎、结核病史及密切接触史。否认外伤、手术、输血史及食物、药物过敏史。

【个人史】无血吸虫病疫区接触史，无大量淡水鱼虾进食史，无地方病或传染病流行区居住史，无毒物、粉尘及放射性物质接触史，无吸烟史，无饮酒史。

【入院后检查】血常规、尿常规、凝血常规、微量元素均未见明显异常；生化：ALT 101 U/L（参考值：5 ～ 40 U/L），AST 96.7 U/L（参考值：8 ～ 40 U/L），γ-GT 10 U/L（参考值：12 ～ 43 U/L），AKP 35 U/L（参考值：38 ～ 126 U/L），LDH 986 U/L（参考值：109 ～ 245 U/L），CK 4681 U/L（参考值：26 ～ 140 U/L），

余指标正常。铜蓝蛋白 0.18 g/L（参考值：0.2 ～ 0.6 g/L）；ANA、PCNA、AMA–M2、抗 ds–DNA、ANCA–MPO、ANCA–PR3、AMA、ASMA、抗 LKM、抗 LC–1、抗 Jo–1 抗体、抗可溶性肝抗原 / 肝 – 胰抗原抗体均为阴性。免疫球蛋白（IgG、IgM、IgE 和 IgA）均正常。铁蛋白 84.5 μg/L（参考值：4.5 ～ 170 μg/L），血清铁饱和度 49.7。眼科：未见明显 K–F 环；上腹部增强 CT+CTA：未见明显异常；心脏彩超：左心功能降低，左心增大（EF 39%）。腹部彩超：肝、胆、胰、脾肾未见明显异常（门静脉 10 mm，流速 22 cm/s）。

二、临床讨论

第一次讨论：该患者的初步诊断？进一步的处理？

总结病史特点，该患者为青少年女性，因反复肝功能异常 10 年入院。初步辅助检查中主要的异常指标有 ALT、AST、LDH、CK、CK–MB 和肌红蛋白显著升高，心脏彩超提示患者左心功能降低，左心增大。入院后出现进行性加重的双侧下肢无力，因此，初步诊断考虑为肝功能异常原因待查，肌源性疾病可能性大。

考虑患者左心功能较差，心内科的会诊考虑患者是否存在扩张性心肌病，建议给予患者 ACEI 类药物改善心肌重构。同时肾内科考虑患者 CK、肌红蛋白水平较高，因此，考虑患者是否存在横纹肌溶解，建议积极补液、利尿、碱化尿液治疗。考虑患者入院后双下肢无力进行性加重，我们请神经科医生进行了会诊，通过神经科的专科查体发现该患者的 Gower 征呈阳性，因此建议我们进一步完善该患者的肌电图，必要时行肌肉活检。Gower 征表现为患者仰卧走立时非常困难，必先翻身俯卧，再双手攀缘两膝，逐渐向上支撑起立的特殊姿态。

【进一步检查】为了进一步排除患者存在肝脏疾病，我们为患者进行了肝脏穿刺活检及肝脏相关疾病的基因检测。肝穿病理提示：肝细胞水样变性，个别汇管区扩大，未见明显炎细胞浸润。Masson（＋），网染（＋）。肝脏疾病基因检测亦无阳性发现。肌电图提示患者存在肌源性损害，主要累及四肢近端肌（图 13–1、图 13–2）。神经传导速度：未见明显异常。

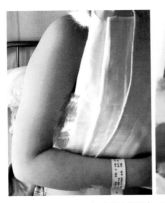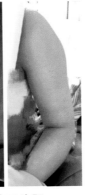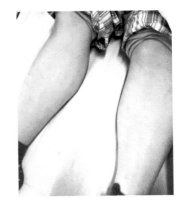

图 13-1　患者双侧肱二头肌　　　　图 13-2　患者双侧腓肠肌

第二次讨论：该患者最可能的诊断？进一步处理？

考虑患者存在肌电图存在肌源性损伤而神经传导速度正常，因此进行性肌营养不良的可能性大。因此对患者进行了肌肉活检，结果提示：肌细胞显著大小不等；散在坏死纤维和成簇新生纤维；见涡状纤维，较多不透边纤维；肌内膜纤维组织轻度浸润。结论：左肱二头肌符合肌营养不良。

面对一例肝功能异常的患者，我们首先考虑是否存在肝源性疾病，如病毒性肝炎、自身免疫性肝病、遗传代谢性肝病等，鉴于该患者所有嗜肝病毒均为阴性，肝脏穿刺活检及相关基因检测均未见阳性发现，因此肝源性的 ALT、AST 异常可予以排除。其次为梗死性疾病，如心肌梗死、脾脏梗死、肾梗死、胰腺梗死等，鉴于该患者相关表现，可予以排除。最后为骨骼肌疾病，如横纹肌溶解、进行性肌萎缩、皮肌炎、进行性肌营养不良等。横纹肌溶解患者可见横纹肌细胞广泛坏死，与本例患者的肌活检结果迥异；进行性肌萎缩患者同样可表现为青少年起病，但患者多有肌束震颤、肌电图表现为神经源性损害；皮肌炎患者为累及横纹肌的特发性炎症性肌病，临床上以对称性近端肌无力为主要表现有"向阳性皮疹"，四肢关节的伸侧面可见红斑性鳞屑疹，常伴光敏感。病理上以横纹肌纤维变性和间质炎症为特点。进行性肌营养不良患者的临床特征为缓慢进行性加重的对称性肌肉无力和萎缩，无感觉障碍。电生理表现为肌源性损害、神经传导速度正常。组织学特征为广泛肌纤维萎缩，伴肌纤维变性、坏死、再生，严重萎缩者伴有脂肪及结缔组

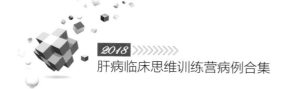
织增生。因此，该患者最终诊断考虑为：进行性肌营养不良、心功能不全、左心室肥大。

三、诊疗体会

　　进行性肌营养不良症是一组遗传性肌肉变性疾病，遗传方式主要为常染色体显性、隐性和 X 连锁隐性遗传。临床特征为缓慢进行性加重的对称性肌肉无力和萎缩，无感觉障碍。电生理表现为肌源性损害、神经传导速度正常。组织学特征为广泛肌纤维萎缩，伴肌纤维变性、坏死、再生，严重萎缩者伴有脂肪及结缔组织增生。

　　进行性肌营养不良症主要可分为以下类型：①假肥大型肌营养不良症 [Duchenne 型肌营养不良症（Duchenne muscular dystrophy，DMD）和 Becker 型肌营养不良症（Becker muscular dystrophy，BMD）]：可有"鸭步""翼状肩胛"，90% 的患儿有肌肉假性肥大，以腓肠肌最明显，多数患者伴有心肌损害。患儿病情发展至 12 岁时不能行走，需坐轮椅是 DMD 和 BMD 的主要鉴别依据；②面肩肱型肌营养不良症：常染色体显性遗传，常面部及肩胛带肌肉最先受累，血清 CK 正常或轻度升高；③肢带型肌营养不良症：常染色体隐性或显性遗传，首发症状多为骨盆带肌肉萎缩，血清 CK 明显升高；④ Emery-Dreifuss 型肌营养不良症：X 连锁隐性遗传，临床特征为疾病早期出现肘部屈曲挛缩和跟腱缩短，颈部前屈受限，脊柱强直；⑤先天性肌营养不良症：出生时或婴儿期起病，表现为全身严重肌无力、肌张力低和骨关节挛缩；⑥眼咽型肌营养不良症：常染色体显性遗传，首发症状为对称性上睑下垂和眼球运动障碍，血清 CK 正常；⑦眼型肌营养不良症：常染色体显性遗传，最初表现为双侧眼睑下垂伴头后仰和额肌收缩，易误诊为重症肌无力；⑧远端型肌营养不良症：少见，呈常染色体显性遗传。10 ～ 50 岁起病，肌无力和萎缩始于四肢远端、腕踝关节周围和手足的小肌肉。

　　结合该患者的诊疗过程，我们体会到青少年出现不明原因肝功能异常需要综合考虑全身疾病，避免一叶障目。进行性肌营养不良为临床少见疾病，需全面掌握临床知识，才能有的放矢。

反复胆汁淤积发作

一、病例基本信息

患者，男，35岁，广西桂平市人，农民。因"尿黄1个月，身目黄染22天"于2015年12月4日入院。

【现病史】1个月前（2015年11月1日）患者因外伤使用抗生素治疗后出现尿黄，呈浓茶样，伴皮肤瘙痒，当时未予处理，症状无改善。22天前（2015年11月11日）患者开始出现皮肤眼睛轻度黄染，立即到当地人民医院住院治疗，当时无发热，无乏力、厌油、恶心、呕吐，无腹胀、腹痛、腹泻，无反酸、嗳气。在当地住院期间黄染进行性加深，尿呈浓茶样，并反复解白陶土样便。

2015年11月12日当地检查肝功能：TBIL 109.5 μmol/L，DBIL 96.7 μmol/L，IBIL 12.8 μmol/L，LP 189.2 U/L，ALT 134.9 U/L。肾功能、甲状腺功能、免疫三项、电解质未见异常。乙肝两对半、抗核抗体谱、丁型肝炎抗体、戊型肝炎抗体均为阴性。腹部超声：肝右叶见一稍强回声团，大小约15 mm×12 mm，考虑血管瘤可能，胆囊内可见一个稍强回声结节，约8 mm×7 mm，脾、胰未见异常。

当地医院诊断为："胆汁淤积性肝炎"，并给予异甘草酸镁降酶、多烯磷脂酰胆碱、丁二磺酸腺苷蛋氨酸、熊去氧胆酸、山莨菪碱及激素治疗。治疗期间无药物不良反应，无乏力、厌油、恶心、呕吐，无腹胀、腹痛、腹泻，无反酸、嗳气，但黄疸及瘙痒症状无缓解。2015年11月30日复查肝功能

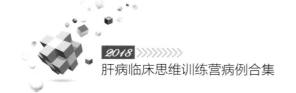

TBIL 761.2 μmol/L，DBIL 633.4 μmol/L，IBIL 127.8 μmol/L，ALT 66.4 U/L，ALP 251.6 U/L。患者黄染及瘙痒症状无缓解遂要求出院，转至我院治疗。病后精神、睡眠一般，食欲尚可，偶出现白陶土样便，小便浓茶样，尿量正常，体重无明显变化。

【既往史、个人史】曾于 1983 年、1994 年、2000 年、2006 年及 2012 年各出现黄疸 1 次，经治疗后可好转，2000 年、2006 年及 2012 年黄疸出现前均疑有使用抗生素（具体不详）。否认高血压、冠心病、糖尿病史，否认肝炎、结核或其他传染病史，否认过敏史。2015 年 10 月因意外致右前臂外伤伤口约 10 cm，经治疗后现可见伤口愈合良好。否认手术史，否认输血史。无血吸虫病疫水接触史，无地方病或传染病流行区居住史，无毒物、粉尘及放射性物质接触史，无吸烟、饮酒史，否认进食鱼生。

【家族史】自诉家中一妹妹也有转氨酶轻度升高，多于熬夜时出现（具体不详）。

【入院后查体】T 36.3℃，P 84 次 / 分，R 20 次 / 分，BP 130/78 mmHg，神志清楚，慢性病容，全身皮肤、巩膜重度黄染，无肝掌及蜘蛛痣。心肺无异常。腹平软，腹壁未见腹壁静脉曲张，无压痛及反跳痛，肝脾肋下未触及，移动性浊音阴性，肠鸣音正常。双下肢无水肿。

【入院后检查】血常规：WBC 12.99×10^9/L，Neu 11.42×10^9/L，Neu% 87.9%，Hb 129.7 g/L，PLT 201.6×10^9/L；肝功能：TBIL 824.1 μmol/L ↑↑↑，DBIL 531.7 μmol/L ↑↑↑，IBIL 292.4 μmol/L，TP 49.1 g/L，ALB 35.4 g/L，GLO 13.7 g/L，ALT 99 U/L ↑，AST 46 U/L ↑，GGT 125 U/L ↑↑，ALP 270 U/L ↑↑↑，TBA 266.1 μmol/L ↑↑↑；血脂：CHO 3.46 mmol/L，TG 5.0 mmol/L ↑；肾功能：BUN 10.53 mmol/L ↑，Cr 122 μmol/L ↑；凝血功能：PT 9.4 s，PTA 100%，INR 0.8，FIB 4.91 g/L。

二、临床讨论

第一次临床讨论：患者初步考虑？进一步处理？

【入院后诊断】胆汁淤积原因待查。

【分析】患者青年男性，病前有使用抗生素，临床表现为尿黄 1 个月，身目黄染 22 天；既往有多次出现黄疸，经治疗后可好转；2000 年、2006 年及 2012 年黄疸出现前均疑有使用抗生素（具体不详）；家中一妹妹疑有肝功能异常；慢性病容及皮肤巩膜重度黄染；实验室查 TBIL 升高，且以 DBIL 为主，GGT、ALP、TBA 淤胆指标明显升高，ALT 及 AST 轻度升高，凝血指标正常。诊断考虑"胆汁淤积原因待查"，进一步检查协助明确诊断。

【进一步完善检查】2015 年 12 月 5 日查尿常规：胆红素 3 μmol/L，余未见异常；肝炎标志物：甲肝抗体、HBsAg、丙肝抗体、戊肝抗体均为阴性；肿瘤标记物：CEA 9.29 ng/ml↑，CA125 为 38.59 ng/ml↑，CA19-9 为 357.9 U/ml↑，AFP 3.05 ng/ml，CA153 为 25.87 U/ml；自身抗体：ANA、ANCA –MPO、ANCA-PR3、AMA、ASMA、抗 LKM-1、抗 LC-1 及抗可溶性肝抗原 / 肝 – 胰抗原抗体、抗 ds-DNA 抗体均为阴性；免疫球蛋白：IgA 1.131 g/L↓，IgG 5.43 g/L↓，IgM 1.161 g/L（正常值：6.9～16.2 g/L）；铜 8.8 μmol/L↓，铜蓝蛋白 391.4 mg/dl；大便找虫卵：未找到；甲状腺功能未见异常；腹部 B 超：肝右叶高回声团（肝血管瘤？），胆囊、脾、胰腺回声未见异常（图 13-3）。

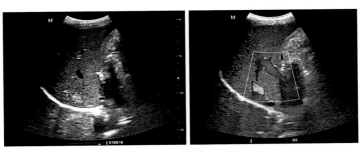

图 13-3　腹部 B 超

肝胆 MRI 平扫 + 增强 + 胆系 MR 水成像（图 13-4）：肝脏体积稍增大，肝叶圆钝，各叶比例正常，肝表面光整，肝实质未见异常信号，增强扫描未见异常强化灶。胆囊不大，其内见一稍短 T_1、稍短 T_2 信号影，大小约 0.6 cm，胆囊壁未见增厚。脾脏稍增大，前缘超过腋中线，未见异常信号及异常强化灶。肝内外胆管未见狭窄、扩张及充盈缺损，胆囊显影，胰管未见扩

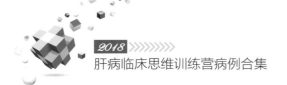

张。诊断：①肝脾轻度肿大；②胆囊结石。

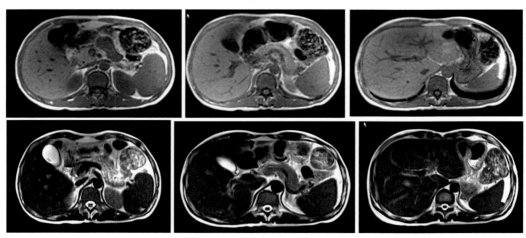

图 13-4　肝胆 MRI 平扫 + 增强 + 胆系 MR 水成像

　　肝脏穿刺活检病理（图 13-5）：门管区轻度增多的慢性炎细胞浸润伴轻度纤维化，见较多的窦内胆栓，小区周边见小灶性坏死伴中性白细胞浸润。HBsAg（－），HBcAg（－），未见明确胆管上皮破坏，无明显小胆管增生。本例符合淤疸性肝损害，但缺乏硬化性胆管炎组织学证据。

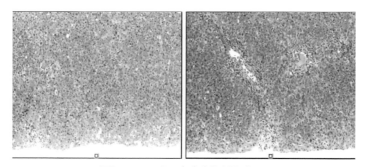

图 13-5　肝脏穿刺活检病理

第二次临床讨论：最终最终诊断？

　　【分析】胆汁淤积相关疾病如图 13-6 所示。家族基因检测（图 13-7）：*ATP8 B1* 基因突变示。

【可能诊断】良性复发性肝内胆汁淤积症。

【出院诊断】良性复发性肝内胆汁淤积症。

【治疗及转归】患者入院后，使用甲强龙、熊去氧胆酸、腺苷蛋氨酸等对症护肝、减轻淤胆治疗。肝功能有所好转，黄疸部分消退，后因经济原因，自动出院。出院后随访肝功能进一步改善，后未定期遵嘱随访，服用激素过程中并发肺炎、脓毒血症导致死亡。

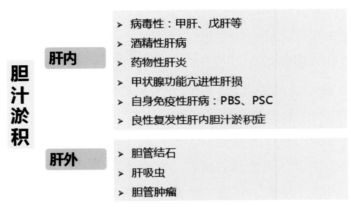

图 13-6　胆汁淤积相关疾病

检测内容：ATP8B1 基因第 2、7、8、9、10、13、18、22、23 和 27 外显子及附近区域

检测方法：DNA 提取，PCR，测序

检测结果：

基因名称	检测位点	突变类型	突变位点
ATP8B1	Exon 2 及附近区域	未见突变	无
	Exon 7 及附近区域	未见突变	无
	Exon 8 及附近区域	同义突变	c.696T>C.p.D232D
		内含子突变	c.+20C>T（杂合）
	Exon 9 及附近区域	错义突变	c.749T>C.p.L250P（杂合）
	Exon 10 及附近区域	同义突变	c.811A>C.p.R271R
	Exon 13 及附近区域	未见突变	无
		错义突变	c.2021T>C.p.M674T（杂合）
	Exon 18 及附近区域	未见突变	无
	Exon 22 及附近区域	未见突变	无
	Exon 23 及附近区域	错义突变	c.3454G>A.p.A1152T
	Exon 27 及附近区域	同义突变	c.3477C>T.p.P1159P（杂合）

实验室声明：报告结果只对本次受检样本负责，结果仅供临床医生参考。对患者有限数量的细胞进行基因检测不能揭示患者所有可能存在的有临床意义的基因突变，也不排除患者存在于检测技术的限制，基因突变可能出于检测技术的限制，本标本中正常组织过多，标本采集或运输意外以及其他无法预知的因素等而未被发现。对有临床提示的患者，建议使用另一份标本重新检测。由于标本保存有一定期限，若对报告结果有疑问，请在自报告日期起的 20 天内提出复检申请，逾期不再受理复检。

图 13-7　基因检测

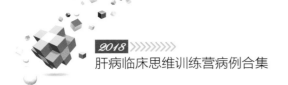

三、诊疗体会

良性复发性肝内胆汁淤积症，因部分患者有家族发病的特点，故又称良性家族性肝内胆汁淤积症。病因未明，可能不是单一病因所致。首次发病常出现在幼年，可反复发作。发作时颇似梗阻性黄疸，小叶中心的胆汁淤积是最为突出的组织学特征，间歇期肝功能及肝组织学均恢复正常，预后良好。

诊断标准：①持续数月至数年的无症状间隔黄疸至少发作 2 次；②实验室指标符合肝内胆汁淤积；③ GGT 水平正常或仅轻微升高；④继发于胆汁淤积后严重的瘙痒症；⑤肝组织病理学证实小叶中心性胆汁淤积；⑥胆管造影术显示肝内或肝外胆管正常；⑦没有已知的其他导致胆汁淤积的因素（如药物和妊娠等）。诊断关键要求是：至少 6 个月的无症状间隔性多次黄疸发作；无药物或毒性物质接触史或胆管疾病等。

良性复发性肝内胆汁淤积症为少见疾病，对于有反复胆汁淤积发作，尤其是有家族史的患者，需警惕该疾病。临床上应除外药物、病毒、胆石等原因所导致的肝内胆汁淤积，并进一步完善 B 超、MRCP、ERCP 等检查以除外肝外梗阻，确诊需结合肝组织病理及基因检测。目前无预防和限制发作的特异性治疗，激素治疗需慎重，在激素治疗过程中的剂量及疗程仍需探索，且激素带来的严重不良反应高度警惕。

反复反应迟钝伴双下肢无力待查

福建医科大学孟超肝胆医院　李灵　郭武华

一、病例基本信息

患者，男，因"乏力6天，反应迟钝2天"于2016年11月入院。

【现病史】患者入院前6天因无明显诱因出现乏力、四肢酸软，尚能胜任日常生活及工作，食欲、食量尚可，无恶心、呕吐、腹胀、腹痛、腹泻等，无呕血及排黑便，尿黄如茶色，未发现眼黄、皮肤黄，无畏冷、发热、四肢关节肿痛，无尿频、尿痛，无肉眼血尿、酱油样尿，自服"茵胆平肝胶囊、水飞蓟宾、螺内酯"等药，症状未改善。2天前进较多肉食后出现反应迟钝，无行为异常，有时伴头晕，无头痛，余症状持续。发病以来，精神欠佳，睡眠尚好，食欲、食量同前所述，小便同前所述，大便正常。体重未监测。无不洁饮食史，近期无肝炎患者接触史，无损肝药物使用史。

【既往史】18年前因"呕血"诊断为"酒精性肝硬化、门静脉高压症、食管静脉曲张"行"食管静脉曲张套扎术"，8年前再次因"呕血"行"贲门周围血管离断＋食管下段离断再吻合＋脾切除术"，术中有输血史。8年前发现"2型糖尿病"，餐后血糖控制范围10～18 mmol/L。9个月前及8个月前因"嗜睡"于福建省立医院诊断为"酒精性肝硬化、肝性脑病"给予抗肝性脑病及抗感染治疗后症状好转即出院。20天前因双下肢乏力不慎跌倒，当时无特殊不适，未诊治。否认乙型肝炎、结核病史及密切接触史。否认外伤、食物、药物过敏史。

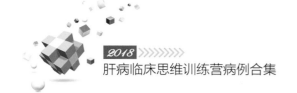

【个人史】饮酒 30 余年，每日饮 50° 白酒，约合乙醇 100 g/ 日，戒酒 1 年余；吸烟 30 余年，每日 20 支，戒烟半年余。

【入院查体】T 36.5℃，P 70 次 / 分，R 17 次 / 分，BP 110/76 mmHg，体重 65 kg。发育正常，营养良好，神志清楚，对答切题，计算力定向力正常，反应迟钝，检体合作。全身皮肤黏膜无明显黄染，未见皮疹及出血点，可见肝掌，胸前区见数枚蜘蛛痣。头颅无畸形，五官端正；眼睑无水肿，双眼球运动自如，眼结膜无充血，双侧巩膜无明显黄染，双侧瞳孔等大等圆，对光反射灵敏；腹部平坦，中上腹可见一长约 15 cm 陈旧性手术瘢痕，无腹壁静脉曲张，腹肌软，无压痛、反跳痛，腹部无包块，肝脏未触及，胆囊未触及，Murphy 征阴性。肝浊音界存在，肝区无叩击痛，肾区无叩击痛，移动性浊音阴性。肠鸣音正常。脊柱正常，无棘突压痛，活动度正常，右侧肢体肌力为 1 ～ 2 级，肌张力升高，左侧肢体活动自如，肌张力正常。关节无红肿，双下肢无水肿，无静脉曲张。双膝腱反射对称存在，扑翼样震颤阴性，踝阵挛未引出。

二、临床讨论

第一次临床讨论：入院诊断？治疗方案？需要行哪些检查诊断及鉴别诊断？

【入院诊断】酒精性肝硬化失代偿期，肝性脑病 1 级，右侧肢体肌力下降原因待查。

【治疗】给予一级护理，少渣糖尿病软食，监测血糖，上气垫床、褥疮护理；完善生化、凝血功能、肝炎病原学、彩超等检查以助诊治；给予门冬氨酸鸟氨酸、复方氨基酸注射液（3 AA）抗肝性脑病，前列地尔改善肝脏微循环，生理盐水、乳果糖灌肠通便等治疗。

【进一步检查】血常规：WBC 6.1×10^9/L，Neu% 68%，Hb 130 g/L，PLT 113×10^9/L，大便常规、尿常规无特殊异常；血乳酸：2.5 mmol/L；生化：ALT 75 U/L，AST 78 U/L，ALB 30 g/L TBIL 42 μmol/L，DBIL 17.3 μmol/L，GLU 17.44 mmol/L，Na 130 mmol/L，Cr 66 mmol/L，BUN 2.8 mmol/L；叶酸 3.32 ng/L，维生素 B_{12} 102 pg/ml，糖缺失转铁蛋白 ＜ 22.00 mg/L；凝血功能：PT 17.1 s，

PTA 58%，PT-INR 1.4；血浆氨 122 μmol/L；肝炎病毒原学检测均阴性；抗 -HCV、HIV、RPR 阴性。

心电图：窦性心动过缓。腹部彩超：①肝内声像呈弥漫性病变，请结合临床；②胆囊壁毛糙；③前列腺钙化灶；④胰腺所见部分、双肾、双侧输尿管、双侧肾上腺区、膀胱、下腔静脉肝后段与腹主动脉所显示段未见明显异常；⑤肝门区及腹腔大血管周围未见明显肿大淋巴结；⑥未见腹水。肺部 CT 平扫：①双肺下叶少许条索影，炎性病灶？②双肺结节影，建议随访复查；③双侧胸膜增厚。心脏彩超：房室大小及室壁运动未见明显异常；左室松弛减退，LVEF 值正常。

颅脑 MRI（图 14-1）：①双侧额顶部硬膜下异常信号影，考虑硬膜下血肿，左侧侧脑室受压移位，中线结构向右偏移，详请结合临床。②双侧基底节区异常信号影，肝性脑病改变？③双侧筛窦少许炎症。

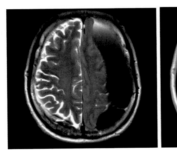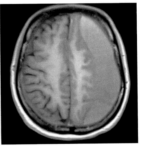

图 14-1 颅脑 MRI

第二次临床讨论：完善检查后诊断？进一步治疗？

【目前诊断】①酒精性肝硬化失代偿期；②肝性脑病（1 级）；③慢性硬膜下血肿；④低钠血症；⑤ 2 型糖尿病；⑥低白蛋白血症；⑦血小板减少症⑧窦性心动过缓；⑨双侧筛窦炎；⑩前列腺钙化灶；⑪食管静脉曲张（套扎术后）；⑫贲门周围血管离断 + 食管下段离断再吻合 + 脾切除术后。

【第一次治疗转归】经前诉治疗方案治疗后患者乏力缓解，反应正常。查体：生命体征平稳，神志清晰，对答切题，反应可，计算力、定向力正常，皮肤巩膜无黄染，右侧肢体肌力为 1 ～ 2 级，肌张力升高，左侧肢体活动自

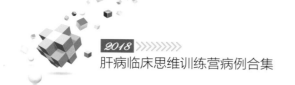

如，肌张力正常。复查血浆氨 70 μmol/L。

2016 年 11 月 18 日转福建省立医院神经外科行钻孔硬膜下血肿清除术。术后 2 周患者右侧肢体肌力恢复达 5 级。但仍感双下肢无力。

2017 年 1 月后患者双下肢无力逐渐加重，发展至双下肢肌力 0 级，就诊福建中医药大学附属康复医院查体：神志清楚，双上肢肌力 5 级，肌张力正常，双下肢肌力 0 级，双下肢肌张力升高，双上肢腱反射对称活跃，双下肢腱反射亢进；L12 以下深浅感觉减退、双侧巴氏征阳性，考虑脊髓病变，但原因不明。胸椎及头颅 MRI：①双侧放射冠区、额叶少许缺血灶；②轻度脑萎缩，双侧脑白质变性；③胸髓变细。脑脊液检查：脑脊液葡萄糖 4.93 mmol/L、脑脊液氯 128.7 mmol/L、脑脊液蛋白质 520.5 mg/L。给予患者甲钴胺治疗，症状无改善。

第三次临床讨论：双下肢无力病因诊断？

2017 年 4 月 26 日患者因"反复反应迟钝伴双下肢无力 9 个月"再次入我院治疗。

【再次入院查体】T 36.5℃，P 80 次 / 分，R 20 次 / 分，BP 132/80 mmHg，体重 64 kg。神志清楚，查体配合，反应较前灵敏，计算力减退；皮肤巩膜轻度黄染，可见肝掌，胸前区见数枚蜘蛛痣。双肺呼吸音低，未闻及干湿性啰音，心脏听诊无异常。腹平软，中上腹可见一长约 15 cm 陈旧性手术瘢痕，全腹无压痛及反跳痛，肝右肋下剑突下未触及，墨菲氏征阴性，肝浊音界正常，腹部移动性浊音阴性，双下肢无水肿，双侧下肢肌力 0 级，肌张力升高，扑翼样震颤阴性，踝阵挛阴性。

【病例特点】患者男性，58 岁，以"反复反应迟钝伴双下肢无力 9 个月"为主诉入院；既往行"食管静脉曲张套扎术""贲门周围血管离断 + 食管下段离断再吻合 + 脾切除术"；反复出现"肝性脑病"；有糖尿病病史；大量饮酒史。入院诊断：①酒精性肝硬化（失代偿期）；②肝性脑病（1 级）；③双下肢无力原因待查：脊髓病变可能大；④2 型糖尿病；⑤食管静脉曲张（套扎术后）；⑥门静脉高压症；⑦脾切除 + 选择性贲门周围血管离断术后。

【再次入院检查】血常规：WBC 6.1 × 10⁹/L，Neu 2.96 × 10⁹/L，Hb 120 g/L，

PLT 167×10^9/L。生化：ALT 55 U/L，AST 90 U/L，ALB 35 g/L，TBIL 43.6 μmol/L，DBIL 11.5 μmol/L，GLU 9.6 mmol/L。凝血功能：PT 18.8 s，PTA 52%，PT-INR 1.56。血浆氨 154 μmol/L。肝炎病毒原学检测均阴性。大便常规、尿常规无特殊异常；大便 OB（+/−）。抗 –HCV、HIV、RPR 阴性。血型：B 型，RH 阳性。

心电图、心脏彩超、肺部 CT 未见明显异常。颅脑 MRI 未见明显异常。腹部增强 CT（图 14-2、图 14-3）：肝边缘呈波浪状，肝叶比例稍失调，肝裂增宽。平扫肝实质内隐约可见结节状稍高密度影，增强扫描，三期未见明显异常强化影。门静脉主干及其分支显示尚可，未见明显充盈缺损；左右肝内胆管未见明显扩张，胆总管未见明显扩张，肝门区结构尚清。胆囊未见明显增大，壁增厚，腔内未见明显异常密度。脾脏未见显示。扫及右肾可见类圆形水样密度影，边界清，直径约 0.3 cm，增强扫描未见明显强化；扫及左肾及胰腺形态大小尚可，胰头及周围结构清楚，未见明显异常软组织影，胰管未见明显扩张。腹腔内胰腺体尾部后缘可见数个结节状软组织密度影，大小约 5.1 cm × 2.2 cm，增强扫描与静脉强化同步。腹膜后未见明显肿大淋巴结影，未见明显腹水征。

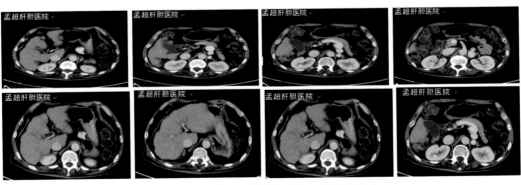

图 14-2　术前腹部增强 CT（门静脉期）

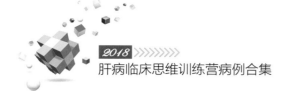

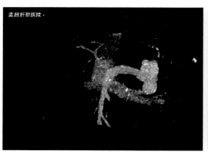 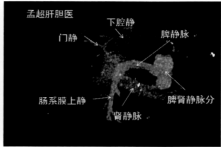

图 14-3　术前腹部增强 CT-CTV

【临床诊断】①脾肾静脉分流；②酒精性肝硬化失代偿期；③肝性脑病 1级；④肝性脊髓病；⑤2 型糖尿病；⑥门静脉高压症；⑦食管静脉曲张（套扎术后）；⑧脾切除 + 选择性贲门周围血管离断术后。

【治疗方案】行门静脉造影 + 脾静脉栓塞术（图 14-4 至图 14-6）：造影见门静脉主干显影，门静脉内置入 5 F 导管鞘，用 4 F 单弯导管超选进入脾静脉、肠系膜上静脉分别造影，见脾静脉发出增大迁曲的血管团相互交通，最终汇入左肾静脉，考虑为脾肾分流。导管超选至脾静脉，以 1 枚 20 mm × 40 cm interlock 弹簧圈，3 枚 18 mm × 14 cm、4 枚 12 mm × 14 cm 弹簧圈栓塞，再次在脾静脉、肠系膜上静脉造影，可见回流入门静脉血流明显增多。以 2 枚 3 mm 弹簧圈封堵经皮门静脉穿刺的肝内穿刺道，退出各导丝、导管、导管鞘；手术顺利，术中患者生命体征平稳，局部加压包扎，术后安返病房。

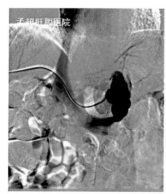 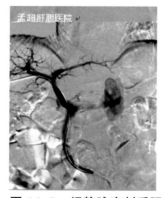 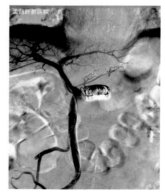

图 14-4　门静脉穿刺后脾静
　　　　　脉造影　　　　　　　

图 14-5　门静脉穿刺后肠
　　　　　系膜上静脉造影

图 14-6　脾静脉栓塞后肠系
　　　　　膜上静脉造影

术后CT示（图14-7、图14-8）：脾肾静脉栓塞术后，术区可见金属影；肝边缘呈波浪状，肝叶比例稍失调，肝裂增宽。平扫肝实质内隐约可见结节状等稍高密度影，增强扫描，三期未见明显异常强化影；门静脉主干及其分支显示尚可，未见明显充盈缺损；扫及右肾可见类圆形水样密度影，边界清，直径约0.3 cm，增强扫描未见明显强化；扫及左肾及胰腺形态大小尚可，胰头及周围结构清楚，未见明显异常软组织影，胰管未见明显扩张。腹腔内胰腺体尾部后缘可见数个结节状软组织密度影，大者大小约4.1 cm×1.9 cm，增强扫描与静脉强化同步，较前略有缩小。腹膜后未见明显肿大淋巴结影，未见明显腹水征（金属伪影重，部分结构显示模糊）。

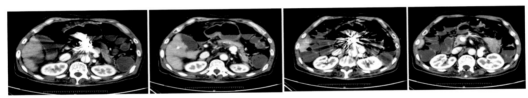

图14-7　术后腹部增强CT

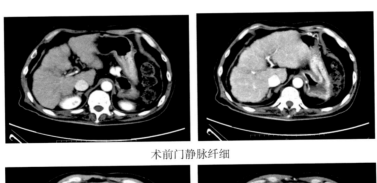

术前门静脉纤细

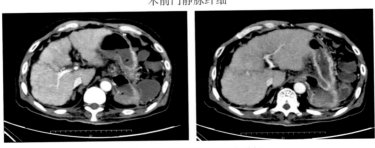

术后2周复查门静脉较前增粗

图14-8　手术前后腹部增强CT对比

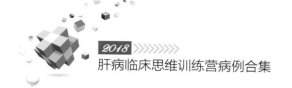

三、诊疗体会

本例患者肝性脑病反复发作，但生化检查白蛋白、胆红素、转氨酶等指标均基本正常，肝性脑病多见于肝功能严重失代偿患者，故酒精性肝硬化不足以解释为何肝性脑病反复发作。患者既往因"门静脉高压症、上消化道出血"行贲门周围血管离断＋食管下段离断再吻合＋脾切除术，需想到门静脉高压症患者除了食管下段、胃底、直肠下端与肛管及腹壁交通支之外，脾肾静脉分流也是一种较为少见的侧支循环。明显的脾肾分流使来自肠道的门静脉系统属支血流难以进入肝脏，加重患者糖、脂肪、蛋白质合成和代谢。而且肠道中的有害物质绕过肝脏，未经肝脏处理直接进入体循环，透过血脑屏障，易导致肝性脑病。患者既往有硬脑膜下血肿，当时有偏瘫，治疗后好转，生活可自理。后又出现双下肢无力，走路不稳，后又发展至双侧对成型痉挛性截瘫。颅脑 MRI 正常，需考虑肝性脊髓病可能。患者有慢性肝病史，影像学检查明显脾肾分流，需考虑肝性脊髓病、同时需要给予亚急性联合变性、急性脊髓炎、视神经脊髓炎等鉴别。

因此，肝功能尚可的肝性脑病反复发作的患者需注意是否有异常的自发门体分流道（脾肾分流、胃肾分流）。有肝硬化、反复肝性脑病发作史的患者，出现双下肢进行性痉挛性截瘫时要考虑肝性脊髓病的可能。肝功能、脑脊液检查、脊髓 MRI、脑电图等有助于诊断和鉴别诊断。对于该类患者介入治疗减少异常分流可能有助于改善症状。

不明原因肝功能异常

四川大学华西医院　吴东波　唐红

一、病例基本信息

患者，男，34 岁，教师，因"反复乏力、皮肤、巩膜黄染，伴皮肤瘙痒 15 余年"于 2017 年 11 月 2 日入院。

【现病史】15 年前患者无诱因出现乏力、皮肤巩膜黄染，伴皮肤瘙痒，后大便颜色逐渐改变，呈深灰色，食欲下降，无发热、畏寒，无恶心、呕吐等不适，于安龙县人民医院就诊，查肝功能示 TBIL > 50 μmol/L，转氨酶轻度升高，腹部 CT 检查未见明显异常，予以保肝治疗（具体不详），但是患者住院期间胆红素逐渐升高，最高达 1100 μmol/L，后改服用中药（具体成分不详）及保肝对症治疗，3 ～ 4 个月肝功能恢复正常，上述症状缓解。此后患者反复出现上述症状 7 次，每次症状发作时总胆红素波动在 200 ～ 800 μmol/L，腹部 CT 均未见明显异常，症状发作后给予中药、西药治疗（具体不详），半年左右好转。2 年前患者诉感冒后给予"布洛芬、注射用青霉素"等药物治疗后上述症状再次复发，于右江民族医学院附属医院住院治疗，给予保肝、降酶、利胆、改善循环等对症治疗好转出院，出院后继续服用"优思弗"至肝功能正常。2 周前患者劳累后出现咽痛自行服用"维 C 银翘片"，3 ～ 4 天后出现皮肤瘙痒，并逐渐出现皮肤、巩膜黄染，尿色加深呈茶色，自行服用"优思弗"，并于兴义市人民医院复查肝功能示：ALT 148 U/L，AST 79 U/L，TBIL 31.7 μmol/L。4 天前再次复查肝功能示：ALT 242 U/L，AST 102 U/L，TBIL

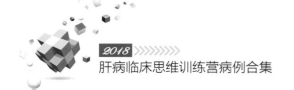

73.2 μmol/L。现为进一步诊疗入住我院。患者自本次发病以来，饮食及睡眠良好，体重无明显变化。

【既往史、家族史】患者否认结核或其他传染病史，对"碘"制剂过敏，否认手术史；30年前被开水烫伤前胸、右上臂及右侧大腿根部皮肤。无吸烟、酗酒史，妻子身体健康，家中无类似患者，家族史无特殊。

【体格检查】T 36.3℃，P 64 次 / 分，R 20 次 / 分，BP 126/78 mmHg。患者神志清楚，慢性病容，皮肤巩膜中度黄染，全身浅表淋巴结未扪及肿大。颈静脉正常。心界不大，律齐，各瓣膜区未闻及杂音。胸部皮肤可见陈旧瘢痕，形态不规则，大小约 6 cm × 8 cm，双肺叩诊呈清音。双肺呼吸音清，未闻及干湿性啰音。腹部外形正常，全腹软，无压痛及反跳痛，腹部未触及包块。肝脾肋下未触及，双肾未触及。右上肢及右下肢近端有陈旧瘢痕。神经系统查体未见异常。

【辅助检查】2015 年右江民族医学院附属医院：肝功能示 TBIL 530.3 μmol/L，DBIL 448.3 μmol/L，TBA 206.5 μmol/L；凝血酶原时间 15.1 s；乙肝标志物中乙肝表面抗体阳性，余阴性；甲、丙、戊肝标志物阴性；自身免疫相关肝病（以下简称"自免肝"）抗体阴性，免疫全套正常；溶血试验无异常；G6 PD 阴性；甲胎蛋白正常，铁蛋白 807.1 ng/ml；尿胆红素（4+），大便常规正常。MRCP 示脾脏增大，胆管未见异常。

2017 年 10 月 24 日兴义市人民医院：肝功能示 ALT 148 U/L，AST 79 U/L，TBIL 31.7 μmol/L，DBIL 11.2 μmol/；2017 年 10 月 29 日复查肝功能：ALT 242 U/L，AST 102 U/L，TBIL 73.2 μmol/L，DBIL 59.4 μmol/L。

二、临床讨论

第一次临床讨论：患者在入院时初步临床诊断？下一步处理？

患者为青年男性，病史长（15 余年），无家族史，家中无类似疾病患者，发病前有药物诱发因素，多次发病均考虑有药物诱发可能，且发病期间黄疸明显升高，以 TBIL /DBIL 升高为主，伴有 TBA 升高，皮肤瘙痒症状。

【初步诊断】①肝功能异常：药物性肝损害？遗传性肝病？自身免疫性肝

炎？其他？②脾大。

【下一步诊治】①向患者及其家属交代病情及注意事项。②完善三大常规、生化、凝血、AFP、自免肝相关抗体、免疫全套、铜蓝蛋白、输血全套、甲状腺功能、戊肝、丁肝、TORCH、心电图、腹部超声、MRCP等检查。③进一步行肝穿刺活检。④治疗上给予保肝、对症支持治疗。

【入院后检查】大便常规、血常规正常；尿常规：PRO 0.1 g（+/-），尿胆红素（2+）；生化：TBIL 115.6 μmol/L，DBIL 96.1 μmol/L，ALT 144 IU/L，AST 56 IU/L，TBA 327.9 μmol/L，ALP 188 IU/L；血氨 104 μmol/L；AFP正常；输血全套：乙肝表面抗体阳性，余阴性；甲肝、戊肝、丁肝抗体均阴性；TORCH检查正常；ANA及自免肝相关抗体阴性；甲状腺功能：TSH、FT3、FT4正常；凝血功能、免疫全套正常；IgG、IgG4、铜蓝蛋白正常。

上腹部MRCP：肝右后叶上段包膜下结节，多系血管瘤；脾大；右肾囊肿。肝穿刺病理检查：共查见约8个门管区。肝细胞广泛胆汁淤积，可见毛细胆酸形成（D-PAS阳性，Kupffer细胞增生）。肝小叶内见个别点灶状坏死，界面欠完整。门管区一些淋巴细胞、单核细胞及中性粒细胞浸润，CK7染色示小胆管略增生，少部分肝细胞呈胆汁淤积模式。Foot及Masson染色示纤维组织增生，可见纤维隔形成。免疫组化：HBsAg（—）、HBcAg（—）、IgG4（—）；PAS、铜染色、铁染色未见明显异常。病理诊断：考虑为胆汁淤积性肝病（以腺泡3区为重），请结合临床、家族史及其他实验室相关检查综合评价病因。

第二次临床讨论：结合目前患者的临床资料与病史，最可能诊断是什么？需要与哪些疾病进行鉴别诊断？对于本例患者如何进行下一步处理？

胆汁淤积性肝病的疾病谱主要包括：

（1）肝外胆管疾病：胆结石、肿瘤、胆管狭窄等疾病，但是患者的影像学未提示相关病变，可排除此类疾病。

（2）肝内胆管疾病：PBC、PSC、胆管消失综合征、妊娠肝内胆汁淤积。结合患者的病史、免疫学指标、影像学、病理学检查可排除。

（3）肝细胞损伤疾病：HBV、HCV、EBV等病毒性肝炎，细菌性感染等，但是生化学及免疫学等辅助检查不支持。

（4）化学物质损伤：药物、酒精、有毒物质等，结合病史、辅助检查指标、病理学改变，不支持这一类疾病。

（5）遗传代谢性疾病：Wilson 氏病、Gilbert 综合征、家族性胆汁淤积综合征、Dubin-Johnson 综合征等。结合患者为青年男性，发病年龄早，发病时间长，考虑遗传代谢性肝病的可能性大。

综合患者整体的临床特点：①肝功能异常继续数月，反复发作；②自限性瘙痒；③黄疸；④诱发因素为感冒或胃肠炎；⑤病理改变：小叶中心性淤胆为主，临床诊断倾向家族性肝内胆汁淤积症。为求明确诊断，进一步抽取患者外周血标本行基因检测，结果提示 *ATP8 B1* 基因突变，变异来源于父母（图 14-9）。

基因	染色体位置	转录本编号	外显子	核苷酸变化	氨基酸变化	纯合/杂合	正常人中频率	致病性分析	遗传方式	疾病/表型	变异来源
ATP8B1	chr18-55342068	NM_005603	exon16	c.1817T>C	p.I606T	hom	—	uncertain	1.AR 2.AR 3.AD	1.进行性家族性肝内胆汁淤积症1型；2.良性复发型肝内胆汁淤积症1型；3.孕期肝内胆汁淤积症 1 型	父母

结果说明：
该样本分析到 ATP8B1 基因有 1 个纯合突变：
c.1817T>C(编码区第 1817 号核苷酸由胸腺嘧啶变异为胞嘧啶)，导致氨基酸改变 p.I606T(第 606 号氨基酸由异亮氨酸变异为苏氨酸)，为错义突变。该变异不属于多态性位点，在人群中发生频率极低。在 HGMD 专业版数据库中未见报道。经家系验证分析，受检人之父该位点杂合变异，受检人之母该位点杂合变异。该位点临床意义未明。请结合受检者的临床表现、家族史及其他检测结果综合分析。

图 14-9　基因检测

【最终诊断】结合患者的病史、病理学改变及基因检测结果，最终诊断为：①良性复发性肝内胆汁淤积症 1 型；②脾大。

三、诊疗体会

遗传性肝内胆汁淤积症，主要包括进行性家族性肝内胆汁淤积症（progressive familial intrahepatic cholestasis，PFIC）和良性复发性肝内胆汁淤积症（benign recurrent intrahepatic cholestasis，BRIC）。进行性家族性肝内胆汁淤积症的临床特点以慢性胆汁淤积为特征，它是一种常染色体隐性遗传疾病，由毛细胆管转运蛋白基因 -ATP 结合盒转运蛋白基因突变所致。该病于婴儿期发病，通常 10 年内进展为肝硬化，晚期 PFIC 建议给予肝移植。具体的亚型和基因突变位点如表 14-1 所示。

表 14-1　PFIC 的亚型和基因突变位点

类型	突变基因	GGT 水平
PFIC1	*ATP8 B1*	Low GGT
PFIC2	*ABCB11*	Low GGT
PFIC3	*ABCB4*	High GGT
PFIC4	*TJP2*	Low GGT
PFIC5	*NR1 H4*	Low GGT
PFIC6	*MYO5 B*	Low GGT

良性复发性肝内胆汁淤积症的临床特点主要为持续数月至数年的无症状间隔黄疸，至少发作 2 次；实验室指标符合肝内胆汁淤积，GGT 正常或仅轻微升高；继发于胆汁淤积之后严重的瘙痒症；肝组织学证实小叶中心性胆汁淤积；胆管造影术显示肝内或肝外胆管正常；没有已知的其他导致胆汁淤积的因素（如药物和妊娠等）。反复发作的 BRIC 有可能发展成 PFIC，需要临床医生加强重视，注意关注患者的随访情况，关注疾病进展。本疾病的具体亚型及基因突变位点如表 14-2 所示。

表 14-2　BRIC 的亚型及基因突变位点

亚型	突变基因	临床特点
BRIC1	*ATP8 B1*	可伴有胰腺炎
BRIC2	*ABCB11*	可伴有胆石症

综上，肝内胆汁淤积的病因较多，任何能引起肝细胞和胆管细胞损害及胆道系统梗阻因素均可能导致胆汁淤积发生。需要结合患者临床特点及实验室检查结果综合进行分析。不明原因肝功能异常患者中，肝活检病理组织学检查有助于明确诊断，进一步缩小鉴别诊断范围。此外，对于诊断遗传代谢性肝病，分子及基因检测非常重要。

尿黄、黄疸查因

湖南省人民医院　旷嘉　胡小宣

一、病例基本信息

患者，男，71岁，农民，因"发现皮肤、巩膜黄染、尿黄20余天"于2017年11月17日入我院外科。

【现病史】患者发现20天前无明显诱因突发出现皮肤、巩膜黄染，小便色黄，无畏寒、发热，无胸闷、气促，无心悸、胸痛，无恶心、呕吐，不伴咳嗽、心悸、反酸、腹泻，未予重视，无特殊处理。患者症状呈进行性加重，大便颜色变浅，呈陶土色，伴皮肤瘙痒，为求进一步诊治，遂在当地医院就诊，完善腹部MRI检查示：①肝内胆管扩张及胆总管上段（近肝门区）改变，性质待定：胆管钙？其他？②结石性胆囊炎？③双肾多发囊肿；④双下肺后基底段多发感染。诊断为梗阻性黄疸：肝门胆管癌待排，给予护肝、补液等对症处理后患者症状无缓解，建议转上级医院行外科手术治疗，遂外科以"黄疸查因"收住入院。

【既往史】10年前因外伤致锁骨骨折并行锁骨骨折内固定术。否认肝炎、结核、疟疾病史，否认高血压、心脏病史，否认糖尿病、脑血管疾病、精神疾病史，否认输血史，否认食物、药物过敏史，预防接种史不详。

【个人史、家族史】无血吸虫疫水接触史，吸烟40年，10支每天，未戒烟，无长期大量饮酒史，无毒物接触史。无重大精神创伤史，无冶游史。生活起居规律。否认家族性遗传病史。

【入院后体查】体温 36.2 ℃，脉搏 64 次 / 分，呼吸 19 次 / 分，血压 111/68 mmHg，正常面容，神志清楚，全身皮肤黏膜重度黄染，无肝掌、蜘蛛痣，全身浅表淋巴结无肿大。心肺听诊无明显异常，腹平坦，无胃肠形及蠕动波，无腹壁静脉曲张。右上腹无压痛，无反跳痛、肌紧张，Murphy 征阴性，McBurney 点无压痛，全腹未扪及包块，肝、脾肋下未及，脾、双肾区无叩击痛，肝区无叩痛，移动性浊音阴性。无胃振水音，听诊肠鸣音未见异常。双下肢无凹陷性水肿。

【入院后检查】血常规：白细胞 4.23×10^9/L，血红蛋白 115 g/L，血小板 110×10^9/L。肝功能：白蛋白 33.7 g/L，总胆红素 173.3 μmol/L，直接胆红素 108.8 μmol/L，间接胆红素 64.50 μmol/L，谷丙转氨酶 128.0 U/L，谷草转氨酶 54.70 U/L，γ- 谷氨酰转肽酶 211.2 U/L，碱性磷酸酶 493 U/L，总胆汁酸 160.2 μmol/L。输血前四项均阴性；C12：CA 199 为 187.44 KU/L。

二、临床讨论

第一次临床讨论：根据患者的病史、体征、实验室检查，该患者入院诊断？进一步检查？

患者老年男性，黄疸时间较短，消化道症状轻，有皮肤瘙痒，陶土样大便等梗阻性黄疸表现，体查无慢性肝病表现，可见皮肤巩膜黄染，生化提示直接胆红素增高为主，梗阻酶均亦增高，外院 MRI 提示肝内胆管扩张。

【初步诊断】梗阻性黄疸：肝门部胆管细胞癌？需进一步检查排除其余肝细胞性及溶血性，先天性非溶血性黄疸；患者梗阻性黄疸病因不明，需排除常见的胆总管下段结石，胆总管炎性水肿，寄生虫等因素。

【治疗】入院后给予还原型谷胱甘肽护肝，注射用甲硫氨酸维 B_1 退黄等对症支持治疗。

【进一步完善检查】甲、戊型肝炎、TORCH 全套、EBV-DNA、自免肝全套阴性；免疫全套：IgG 20.2 g/L，补体 C3 为 0.83 g/L，补体 C4 为 0.07 g/L；狼疮全套：抗核抗体阳性（核均质型 1 ：320）；铜蓝蛋白 0.271 g/L；腹部 B 超（2017 年 11 月 20 日）：肝门部胆管及胆总管上段内可见范围 31 mm×21 m

低回声区，边界尚清，形态欠规则，内回声分布欠均匀，考虑肝门胆管癌（厚壁型？）? 肝内外胆管扩张Ⅲ级，胆管宽约 3.6 mm（左），4.5 mm（右），肝实质弥漫性病变，胆囊壁毛糙增厚，胆囊内细弱光点，考虑炎性沉积物？ 腹部 CT 平扫 + 增强（2017 年 11 月 20 日）肝门区胆管狭窄、梗阻并肝内胆管扩张，提示肝门胆管癌（图 15-1）。患者入院后胆红素进行性上升，并于 2017 年 11 月 21 日行 PTCD 术（图 15-2），因患者行 PTCD 后胆红素下降欠理想（表 15-1），遂至我科就诊，考虑不排除肝内淤胆。进一步完善检查，免疫全套：IgG 21.8 g/L↑；补体 C3 为 0.83 g/L↓，补体 C4 为 0.07 g/L↓，免疫球蛋白 IgG4 为 9.03 g/L，ANCA、AMA 阴性；上腹部 MRI 平扫 + 增强（2017 年 12 月 13 日）：肝门胆管管壁增厚狭窄，结合术前 CT 考虑肝门胆管壁癌可能性大（图 15-3）。PTCD 管造影（2017 年 12 月 28 日）：肝内胆管轻度扩张并多发节段性变窄，倾向于炎性病变可能。并行 B 超引导下肝穿刺活检术（2017 年 12 月 11 日），患者肝脏病理细胞学回报（图 15-4）：肝小叶结构保存，汇管区轻度扩大，纤维组织轻度增生，较多淋巴细胞，少量浆细胞，偶见嗜酸细胞，局部轻微界面炎，偶见小胆管损失，轻度细胆管反应，肝细胞轻度水肿，可见点状坏死，毛细胆管明显扩张，淤胆，可见较多胆酸，肝窦扩张，部分中央静脉内皮肿胀，脱落。免疫组化：CD68 肝窦 Kupffer 细胞活化，IgG 阳性细胞 24 个 /HPF，IgG4 阳性细胞 12 个 /HPF；诊断意见：急性淤胆性肝炎，轻度炎症。

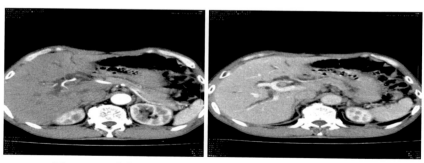

图 15-1　腹部 CT 平扫 + 增强（2017 年 11 月 20 日）

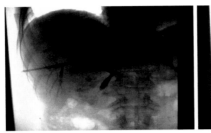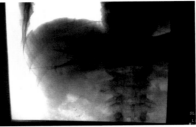

图 15-2　PTCD 术（2017 年 11 月 21 日）

表 15-1　患者行 PTCD 后胆红素变化

日期	TBIL （μmol/L）	DBIL （μmol/L）	ALT （U/L）	AST （U/L）	γ-GGT （U/L）	ALP （U/L）	TBA （mol/L）	IgG4 （g/L）
2017-11-18	173.3	108.8	128.0	54.7	211.2	493	160.2	—
2017-12-9	86.2	57.6	68.6	45.7	71.5	272	6.0	9.03
2017-12-27	43.6	28.2	83.8	44.4	102.7	204	5.2	11.1
2018-1-3	26.2	19.6	74.8	42.6	85.6	143	6.8	—
2018-2-2	15.5	7.6	29.5	18.8	55.1	101	1.0	4.14

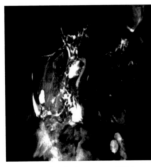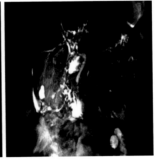

图 15-3　上腹部 MRI 平扫 + 增强（2017 年 12 月 13 日）

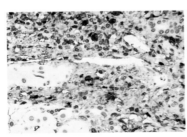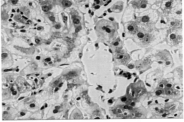

图 15-4　肝穿刺活检

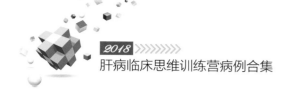

第二次临床讨论：最终诊断，以及进一步治疗？

患者老年男性，既往体健，因无痛黄疸入院，起病急，入院后检查提示肝门胆管壁增厚狭窄，肿瘤标志物增高，故考虑肝门胆管癌可能性大，根据患者病情进展完善相关检查后，不支持病毒性肝炎、药物性肝损伤、酒精性肝炎等诊断，并多次进行影像学检查，多次提示肝门胆管癌，血清 IgG4 增高，肝穿刺活检后提示 IgG4 细胞明显增多。

【鉴别诊断】

（1）肝门胆管癌：胆管癌是诊断 IgG4 相关性硬化性胆管炎（IgG4-related sclerosing cholangitis，IgG4-SC）首先应鉴别的疾病，血清 IgG4 常不能完全定夺，当影像学检查无法鉴别时，需考虑胆管活检及细胞学检查，有时甚至需要实验性糖皮质激素治疗，如治疗 2～3 周后，影像学无明显改善，则应重新思考 IgG4-SC 的诊断是否正确。

（2）原发性硬化性胆管炎（PSC）：两者均好发于男性，PSC 好发于青少年或老年人，且常合并炎症性肠病，患者多见胆管带状狭窄、串珠状、枯树枝状或憩室状扩张。尽管胆管造影有助于明确，但病理检查更具说服力，与 IgG4-SC 的透壁性纤维化炎症不同，PSC 为弥漫性黏膜糜烂或溃疡性病变，表现为溃疡和黄色肉芽肿，无或轻度 IgG4 阳性浆细胞浸润，罕见闭塞性静脉炎，无假性囊肿。

（3）非 IgG4 相关性炎性假瘤：主要位于肝脏实质，呈结节性改变，组织学表现为广泛的黄色肉芽肿反映，尽管 IgG4 可上升，但 IgG4 阳性浆细胞比例＜40%。激素治疗效果尚不明确。

【最终诊断】IgG4 相关性硬化性胆管炎。

【治疗及转归】2017 年 12 月 29 日甲泼尼龙琥珀酸钠粉针剂 40 mg/d 静滴；2017 年 12 月 31 日甲泼尼龙片 32 mg/d 口服，并间断夹闭 PTCD 管；2018 年 2 月 8 日甲泼尼龙片 24 mg/d 口服，并拔除 PTCD 管。使用甲泼尼龙治疗 1 个月后复查免疫球蛋白 IgG4 及肝功能均较前明显好转（表 15-1），PTCD 管造影（2018 年 2 月 3 日）：胆系术后，肝内外胆管未见明显异常（图 15-5）。

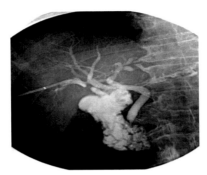

图 15-5　PTCD 管造影（2018 年 2 月 3 日）

三、诊疗体会

IgG4 相关性硬化性胆管炎以胆管周围 IgG4 阳性浆细胞和淋巴细胞浸润及纤维化为主要病理特点，同时伴有血清 IgG4 水平升高的疾病。日本 IgG4-SC 研究委员会、肝胆疾病研究委员会、日本胆道外科协会等在 2012 年共同推出了 IgG4-SC 的诊断标准：①影像学表现：弥漫性或部分性肝内或肝外胆管与胆管壁增厚相关的狭窄。②血清学表现：血清 IgG4 浓度升高（≥ 135 mg/dl）。③多系统受累：伴有 AIP、IgG4 相关泪腺炎 / 涎腺炎或 IgG4-SC 相关的腹膜后纤维化等。④组织病理学表现：a. 显著的淋巴细胞和浆细胞浸润和纤维化；b.IgG4 阳性浆细胞浸润（10 个 / 高倍视野）；c. 席纹状纤维化；d. 闭塞性静脉炎。选择性额外诊断标准：类固醇激素治疗的有效性。明确诊断：①＋③；①＋②＋④ a、b；④ a、b、c；④ a、b、d。可能诊断：①＋②＋选择性额外诊断标准。疑似诊断：①＋②，该患者符合①＋②＋④ a、b 的明确诊断标准，并符合选择性额外诊断标准，诊断明确。依据 2015 年《IgG4 相关性疾病管理和治疗的国际共识指南》，IgG4-RD 诱导缓解期的泼尼松龙起始剂量为 30 ～ 40 mg/d，并持续 2 ～ 4 周；随后每 2 周减 10 mg/d，直到 20 mg/d；短期（如 2 周）持续后，每 2 周减去 5 mg/d，最后实现维持剂量 2.5 ～ 5 mg/d。由于 IgG4-SC 和 PSC、胆管癌等在临床表现、影像学表现等方面有很多相同之处，导致 IgG4-SC 患者很容易被误诊误治，单纯靠影像学检查无法诊断 IgG4-SC，需结合血清学、组织病理学、多器官累及的特点，以及对糖皮质激素治疗反应等方面综合判断。

反复黄疸、脾肿大查因

南京市第二医院　叶伟

一、病例基本信息

患者，女性，58 岁，因"反复乏力、纳差、尿黄 3 年余"于 2017 年 10 月 31 日入院。

【现病史】患者于 2014 年 7 月无明显诱因出现乏力、纳差、尿黄，省级医院就诊发现血常规 WBC 2.3×10⁹/L、Hb 77 g/L、平均红细胞体积（MCV）88.6 fl、平均红细胞血红蛋白含量（MCH）29.3 pg、PLT 66×10⁹/L；肝功能：TBIL 36.3 μmol/L、DBIL 14.9 μmol/L、ALT 88.6 IU/L、AST 38.2 IU/L、GGT 207.8 U/L、ALP 164.7 U/L；腹部 CT 平扫提示胆囊体积增大，胆囊结石，脾脏体积增大伴多发低密度区，诊断为"胆囊炎、胆囊结石"，未特殊治疗。2015 年 4 月因"胰腺炎、胆囊炎、胆囊结石"行胆囊切除术。因"贫血"至血液科住院 2 次，未明确诊断，症状仍反复发作，遂来我院住院，排除肝脏疾病可能。

【既往史】否认糖尿病、高血压病史，否认肝炎、结核病史及密切接触史。2015 年 4 月因"胰腺炎、胆囊炎、胆囊结石"行胆囊切除术；否认外伤史及食物药物过敏史。无血吸虫病疫水接触史，无地方病或传染病流行区居住史，无毒物、粉尘及放射性物质接触史，无吸烟、饮酒史。

【家族史】父亲身体健康，母亲已去世约 40 年，死于肝病，有腹水（具体不详）；兄弟姐妹共 7 名，1 名姐姐及 2 名哥哥均有黄疸、脾大，其中姐姐因"皮肌炎"去世 5 年余；患者 1 名外甥女有脾大。

【入院后查体】T 36.6℃，P 76 次 / 分，R 18 次 / 分，BP 126/82 mmHg，全身皮肤巩膜轻度黄染，无肝掌及蜘蛛痣，腹壁未见腹壁静脉曲张，无压痛及反跳痛，肝肋下未触及，脾肋下 4 cm 可触及，质韧，无触痛，移动性浊音阴性，肠鸣音正常，双下肢无可凹性水肿。

【入院前检查】2015 年 3 月某省级医院血液科住院查：血清铁蛋白451.7 ng/ml（正常值：30 ～ 400 ng/ml）；网织红细胞相对计数 58‰（正常值：5 ～ 15‰）；抗碱血红蛋白即胎儿血红蛋白（HbF）2.16%（正常＜2%）；异丙醇试验阴性；血红蛋白电泳（Rep-Hb）未见异常区带；红细胞渗透脆性试验：开始溶血 75.2 mmol/L（正常值：75.2 mmol/L），完全溶血 54.7 mmol/L（正常值：54.7 mmol/L）；高铁血红蛋白还原实验 85%（正常值＞75%）；葡萄糖 -6-磷酸脱氢酶荧光斑点实验：可见荧光正常；变性珠蛋白小体测定：16%（正常值：0 ～ 30%）；血红蛋白 H 包涵体检测阴性；血清维生素 B_{12} 470 pg/ml（正常值：180 ～ 914 pg/ml）；血清叶酸 8.44 ng/ml（正常值＞6.59 ng/ml）；阵发性睡眠性血红蛋白尿分析：正常范围；骨髓细胞学检查：增生性贫血骨髓象；胃镜：慢性非萎缩性胃炎伴糜烂。

2015 年 5 月另一省级医院血液科住院查：骨髓细胞学检查为增生性贫血；骨髓病理检查为增生性贫血；血常规：WBC 3.99×10^9/L，Hb 92 g/L，PLT 80×10^9/L；尿常规：尿隐血（1+）；尿胆原正常；尿胆红素阴性；肝功能：TBIL 47.1 μmol/L；DBIL 18.8 μmol/L；ALT 21.3 IU/L；AST 24.7 IU/L；上腹部CT 提示肝左叶稍萎缩，脾脏体积增大，多发稍低密度影。入院诊断为黄疸、脾大原因待查。

【入院后检查】血常规：WBC 3.54×10^9/L，中性粒细胞百分比 60.8%，RBC 2.83×10^{12}/L，Hb 94 g/L，PLT 83×10^9/L，网织红细胞百分比 10%；尿常规：白细胞（+++）、尿隐血（++）、镜检红细胞 54 个 /μl、镜检白细胞 6314 个 /μl、尿胆原阴性、尿胆红素阴性；大便常规正常；肝功能：TBIL 56.7 μmol/L、DBIL 8.9 μmol/L、IBIL 47.8 μmol/L、ALB 42.4 g/L、ALT 25.1 U/L、AST 18.6 U/L、CHE 5750 U/L、GGT 65.7 U/L、ALP 91.2 U/L；免疫球蛋白、补体测定正常范围；铜蓝蛋白正常；AFP、CEA、CA19-9 正常范围；甲肝、戊肝抗体、丙肝

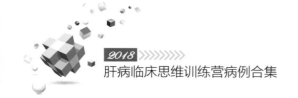
抗体、EBV-IgM、CMV-IgM 均阴性；乙肝二对半：抗 HBc-IgG 阳性，余阴性；凝血功能、甲状腺功能正常；自身免疫抗体：ANA（1 ∶ 320），余均阴性；尿培养：肺炎克雷伯杆菌；心电图：窦性心律；胸部 CT 平扫：右下肺小结节。

上腹部 CT 平扫 + 增强提示（图 15-6）：肝脏形态、大小在正常范围内，肝实质内未见异常密度灶，增强扫描未见明确异常强化，肝内胆管未见扩张。胆囊未见。胰腺形态、大小及密度未见异常，胰管未见扩张，胰周脂肪间隙清除。脾脏体积增大，超出肝下缘水平。双侧肾上腺形态、大小未见明显异常。腹主动脉周围无肿大淋巴结，腹腔未见积液。

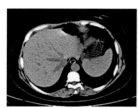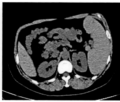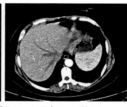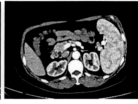

图 15-6　上腹部 CT 平扫 + 增强

二、临床讨论

第一次临床讨论：患者黄疸、脾大原因考虑是什么？

患者老年女性，发现黄疸、脾大、贫血 3 年余；体格检查见脾大；有黄疸、脾大的家族史；肝功能 ALT、AST、TBIL、Hb 反复波动，TBIL 升高以 IBIL 为主，网织红细胞计数升高；腹部 CT 示脾脏体积增大；2 次外院血液科住院均未明确诊断，骨髓细胞学检查均提示增生性贫血。患者的病史特征为成人遗传性非结合胆红素增高。

成人遗传性非结合胆红素增高的疾病主要包括以下几种：

1. 溶血性黄疸

（1）遗传性球形 / 椭圆形红细胞增多症：是一种红细胞膜缺陷引起的遗传性溶血性贫血，有家族史，可表现为脾大、黄疸、贫血、网织红细胞增多，实验室检查外周血涂片、骨髓可见球形红细胞增多、红细胞渗透脆性异常；

该患者临床症状、体征相符，但曾 2 次血液科住院查骨髓细胞涂片均未提示球形红细胞增多，红细胞渗透脆性试验正常范围，与该诊断不符合。

（2）地中海贫血：是由于血红蛋白的珠蛋白链合成障碍或速率降低，血红蛋白产量减少所引起的一组遗传性溶血性贫血；表现为小细胞低色素性贫血，可有脾大、黄疸，实验室检查血红蛋白电泳含量增高，红细胞渗透脆性异常；该患者贫血不表现为小细胞低色素性，红细胞渗透脆性未见明显异常，HbF 稍增高，仍无法明确诊断。

（3）葡萄糖 –6– 磷酸脱氢酶（G6 PD）缺乏症：可表现为先天性非球形红细胞溶血性贫血，红细胞渗透脆性试验可不增加，可有脾肿大，可通过红细胞 G6 PD 活性测定、高铁血红蛋白还原试验、荧光斑点试验辅助诊断。该患者曾查高铁血红蛋白还原试验、荧光斑点试验均正常范围，故亦无法明确诊断。

2. 先天性非溶血性黄疸

以非结合胆红素升高为主的先天性非溶血性黄疸包括 Gilbert 综合征及 Crigler–Najjar 综合征，其均由葡萄糖醛酸转移酶活性下降所致。

（1）Gilbert 综合征：一般无症状或有乏力、消化不良、肝区不适等症状，可因饥饿、感染、发热、妊娠、手术而诱发或加重；总胆红素水平为 17.1 ～ 102.6 μmol/L；肝、脾不肿大；无溶血证据；肝活检无异常。该患者脾大明显，与该病表现不符合。

（2）Crigler–Najjar 综合征：分 I 型和 II 型，I 型常在出生后不久死于核黄疸，II 型可在出生后即出现黄疸，也可在随后 20 ～ 30 年中反复发生，总胆红素水平在 102.6 ～ 342 μmol/L。该患者黄疸的水平与该病表现不符合。

【进一步完善检查】肝穿刺病理检查（图 15-7）：肝细胞灶性区域轻度浊肿、变性、小灶性脂肪变，小叶内轻度点状坏死，汇管区大致正常，部分稍扩大，界板完整，部分汇管区轻度炎细胞浸润及纤维组织轻度增生。免疫组化：HBsAg（−），HBcAg（−），EBV（−），CK7（胆管 +），胶原 IV（+），CD38 极个别炎细胞（+），IgG4（−），铁染色（+）。结论：病变示轻度慢性肝炎（G1、S0 ～ 1）。

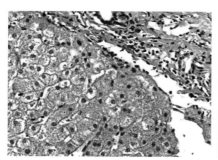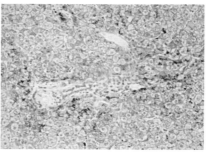

图 15-7 肝脏组织病理检查

外周血涂片提示（图 15-8）：白细胞总数正常，分类分叶核、淋巴细胞比例正常，形态正常。成熟红细胞大致正常，阅片可见小球形红细胞。血小板成簇可见。

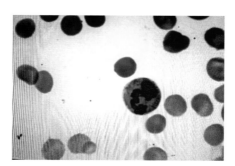

图 15-8 外周血涂片检查

红细胞渗透脆性试验：开始溶血 4.7 g/L（正常值：3.8 ～ 4.6 g/L），完全溶血 3.6 g/L（正常值：2.8 ～ 3.2 g/L）。血红蛋白电泳未见异常。黄疸相关基因检测结果解释（图 15-9）：①检测到受检者携带 SLC4 A1 基因的一个杂合致病变异，需结合临床情况综合判断，建议送检父母标本以明确遗传来源。② SLC4 A1 基因如发生致病变异可引起椭圆形红细胞增多症（4 型）、球形红细胞增多症（4 型），通常均以常染色体显性方式遗传。

本检测主要针对引起病理性黄疸的相关疾病，主要包括：

√ 球形红细胞增多症(ANK1，EPB42，SLC4A1，SPTA1，SPTB，KLF1)

√ 溶血性贫血(PKLR，GPI，HK1，KLF1，NT5C3A)

√ 地中海贫血（EPB42，HBB，HBA1，HBA2，KLF1）

√ 葡萄糖-6-磷酸脱氢酶缺乏症(G6PD)

√ 肝炎(ABCB11，ABCB4，SLC25A13，HAVCR1)

√ 肝内胆汁淤积症(ABCB11，ABCB4，ABCC2，ATP8B1，SLC25A13，NR1H4)

√ 半乳糖血症(GALE，GALK1，GALT)

√ α1-抗胰蛋白酶缺乏症(SERPINA1)

√ Dubin-Johnson综合征(ABCC2)

√ Alagille综合征(JAG1，NOTCH2)

√ Crigler-Najjar综合征(UGT1A1，UGT1A4)

√ Gilbert综合征(UGT1A1)

√ Rotor综合征(SLCO1B1，SLCO1B3)

√ Zellweger综合征(ABCD3)

√ 尼曼-匹克病(NPC1，NPC2，SMPD1)

检测结果：检测到一个杂合致病变异。

基因(参考序列)	外显子/内含子	cDNA水平	蛋白水平	状态	变异分类
SLC4A1(17q21|NM_000342.3)	Exon14	c.1788_1789delTTinsAA	p.(Tyr596*)	杂合	致病

图 15-9　黄疸相关基因检测

第二次临床讨论：该患者最可能的诊断是什么？下一步如何处理？

患者有黄疸、脾大症状，实验室检查以间接胆红素为主，网织红细胞明显上升，且有明确家族史，故可以考虑溶血性黄疸的诊断，但患者曾2次血液科就诊且在血液科门诊随诊3年余均未最终诊断。我们有针对性的复查外周血涂片及红细胞渗透脆性试验，并给予血液科实验室相关提示才发现了溶血性贫血相关检查的异常。最终的基因检测结果明确了我们的诊断。

【出院诊断】①遗传性球形红细胞增多症；②泌尿系感染。

【治疗与转归】患者本次主要为明确诊断入院，建议患者考虑切脾治疗并让家族成员做相关检测。患者泌尿系感染，给予抗感染治疗，复查尿常规恢复正常后出院。最终随访，患者未做切脾术，未特殊治疗，患者家人的基因检测结果患者拒绝透露。

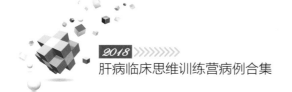
三、诊疗体会

遗传性球形红细胞增多症（hereditary spherocytosis，HS）是一种先天性红细胞膜骨架蛋白异常所致的遗传性溶血性贫血。以贫血、黄疸、脾肿大、胆结石、外周血球形红细胞显著增多、红细胞渗透脆性增加、慢性贫血过程伴急性溶血发作为特征。患者以散发性就诊，不易引起临床医生重视，易导致误诊和漏诊。目前，国外报道 HS 的发病率为 1/2000。国内此病并非罕见病。已经发现 *ANK1*、*SPTA1*、*SPTB*、*SLC4 A1*、*EPB42* 等基因缺陷与 HS 发病关系密切，约 75% 的 HS 为常染色体显性遗传，家族史明显，以 *ANK1* 基因突变最为常见，其次为 *SLC4 A1* 和 *SPTB*。

（1）HS 并发症：①溶血危象：最常见，病程呈自限性，一般发生于各种感染所致的单核 – 吞噬细胞系统功能一过性增强；②再障危象：少见，骨髓红系增生低下，网织红细胞计数降低，一般由微小病毒 B19 感染所致；③巨幼细胞性贫血危象：叶酸供给不足或需求增加；④胆囊结石：超过一半 HS 患者有胆红素性胆囊结石症；⑤其他少见的并发症为下肢复发性溃疡、慢性红斑性皮炎和痛风，脾切除后可痊愈。

（2）HS 临床表现：①贫血；②黄疸；③轻至中度脾大，多伴肝大，常有胆囊结石；④半数以上有阳性家族史，多呈常染色体显性遗传。若外周血有较多小球形红细胞、红细胞脆性增加，有阳性家族史，可确诊；外周血小球形红细胞较多，红细胞脆性增加，但家族史阴性，需除外免疫性溶血、不稳定血红蛋白病等方可确诊；若外周血小球形红细胞不够多，又无阳性家族史，则需借助更多的实验室检查，并除外先天性非球形红细胞溶血性贫血等方可确诊。

从本例患者的诊治过程可以看出家族史的重要性，本病多呈常染色体显性遗传，半数以上有家族病史。红细胞形态学检查、红细胞渗透脆性等检查较主观，需要有经验检验科医生判断。基因测序在黄疸原因鉴别中有重要作用。

皮肤黄伴瘙痒原因待查

中国人民解放军联勤保障部队第九〇〇医院　吴春香　王少扬

一、病例基本信息

患者，男，52岁，主因"厌食、乏力1个月，皮肤黄伴瘙痒2天"于2017年10月30日入院。

【现病史】患者于1个月前无明显诱因出现乏力、厌食，无腹痛、腹胀、腹泻，无恶心、呕吐，无发热、畏冷。2天前发现皮肤黄、眼黄、尿黄，伴皮肤瘙痒，下腹闷痛，无腹泻、黑便、陶土样便，无恶心、呕吐等。

【既往史】既往"2型糖尿病"病史10年，长期口服降糖药物（具体不详）治疗糖尿病，血糖控制差。30年前于闽清县医院行"阑尾切除术"。否认肝炎、肿瘤、遗传病史。

【个人史】无血吸虫病疫水接触史，无地方病或传染病流行区居住史，无毒物、粉尘及放射性物质接触史，无吸烟、饮酒史。

【家族史】无遗传病史及传染病史。

【入院查体】体温36℃，脉搏91次/分，呼吸18次/分，血压125/86 mmHg。神清，慢性病面容，全身皮肤、巩膜黄染，未见肝掌、蜘蛛痣，浅表淋巴结未触及肿大。心肺未见异常。腹部平软，右下腹可见一术后瘢痕，右上腹轻压痛，无反跳痛，肝区叩击痛，墨菲氏征阴性，肝脾未触及，移动性浊音阴性，肠鸣音正常，未闻及血管杂音。双下肢无凹陷性水肿。神经系统检查无异常。

【入院诊断】黄疸原因待查、非活动性HBsAg携带者、2型糖尿病。

【入院后检查】血常规：WBC 9.45×10^9/L、Neu% 74.8%、PLT 198×10^9/L；生化：GLU 12.5 mmol/L ↑、ALB 34.8 g/L、ALT 134.6 U/L ↑、AST 47.8 U/L、TBIL 42 μmol/L ↑、DBIL 37 μmol/L ↑、ALP 358.9 U/L ↑、GGT 513.9 U/L ↑；凝血功能：PT 12.4 s、PT–INR 1.08、FIB 3.64 g/L；C 反应蛋白 119 mg/L；降钙素原 0.18 ng/ml；甲胎蛋白 1.4 ng/ml；乙肝两对半：HBsAg 阳性、HBeAg 阴性、HBeAb 阳性、HBcAb 阳性；乙肝病毒 DNA 定量＜ 500 IU/ml；糖化血红蛋白 9.5%。

二、临床讨论

第一次临床讨论：根据患者的病史、体征、实验室检查，该患者入院的初步诊断是什么？进一步处理是什么？

【分析】患者为中年男性，因"厌食、乏力 1 个月，皮肤黄伴瘙痒 2 天"入院。既往"2 型糖尿病"病史 10 年，血糖控制差。临床表现为厌食、乏力、肤黄、眼黄、尿黄，皮肤瘙痒。入院查体可见全身皮肤、巩膜黄染，腹部平软，右下腹可见一术后瘢痕，右上腹轻压痛，无反跳痛，肝区叩击痛。实验室检查肝功能提示黄疸升高，以直接胆红素升高为主，胆系酶谱升高明显，肝炎病毒病原学检查示 HBsAg 阳性、HBeAg 阴性、HBeAb 阳性、HBcAb 阳性；乙肝病毒 DNA 定量＜ 500 IU/ml；丙肝抗体阴性。

患者糖尿病病史，AFP 不高，肝癌可能性小。目前考虑黄疸为胆道疾病可能（结石？感染？），肝细胞性疾病需进一步排除。需完善肝脏免疫学指标及相关影像学检查进一步明确黄疸病因。

【初步诊疗情况及病情变化】患者入院后给予保肝、利胆退黄、控制血糖、调节机体免疫力等药物治疗，查上腹部（肝脏）MRI 平扫 + 增强结果如图 16–1 所示。

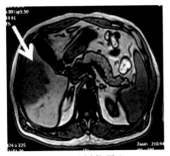
T₁WI（低信号）

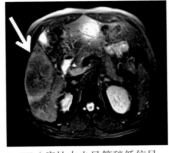
T₂WI（病灶中央呈等稍低信号，
周围可见稍高信号环）

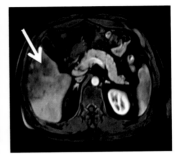
动脉期（可见不均匀强化）

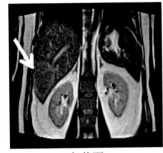
矢状面

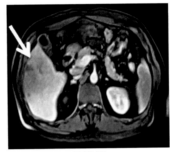
静脉期

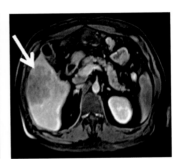
延迟期

图 16-1　上腹部 MRI 平扫 + 增强

第二次临床讨论：该患者可能的诊断是什么？下一步的诊疗方案？还可以做什么检查以明确诊断？

该患者完善上腹部（肝脏）MRI 平扫 + 增强，结果回报：肝右叶团块状异常信号影，考虑肝癌；腹膜后多发淋巴结影，建议随访；慢性胆囊炎；左肾囊肿。肝胆外科会诊后，以"肝占位性病变"转入肝胆外科行手术治疗。术前诊断：①原发性肝癌（巨块型）；②非活动性 HBsAg 携带者；③ 2 型糖尿病。2017 年 11 月 10 日全麻下行"腹腔镜下右半肝切除术"。术中见肝右叶肿物，大小 17 cm × 10 cm × 17 cm，沿肿瘤边缘将肿瘤完整切除。切缘面积 15 cm × 17 cm，紧邻肝被膜距切缘 4.6 cm 处见灰白色肿物，肿物大小 8.8 cm × 8 cm × 6 cm，肿物切面灰白色，质地中等，与周围组织界限不清，其余肝组织灰褐色，质地软；肝被膜表面粘连少许不规则组织，大小约 4.5 cm × 3 cm × 1 cm，切面灰白色，质地韧（图 16-2）。术后病理检查（图

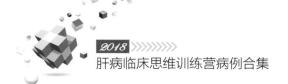

16-3）：（右肝）肝脓肿，伴周围纤维增生及小胆管增生，放线菌集落，间质大量浆细胞浸润，肝被膜及网膜组织化脓性炎伴脓肿形成，待免疫组化进一步诊断。免疫组化结果：肝脓肿，伴周围纤维增生及小胆管增生，放线菌集落，间质大量浆细胞浸润，肝被膜及网膜组织化脓性炎症伴脓肿形成。

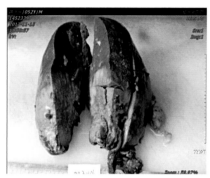 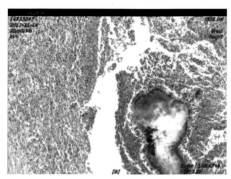

图 16-2　术中切除肝右叶肿物　　　图 16-3　肝右叶肿物病理检查

【术后诊断】①肝（右叶）放线菌病；②非活动性 HBsAg 携带者；③ 2 型糖尿病。

【治疗及转归】明确诊断后，给予"青霉素钠"联合"比阿培南"抗感染及膈下引流等综合治疗后，复查上腹部 CT 平扫 + 三维重建（2017 年 11 月 22 日）：原肝占位术后复查，现肝右叶呈术后改变，术区积液，引流管在位，胆囊缺如。患者术后 15 天一般情况良好，各项指标明显好转出院。患者出院后长期口服"青霉素 V 钾片"抗感染治疗，半年内反复出现发热、肤黄、眼黄、尿黄，多次我院行"膈下穿刺引流术"，感染控制，症状改善，6 个月后病情控制。

三、诊疗体会

放线菌（Actinomycetes）是介于细菌与丝状真菌之间，是一类丝状分枝的单细胞原核微生物，属细菌的一种特殊类型的革兰氏阳性菌，厌氧性或微需氧性。它主要侵犯头、颈部（55%）、腹部（20%）、肺部（15%）起病。肝放线菌病非常少见，仅占腹部放线菌病的 10% ～ 15%。

放线菌可作为正常菌群存在于人体的口腔、扁桃体窝、肠道、女性生殖道，以及眼结膜囊等。若人体抵抗力下降或者组织创伤后管腔黏膜破裂或管腔全层破裂，放线菌转移到黏膜下层及体腔，在另一些细菌的协同下导致放线菌病。肝脏感染的放线菌多来源于阑尾或大肠，经门静脉侵入肝脏而发病，常继发于胃肠道外伤、腹部手术、骨盆手术和宫内节育装置。胆囊等邻近器官直接播散也有可能引发放线菌病，胆道和胰管支架引起的放线菌感染也时有报道。放线菌性肝脓肿的主要临床表现有右上腹疼痛、右上腹包块、发热、寒战、肝脏肿大、精神萎靡、食欲差、形体消瘦。实验室检查：白细胞升高，碱性磷酸酶、血沉升高，肿瘤标志物阴性。影像学特征：MR 提示团块性异常信号影，强化模式呈类似恶性肿瘤的"快进快出"表现；CT 显示密度不均、边界模糊的实性块影；B 超示肝内囊实性或实性不均质光团；手术所见：肝内病灶多为单发性，质硬、无包膜，与周围组织有不同程度粘连；剖开肿物：实质性呈灰黄色、淡黄色；囊实性内含脓腔或蜂窝状脓灶，有灰黄色黏稠脓液及黄色颗粒样物。

该病起病隐匿，其不受解剖学屏障限制，可经胸膜、腹膜进入胸腔及盆腔，且症状体征缺乏特异性，所以本病诊断困难，极易误诊，有人称其为"杰出的假冒者"。因其临床表现及影像学表现类似恶性肿瘤，误诊为结节肿瘤性病变者占 50.0%。分析本例误诊原因：①肝放线菌病临床少见，目前仅有个案报道，对本病认识不足；②患者症状为乏力、食欲差、肤黄、眼黄，下腹闷痛，无发热、寒战，腹部未扪及肿块，临床表现无特异性；③本例 MRI 检查提示肝右叶团块状异常信号影，病灶动脉期可见不均匀强化，门静脉期、延迟期可见病灶内造影剂逐渐退出，病灶的强化模式呈类似恶性肿瘤的"快进快出"表现，影像学表现无特异性。故本例诊断肝肿瘤，选择手术切除，最终病理证实为放线菌性肝脓肿。因此，在患者甲胎蛋白阴性时，尤其是炎症指标升高的患者，诊断肝癌需谨慎，必要时应行穿刺活检。

转氨酶升高待查

河南省人民医院　肖二辉　尚佳

一、病例基本信息

患者，女，16 岁，因"发现转氨酶升高 1 个月"于 2018 年 1 月 1 日入院。

【现病史】1 个月前因扁桃体肿大行手术治疗前查肝功能提示转氨酶升高（具体不详），无肝病相关症状，给予输液治疗效果不佳来我院。患者病程中无长期发热、皮疹、关节痛，无口干、眼干、口腔溃疡，无呕血、黑便，精神、饮食、睡眠可，二便正常，体重变化不明显。

【既往史】13 年前患"黄疸型肝炎"；因"胆管囊肿"于 10 年前在北京某医院行手术治疗（具体不详）；8 年前因"脾脏肿大"于当地医院行"脾脏切除术＋肝脏活检术"（具体不详）。

【个人史】无血吸虫病疫水接触史，无地方病或传染病流行区居住史，无毒物、粉尘及放射性物质接触史，无吸烟史、饮酒史。

【入院情况】T 36.4℃，P 76 次／分，R 19 次／分，BP 125/83 mmHg，发育不良，营养欠佳，面色晦暗，神志清，皮肤黏膜无黄染，无肝掌及蜘蛛痣，毛发分布正常，浅表淋巴结无肿大。右侧扁桃体 I°肿大，左侧扁桃体 II°肿大。心肺（－），腹软，左侧腹部可见一 10 cm 手术瘢痕，腹壁未见腹壁静脉曲张，无压痛及反跳痛，肝脾肋下未触及，移动性浊音阴性。肠鸣音正常。双下肢无可凹性水肿。

二、临床讨论

第一次临床讨论：患者初步考虑？进一步处理？

患者青年女性，因发现转氨酶升高1个月就诊，幼时曾患"黄疸型肝炎"；因"脾肿大"行"脾脏切除术＋肝脏活检术"；因"先天性胆总管囊肿"手术治疗；体格检查见发育不良，营养欠佳，面色晦暗，双侧扁桃体肿大，腹部见手术瘢痕；外院肝功能提示转氨酶升高（未见检查单）；诊断考虑"转氨酶升高原因待查，先天性胆总管囊肿术后"。

【进一步检查】血常规：WBC 7.72×10^9/L，RBC 4.1×10^{12}/L，Hb 120 g/L，PLT 468×10^9/L ↑；肝功能：ALT 156 U/L，AST 133 U/L ↑，TP 69.2 g/L，ALB 36.4 g/L ↑，TBIL 38.0 μmol/L，DBIL 17.9 μmol/L ↑，TBA 79.8 μmol/L ↑，ALP 502 U/L，GGT 442 U/L ↑，CHOL 8.41 mmol/L ↑，TG /1.35 mmol/L；凝血功能：PT 11.5 s，PTA 134%，INR 0.85，APTT 33.8 s，FIB 3.35 g/L；肾功电解质：正常。尿、粪常规正常；免疫全套：IgA 4.53 g/L ↑（参考值：0.74～4.39 g/L），IgG、IgM 正常；自免肝抗体谱＋抗肝抗原谱：阴性；EBV、CMV–DNA：小于参考值下限；病毒快检四项、甲肝、戊肝抗体、非嗜肝病毒阴性；甲状腺功能三项正常；铜蓝蛋白 0.39 g/L；α1– 抗胰蛋白酶 1.73 g/L（参考值：1.5～2.5 g/L）；HBV–DNA（高通量）阴性；铁代谢：FRT 181.9 ng/ml，血清铁 48.23 μmol/L，不饱和铁结合力 13.1 μmol/L，转铁蛋白 2.85 g/L。

肝脏＋肝血管彩超：肝脏轮廓清晰，形态失常，包膜欠光滑，下缘角钝，肝内胆管欠清晰，肝内胆管增宽，其一内径约 3 mm，肝内回声致密增强，结构增粗，分布不均，可见片状低回声区，其一范围 11 mm×6 mm，肝外胆管内径正常。门静脉主干 9 mm，V 10.3 cm/s，肠系膜上静脉内径 8 mm，未见明确栓子。下腔静脉血流通畅。肝左右静脉内径正常，血流通畅。

MRCP 检查（图 16–4）：肝左叶胆管轻度扩张，肝门部胆管未见显影，胆总管中下段间断显影。

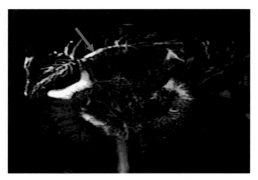

图 16-4　MRCP 检查

MRI 检查（图 16-5）：肝右后叶异常强化并局部肝内胆管扩张，考虑炎性可能；肝硬化不除外、侧支循环建立；胆囊及脾脏切除术后表现。

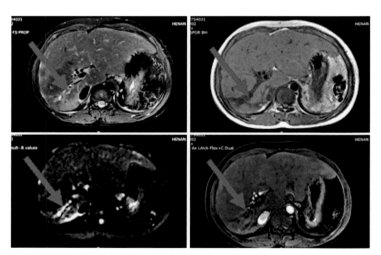

图 16-5　腹部 MRI 检查

腹部 CT 平扫＋增强（图 16-6）：考虑早期肝硬化可能；肝右后叶异常信号，考虑炎症并局部胆管扩张可能，其他待排；脂肪肝；胆囊、脾脏切除术后改变；双侧胸腔少量积液。

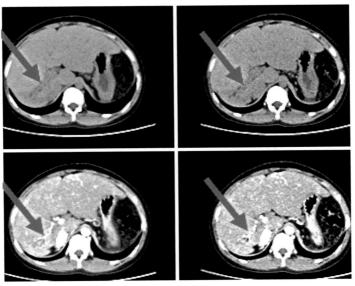

图 16-6　腹部 CT 平扫 + 增强

第二次临床讨论：最可能考虑？进一步处理？

患者转氨酶升高需与以下几种疾病鉴别：①非嗜肝病毒感染（COX-V、CMV、ADV、HSV、EBV 等）；②嗜肝病毒感染（甲型、乙型、丙型、丁型、戊型、庚型）；③酒精性肝病：如酒精性脂肪性肝炎、酒精性肝硬化等；④药物性肝病：中药、抗结核药、化疗药、皮肤科用药、非甾体类药物等；⑤遗传代谢性疾病：甲状腺功能亢进、非酒精性脂肪性肝炎、肝豆状核变性、铁卟啉病、α1-抗胰蛋白酶缺乏症、肝糖原累积症等；⑥自身免疫性肝病：AIH、PBC、PSC、AIC；⑦肿瘤性疾病：肝脏肿瘤（原发或继发）及肝外肿瘤肝转移；⑧肝脏血管疾病：如布加综合征等；⑨ Caloril 病：Caroli 病是一种先天性疾病，其特点是肝内大胆管的多灶性、节段性扩张，通常与不同程度的肾脏囊性疾病有关。Caroli 病的分类如图 16-7 所示。Caroli 病最初描述了两种变体，这导致了术语上的混淆：① Caroli 病是一种少见的疾病，其特征是胆管扩张，没有其他肝脏异常；② Caroli 病是更常见的变体，特点是胆管扩张伴随有先天性肝纤维化。Calori 病的诊断依据如图 16-8 所示。

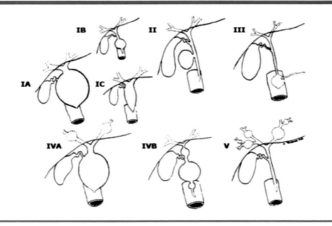

Classification of biliary cysts according to Todani and colleagues

(IA) common type; (IB) segmental dilatation; (IC) diffuse dilatation; (II) diverticulum; (III) choledochocele; (IVA) multiple cysts (intra- and extrahepatic); (IVB) multiple cysts (extrahepatic); (V) single or multiple dilatations of the intrahepatic ducts.

图 16-7　Caroli 病的分类

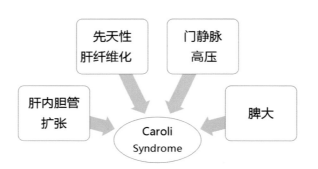

图 16-8　Calori 病的诊断依据

患者手术和病理（外院）示：2008 年 8 月 23 日行胆总管囊肿外引流术，送检囊皮样组织，内衬上皮几乎全部脱落，近局部见少许柱状上皮，囊壁内肉芽组织增生，大量炎细胞浸润，局部有片状坏死，多核巨细胞形成——先天性胆总管囊肿，继发感染。2008 年 10 月行胆总管囊肿切除，肝总管空肠 Rou-Y 吻合术。2010 年 8 月 4 日行脾切除术 + 肝活检术，病理：肝组织结构紊乱，小叶结构消失，肝细胞增生、水肿、变性，纤维间隔形成，叶间胆管增生。最后结合病史考虑先天性肝纤维化伴 Caroli 病；慢性淤血性脾肿大。

【最终诊断】① Caroli 综合征；②双侧扁桃体肿大；③脾切除术后；④胆囊切除术后。

【治疗转归】患者外院肝功能提示转氨酶升高，给予保肝、降酶治疗，复查肝功能 ALT 129 U/L，AST 93 U/L ↑，TP 67.2 g/L，ALB 34.4 g/L ↑，TBIL 20.8 μmol/L，DBIL 11.9 μmol/L ↑，ALP 404 U/L，GGT 362 U/L ↑，不影响手术，暂无进一步治疗指征。

三、诊疗体会

Caroli 综合征，即 Caroli 病 II 型。Caroli 病又称交通型海绵状肝内胆管扩张，是一种先天性肝内胆管扩张性疾病。目前该病被认为是一种常染色体隐性遗传病，可于任何年龄段起病，主要见于儿童和青年。其病变范围可以累及一段、一叶或双侧肝内胆管，典型者可表现为腹痛、黄疸和腹部肿块三联征。

先天性肝纤维化（congenital hepatic fibrosis，CHF）是由胆管板畸形（ductal plate malformation，DPM）继发胆道狭窄及门静脉周围纤维化引起的一种罕见的常染色体隐性遗传病，多数 CHF 患者在 5 ～ 20 岁出现症状，病理学检查是该病诊断的金标准。本病共同病理特点为汇管区纤维化，纤维间隔内可见形态各异小胆管，即 DPM，这是先天性肝纤维化特有的形态，肝组织无明显炎症，多不形成典型假小叶结构。

最后，医生在诊断青少年出现不明原因脾大、胆管扩张，应进行全面评估，遗传性代谢性肝病应为鉴别重点。Caroli 综合征为少见疾病，临床医生要提高其诊断准确性，关键在于提高对该病的认识。

反复不明原因肝功能异常

上海交通大学医学院附属新华医院　　曹海霞

一、病例基本信息

患者，男，45岁，江苏省泰州市人，已婚，职员。因"反复肝功能异常5年余"于2017年4月28日入院。

【现病史】患者5年前体检时发现肝功能异常[谷丙转氨酶（ALT）、谷草转氨酶（AST）异常，具体报告未见]，患者未重视，未予治疗。4年前至当地医院就诊，查乙型肝炎e抗体（HBeAb）阳性，乙型肝炎核心抗体（HBcAb）阳性，丙型肝炎病毒抗体（HCV-Ab）阴性，抗核抗体（ANA）阳性，后至江苏省人民医院就诊，查ANA（1∶320）阳性，抗SSA（+），当地医院未予特殊诊疗，后患者自行服用中药14天，具体成分不明，自觉服药后下肢关节不适遂停药，后未再就诊。

3年前（2014年）就诊于当地医院，查肝功能：ALT 94 U/L，AST 61 U/L，碱性磷酸酶（ALP）106 U/L，谷氨酰转移酶（GGT）58 U/L，总胆红素（TB）30.6 μmol/L，门诊拟"肝功能异常"收住当地医院，入院后完善检查，血常规：白细胞（WBC）10.3×10^9/L，红细胞（RBC）3.7×10^{12}/L，血红蛋白（Hb）93 g/L，血小板计数（PLT）74×10^9/L，网织红细胞计数（RET%）1.93%；凝血常规：凝血酶原时间（PT）11.7 s；嗜肝病毒学指标（−），铜蓝蛋白（−）；肝病相关抗体：ANA（+），SSA（+），Ro-52（+），抗LC-1型（+），抗线粒体抗体M2亚型（AMA-M2）、抗肝肾微粒体抗体-1（LKM-1）、抗可溶性肝

抗原／肝胰抗原抗体（SLA/LP）均阴性。腹部超声：肝脏弥漫性病变、脾大。
胃镜：浅表性胃炎。肝活检提示正常肝小叶结构消失，肝板结构较正常，肝
细胞明显脂肪变性，汇管区中度纤维化，伴炎细胞浸润，电镜下肝细胞见多
量大小不等脂滴，胞质内线粒体、粗面内质网，糖原颗粒未见减少或增多，
肝细胞内可见多量脂褐素颗粒，未见其他特殊颗粒，Disse 间隙增宽，内见
胶原增多。当地医院考虑"自身免疫性肝炎（12 分）"。给予泼尼松 30 mg
qd，熊去氧胆酸片 0.2 g tid，维生素 C 0.2 g tid，水飞蓟宾 0.2 mg tid 口服对症
治疗。2014 年 3 月 9 日复查肝功能：ALT 46 U/L，AST 23 U/L，ALP 66 U/L，
GGT 72 U/L，TB 20.6 μmol/L。血常规：WBC 11.68×10⁹/L，Hb 84 g/L，PLT
127×10⁹/L。予以出院。

2014 年 3 月 10 日—2016 年 7 月 21 日：激素逐渐减量至 10 mg qd 口服，
定期复查肝功能正常。2016 年 7 月 21 日复查肝功能：ALT 38 U/L，AST 55 U/L，
ALP 66 U/L，GGT 72 U/L，TB 20.6 μmol/L；血常规：PLT 90×10⁹/L。

入院前 9 个月（2016 年 8 月）患者因"感冒"自行服用抗菌药物（具体
不详）后自觉流涕症状好转，2016 年 8 月 11 日复查血常规：Hb 104 g/L，PLT
15×10⁹/L，泰州市人民医院门诊拟"自身免疫性肝炎，血小板减少症"收入
院。予以保肝、重组人白介素 -11 升血小板等对症治疗，于 2016 年 8 月 19
日出院，复查血常规：Hb 87 g/L，PLT 93×10⁹/L。出院后予以泼尼松 10 mg
qd，优思弗 250 mg tid 口服。

2017 年 4 月 28 日患者复查肝功能：ALT 70 U/L，AST 42 U/L，胆汁酸
60.4 μmol/L，白蛋白（ALB）39 g/L，白蛋白／球蛋白（ALB/GLB）1.05；血常
规：WBC 8.6×10⁹/L，Hb 89 g/L[平均红细胞体积（MCV）、平均红细胞血红蛋
白含量（MCH）、平均红细胞血红蛋白浓度（MCHC）均正常]，PLT 62×10⁹/L，
故来我院门诊就诊，我科以"肝功能异常、贫血、血小板减少"收住院。自
发病以来，神清，精神可，食欲、睡眠可，两便正常，体重无明显减轻。

【既往史、个人史、家族史】否认肝炎、结核病史及密切接触史，否认
外伤、手术、输血史及食物药物过敏史，无血吸虫病疫水接触史，无地方病
或传染病流行区居住史，无毒物、粉尘及放射性物质接触史，无吸烟、饮酒

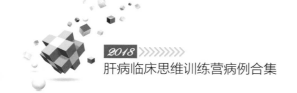

史。否认家族性疾病、遗传性疾病、家族精神性疾病史。

【入院后查体】体温 37 ℃，脉搏 70 次 / 分，呼吸 16 次 / 分，血压 130/80 mmHg。神志清，呼吸平稳。全身皮肤、巩膜无黄染，无肝掌及蜘蛛痣，浅表淋巴结未触及肿大。心律齐，无杂音。腹壁未见腹壁静脉曲张，腹软，无压痛及反跳痛，肝肋下未触及，脾肋下 2 cm 可触及，质韧，无触痛，移动性浊音阴性，肠鸣音正常。双下肢无凹陷性水肿。身高 173 cm，体重 58 kg，身体质量指数（BMI）19.3 kg/m^2。

二、临床讨论

第一次临床讨论：患者初步诊断？进一步处理？

患者为中年男性，缓慢起病，病程长，进展慢；有反复肝功能异常（转氨酶轻度升高），伴有贫血（正细胞正色素性贫血）、血小板减少；查体提示脾脏肿大；实验室检查提示多项免疫指标异常；肝活检：肝小叶正常结构消失，肝细胞明显脂肪变，汇管区中度纤维化，伴炎细胞浸润。

【初步诊断】肝功能异常，自身免疫性肝病待排？

【进一步完善检查及治疗】

（1）实验室检查：嗜肝病毒：HAV-IgM（-）；HBsAg（-），HBsAb（-），HBeAg（-），HBeAb（-），HBcAb（+），HBc-IgM（-）；HBV-DNA（荧光定量法）< 1 × 10^3 copies/ml；丙肝病毒抗体（HCV-Ab-IgG）（-）。非嗜肝病毒：巨细胞病毒（CMV）、EB病毒（EBV）、轮状病毒（RV）均阴性。免疫相关指标：免疫球蛋白正常，抗中性粒细胞胞浆抗体（ANCA）（-），AMA-M2（-），抗肝肾微粒体抗体（LKM）（-），LC-1可疑，SLA/LP（-），ANA颗粒型，ANA（1：160）（+），抗SSA（+）；Ro-52（+），RF 28.40 IU/ml。铜铁代谢性指标：铜（原子吸收法）588.00 µg/L，铜蓝蛋白 0.16 g/L，尿铜 5.00 µg/L，铁蛋白 4100.00 µg/L↑，总铁结合力 30.80 µmol/L，血清铁 28.80 µmol/L↑。溶血相关指标：结合珠蛋白 0.52 g/L，网织红细胞计数 1.62%，含铁血黄素阴性，直接抗人球蛋白试验阴性。贫血相关：叶酸 11.83 nmol/L，维生素 B$_{12}$ 308.00 pmol/L。

（2）影像学检查：腹部超声及淋巴结超声：肝、脾大（肝脏左叶长89 mm，厚83 mm，右叶斜径136 mm；脾脏大小约134 mm×51 mm）。左肾结石，左侧颈部、锁骨上淋巴结稍大（>1 cm）。胃镜：浅表糜烂性胃窦炎、胆汁反流。腹部MRI（图17-1）：各序列扫描肝脏形态大小正常，肝裂不宽，肝内胆管无明显增宽，肝实质信号 T_1WI 及 T_2WI 呈均匀低信号；胆囊不大未见明显异常信号；胆总管及胰管未见明显增宽，胰腺形态可，T_1WI 及 T_2WI 信号稍减低。脾脏体积增大，内见弥漫点状 T_1WI 及 T_2WI 低信号。所见双肾形态无明显异常，左肾见直径约0.7 cm的 T_1WI 低、T_2WI 高信号，无强化。腹腔及后腹膜无明显肿大淋巴结。磁共振胰胆管造影（MRCP）（图17-1）：胆囊充盈，腔内未见明显充盈缺损，肝内胆管、胆总管及胰管未见明显扩张。诊断：肝脏广泛铁沉积，胰腺及脾脏铁沉积，脾肿大，请结合实验室检查及CT检查考虑；左肾小囊肿；MRCP未见明显异常。

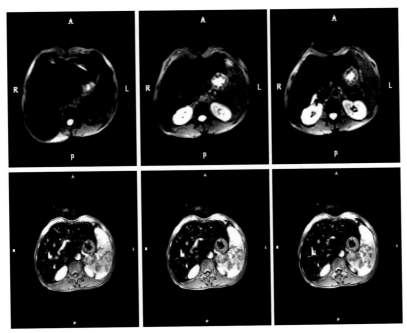

图 17-1　腹部 MRI+MRCP 检查

（3）骨髓检查（图17-2）：骨穿涂片：①骨髓增生活跃，粒细胞与有核

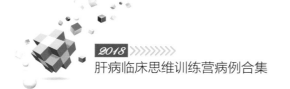

红细胞的比值（以下简称"粒红比"）降低，巨系增生呈成熟延迟，散在及堆集血小板可见；②涂片可见铁粒幼细胞增高。骨活检病理：①骨髓造血组织增生活跃；②粒系、红系增生活跃，部分红系巨幼样变，粒红比约 3：1；③巨核系增生活跃，约 6 个 /mm²，个别发育欠佳。

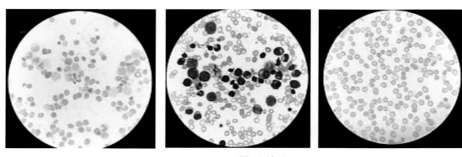

图 17-2　骨髓检查

第二次临床讨论：最可能的诊断是什么？下一步应怎样处理？

患者影像学检查提示铁沉积，生化学检查提示铁蛋白明显增加，不能排除血色病可能，予以再次肝活检（图 17-3）提示慢性肝损害（G2 S4）伴肝硬化可能，考虑铁沉着、含铁血黄素沉着症。同时完善溶血相关基因检查：未检测到 HFE 基因 C282 和 H63 位点发生突变；地中海贫血基因检测为阴性。

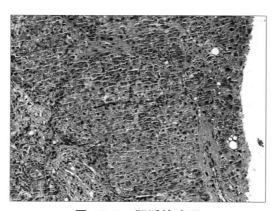

图 17-3　肝活检病理

【出院诊断】继发性血色病，铁粒幼细胞性贫血，肝硬化代偿期，风湿性疾病（分型未定）。

【治疗方案】针对可能存在的免疫性疾病及肝损害予以泼尼松联合优思弗治疗；针对铁粒幼细胞性贫血予以静脉（1.0 g qd）和口服维生素 B_6（100 mg tid po）；针对血色病予以地拉罗司分散片（恩瑞格）250 mg tid po。

三、诊疗体会

血色病为一种铁代谢障碍性疾病，是肝功能异常和肝硬化的十大病因之一。其典型的临床症状包括虚弱、皮肤色素沉着、肝损（肝硬化）、糖尿病、心律失常（心衰）、关节炎、内分泌腺异常等，腹部 CT 可见肝脾增大，肝实质密度增高，CT 值 75 ~ 130 Hu，严重者可呈"白肝症"，腹部 MRI 提示肝、脾、胰信号低于或等于同层面椎旁肌肉信号，严重者呈"黑肝症"。肝活检仍是血色病诊断的金标准。

血色病分为原发性血色病和继发性血色病。原发性血色病是常染色体隐性遗传病，等位基因位于第六号染色体短臂。正常成人体内含铁量为 3 ~ 4 g，而血色病患者因每日吸收铁量是正常人的 3 ~ 4 倍，体内含铁量可达 20 ~ 40 g。过量的铁被单核 – 巨噬细胞吞噬，蓄积于肝、胰、心肌的实质细胞中。继发性血色病在常见基础疾病的基础上继发，包括铁负荷过多性贫血如铁粒幼细胞性贫血；长期输血如总输血量达 10 000 ml 即有发生血色病的可能；酒精性肝病；肝硬化患者行脾肾或门静脉吻合术后。继发性血色病的诊治需要从病因及对症治疗同时着手。

此例患者考虑血色病为继发性血色病，病因与铁粒幼细胞性贫血相关。铁粒幼细胞性贫血是一组铁利用障碍性疾病，特征为骨髓中出现大量环状铁粒幼红细胞，红细胞无效生成，组织铁储量过多和外周血呈小细胞低色素性贫血。此病的临床特点为：发病缓慢，贫血为本病主要症状与体征，肝脾轻度肿大，后期发生血色病时（即含铁血黄素沉积症）肝脾肿大显著。血常规：一般为中度贫血，红细胞大小不等，可见幼稚红细胞。网织红细胞正常或轻度升高。骨髓检查提示红系增生明显活跃，铁染色可见铁粒幼红细胞增多，出现环状铁粒幼红细胞＞15%，是本病特征，具有诊断意义。

发热、黄疸、皮疹待查

福建医科大学孟超肝胆医院　韩荔芬

一、病例基本信息

患者，男，10岁，福州人。因"发热、食少、尿黄8天，眼黄5天，皮疹1天"于2014年12月15日入住我院。

【现病史】患者入院前8天出现畏冷、寒战约2小时后发热，最高体温38.6℃，伴轻微头痛、乏力，食欲减退、厌油、恶心、呕吐，尿呈金黄色，无酱油样尿，无双眼、皮肤黄染，无皮肤瘙痒，未注意大便颜色，无关节痛、皮疹。就诊福建省立医院，诊断"发热待查：急性扁桃体炎"。给予"盐酸金刚乙胺口服液、酮替芬片、复方福尔可定口服液、布洛芬混悬液"等口服药治疗。入院前7天，患者仍畏冷、发热，最高体温38.6℃，无寒战，伴轻微头痛，余症状同前，继续原口服药治疗，并加"头孢美唑、复合辅酶、维生素 B_6"输液治疗。入院前6天，夜里又畏冷、发热，最高体温38.5℃，伴排黄色水样便10余次，无黏液脓血便，阵发性脐周疼痛，无放射他处，无里急后重感。入院前5天，患者尿色加深，出现眼黄、皮肤黄。

入院前5天，入住福州市儿童医院，诊断：急性胃肠炎？2014年12月10日福建省福州儿童医院查血常规：WBC 1.72×10^9/L ↓、Neu% 54.74%、Lym% 39.54%、EO% 0.00% ↓、Neu 0.94×10^9/L ↓、Lym 0.68×10^9/L ↓、EO 0.00×10^9/L ↓、Hb 145 g/L、PLT 160×10^9/L、CRP 0.50 mg/L。血淀粉酶53 U/L。血生化：ALB 39.10 g/L、GLO 35.41 g/L、TBIL 90.95 μmol/L ↑、DBIL

53.48 μmol/L ↑、IBIL 37.47 μmol/L ↑、ALT 598 U/L ↑、AST 530 U/L ↑、GGT 515 U/L ↑、AKP 282 U/L、CK 363 U/L ↑、CK–MB 44.6 U/L ↑、LDH 815 U/L ↑、HBDH 563 U/L ↑、TG 2.17 mmol/L ↑，CH、GLU、ASO、肾功能、电解质均正常。免疫球蛋白 IgG、IgA、IgM 及补体 C3、C4 均正常。

2014 年 12 月 11—12 日福建省福州儿童医院病原学检查：乙肝标志物全阴性；HCV 抗体阴性，HIV、梅毒抗体阴性，血清不规则抗体筛查试验阴性；TORCH 全套：巨细胞病毒 –IgG 阳性、IgM 阴性，单纯疱疹病毒 Ⅰ 型、Ⅱ 型 IgG、IgM 均阴性，风疹病毒抗体 –IgG 阳性、IgM 阴性，弓形虫抗体 –IgM、IgG 均阴性；呼吸道感染病原体（嗜肺军团菌、肺炎支原体、Q 热立克次体、肺炎衣原体、腺病毒、呼吸道合胞病毒、甲型流感病毒、乙型流感病毒、副流感病毒）IgM 九联检测均阴性。2014 年 12 月 14 日福建省福州儿童医院胸部正位片：双肺纹理增多增粗。腹部彩超：胆囊萎瘪、壁厚毛糙（胆囊炎？），肝、胰、脾、双肾未见明显异常。先后给予重组人粒细胞刺激因子（2014 年 12 月 10 日）、氟氯西林、拉氧头孢、小儿复方氨基酸、还原性谷胱甘肽、磷酸肌酸钠、复合辅酶、脱氧核苷酸钠、双歧三联活菌等药物治疗。患者在福建省福州儿童医院住院期间，无再畏冷、寒战、发热，但尿黄、眼黄、皮肤黄进行性加深，乏力、食少、厌油、恶心、中上腹胀痛症状持续，入院前 1 天出现红色皮疹，由双足至双手、躯干、四肢，无疱疹，伴皮肤瘙痒，给予"氯雷他定"口服，入院当日因肝损转诊我院。

患者发病以来，精神、反应良好，睡眠正常，无嗜睡、抽搐、肢体抖动、性格改变、言语行为异常、意识改变，无鼻衄、齿龈出血，饮食如上述，大便如上述（平日大便 1 次 /2 ～ 3 日），尿量减少（具体不详），无眼睑、颜面、肢体浮肿，体重增减情况不详。

【既往史、个人史、家族史】既往体质健康，无急、慢性传染病史，无药物过敏史。G3P3，足月顺产，出生时情况良好。饮食良好，无偏食、厌食。体格发育与智力发育良好。父母及 2 个姐姐无类似病史。

【入院后查体】体温 37.0 ℃，脉搏 92 次 / 分，呼吸 20 次 / 分，血压 120/67 mmHg，体重 43.5 kg。神志清楚，躯干、双手、双足散在大量红色斑

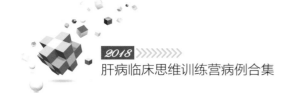

丘疹，手臂、大小腿散在少许红色斑丘疹，部分皮疹融合，疹间皮肤正常，未见疱疹，全身皮肤黏膜、巩膜中、重度黄染，未见肝掌、蜘蛛痣。浅表淋巴结未触及肿大。心肺听诊无异常。腹平软，腹无压痛及反跳痛，肝脾肋缘下未触及，墨菲氏征阴性，肝浊音界正常，肝区无叩痛，腹部移动性浊音阴性，神经系统无异常。

【入院拟诊】①急性淤胆型肝炎（病因未明），病毒感染可能性大；②过敏性皮炎。

【入院进一步检查】2014 年 12 月 15 日查肝功能：TBIL 256.6 μmol/L ↑，ALT 592 U/L ↑，AST 562 U/L ↑，GGT 975 U/L ↑，AKP 439 U/L ↑。凝血功能：PTA 63% ↓。血常规：WBC 4.43×10^9/L、Neu% 47.54 %、Lym% 45.64 %、EO% 1.10%、Neu 2.10×10^9/L、Lym 2.02×10^9/L、EO 0.05×10^9/L、Hb 140 g/L、PLT 204×10^9/L，CRP 3.70 mg/L。甲、戊肝炎病原学均阴性，CMV–DNA < 400 copies/ml，EBV–DNA < 1000 IU/ml，铜蓝蛋白正常，免疫球蛋白三项正常，自身抗体全套阴性，CA125、CA19–9、CA153 均正常。心电图：各波未见明显异常。彩超：肝内回声粗，胆囊壁水肿，脾、胰腺、双肾、双侧输尿管、双侧肾上腺区、膀胱、前列腺、下腔静脉肝后段及腹主动脉所显示段未见明显异常，肝门区淋巴结肿大，未见腹水。上腹部 MR 平扫 +MRCP：肝内平扫未见明显占位性病变，肝门区淋巴结影；胆囊充盈欠佳。2014 年 12 月 29 日眼科裂隙灯检查：未见 K–F 环。

【入院后治疗】给予氯雷他定、钙剂、维生素 C 等抗过敏治疗，同时加用地塞米松抗感染治疗（具体用法：2014 年 12 月 16—18 日 5 mg iv qd；2014 年 12 月 19—25 日 2.5 mg iv qd；2014 年 12 月 29 日 —2015 年 1 月 10 日 5 mg iv qd）。给予复方甘草酸苷、还原型谷胱甘肽、多烯磷脂酰胆碱、腺苷蛋氨酸、苦黄注射液、熊去氧胆酸保肝、退黄治疗。

【病情变化】患者 2014 年 12 月 20 日皮疹完全消退，但黄疸进行性加深，大便呈白陶土样，仍伴有皮肤瘙痒。2015 年 1 月 2 日查肝功能：TBIL 446.1 μmol/L ↑，DBIL 304.6 μmol/L ↑，ALT 500 U/L ↑，AST 394 U/L ↑，GGT 732 U/L ↑，AKP 402 U/L ↑，TBA 301.3 μmol/L ↑。凝血功能正常。治

疗初期胆红素变化情况如图 17-4 所示。

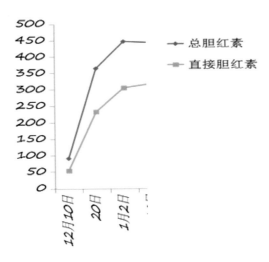

图 17-4　治疗初期胆红素变化情况（2014 年 12 月 20 日—2015 年 1 月 2 日）

【进一步检查】为进一步明确诊断，经动员后，2015 年 1 月 7 日行肝穿刺
病理检查，病理情况如图 17-5 所示。

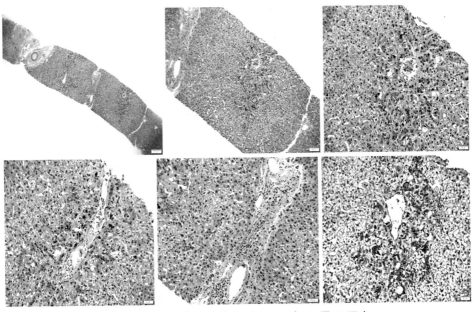

图 17-5　肝脏组织病理（2015 年 1 月 7 日）

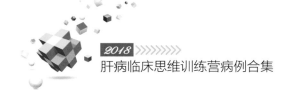

二、临床讨论

第一次临床讨论：根据患者的病史、体征和实验室检查及病理检查结果，目前诊断考虑？下一步要如何治疗？

肝穿病理（图 17-5）诊断：①大体所见：送检肝脏穿刺组织 1 条，长度为 2.2 cm，直径为 0.1 cm，色灰黄。②镜下描述（HE 和网纤染色）：肝小叶结构存在，中央静脉约 7 个，气球样变偶见，毛玻璃变（—），脂肪变性（—），点状 / 灶性坏死（＋）伴少量中性粒细胞浸润，嗜酸性坏死偶见，碎屑样坏死（—），桥形坏死（—），活化枯否细胞（＋＋），肝细胞淤胆（＋＋），毛细胆管淤胆（＋＋），以肝三区为著。汇管区约 4 个，无明显扩大及纤维组织增生，淋巴、单核细胞浸润偶见，小胆管淤胆（—）。③免疫组化染色：肝细胞 HBsAg、HBcAg（—）；CK7 胆管上皮细胞（＋），祖细胞（—）；CD10、ABCB11 毛细胆管（＋）；ABCB4（＋/－）。④特殊染色结果：Masson 染色示无明显纤维组织增生；网状纤维染色显示正常肝板结构；PAS 和 D-PAS 染色证实以上结果，未见 α1- 抗胰蛋白酶小体；铁染色未见含铁血黄素沉积；醛品红染色示枯否细胞内脂褐素沉积；铜染色未见铜颗粒沉积；维多利亚蓝染色未见铜结合蛋白沉积。⑤诊断：急性胆汁淤积性肝炎，由于本病例汇管区数量太少，难以评估胆管损伤，结合临床病史，首先考虑药物性肝损害。

【修正诊断】药物性肝损伤，混合型，急性，RUCAM 7 分（很可能），严重程度 3 级。诊断依据：①发病前有用药史（多种药物：解热镇痛药、金刚乙胺、氟氯西林等）；②有肝炎及淤胆相关临床表现；③肝功能示 ALT > 5 ULN、ALP > 5 ULN，且 2 < R < 5，排除病毒性、酒精性、自身免疫性、肝外阻塞等其他原因引起的肝损伤；④肝穿刺病理支持。患者发病早期发热因血 WBC 下降，CRP 不高，考虑为急性病毒感染所致，其在用药后出现肝损伤。

【治疗】患者地塞米松从 2014 年 12 月 16 日—2015 年 1 月 10 日已用了 25 天，但黄疸仍在上升，家属拒绝人工肝治疗，指南推荐药物性肝损伤的治疗方案，腺苷蛋氨酸、熊去氧胆酸、甘草酸制剂已在使用，并且指南中对于糖皮质激素使用存在争议，进一步的治疗方案一度陷入僵局。其后在科室讨论下，决定在保肝治疗基础上，给予甲泼尼龙治疗（具体方案：2015 年 1 月 11 日—1 月 20 日 60 mg iv qd；1 月 21 日—1 月 30 日 40 mg iv qd；1 月 30 日—2 月 9 日 20 mg iv qd；因黄疸反弹，2 月 13 日—2 月 27 日改回 40 mg iv qd；其后缓慢减量，2 月 28 日—3 月 7 日 35 mg iv qd；3 月 8 日—3 月 20 日 30 mg iv qd；3 月 21 日—4 月 4 日 25 mg iv qd；4 月 5 日—4 月 19 日 20 mg iv qd；4 月 20 日—5 月 10 日 12 mg po qd；5 月 11 日出院后 8 mg po qd；其后逐渐减量至 6 月底停药）。治疗后患者肝功能、血脂及 PTA 变化如图 17-6 至图 17-8 所示。

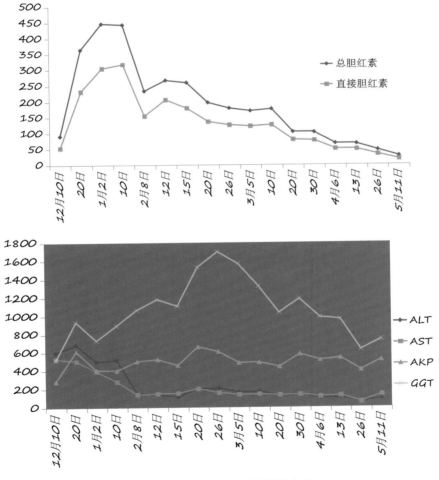

图 17-6　患者胆红素及肝酶变化

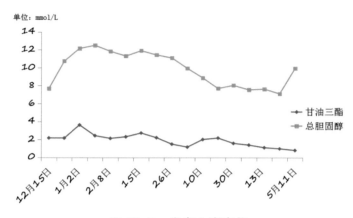

图 17-7　患者血脂变化

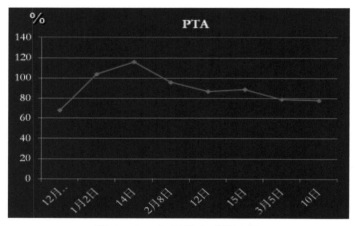

图 17-8　患者凝血功能变化

【进一步完善检查】患者治疗后黄疸有消退，但大便一直持续呈白陶土样，GGT 明显升高，在 2015 年 1 月 24 日开始出现间歇性低热，间断 2 次高热（2015 年 2 月 12 日—2 月 14 日，3 月 6 日—3 月 7 日），体温最高 40℃，期间多次复查血常规示 WBC 波动在（10.06 ~ 17.30）×10⁹/L；全程 CRP：超敏 C 反应蛋白 > 5.0 mg/L，C 反应蛋白 5 ~ 90.65 mg/L，PCT 0.186 ~ 0.416 ng/ml；反复血、尿、粪培养未检出细菌、真菌；G 试验、GM 试验阴性。2016 年 1 月 28 日胸部 CT：双肺纹理稍增多、增粗。腹部彩超：肝形态稍饱满伴肝内回声粗，胆囊壁增厚毛糙，脾肿大，肝门区淋巴结肿大，胰腺所见部分、双肾未见明显异常，未见腹水。2016 年 3 月 5 日胸部 CT：双肺纹理稍增多、增粗。未发现明确感染灶，无细菌感染证据，继续激素治疗后发热自行缓解。

第二次临床讨论：发热可能原因？还需要什么检查？

患者胆汁淤积明显，且有间歇性发热，不排除有其他原因，如硬化性胆管炎、淋巴瘤等可能，再次动员患者及家属行第二次肝穿术。2015 年 3 月 10 日第二次肝穿病理（图 17-9）示：①大体所见：送检肝脏穿刺组织 1 条，长度为 1.8 cm，直径为 0.1 cm，色灰黄。②镜下描述（HE 和网纤染色）：肝小叶结构存在，中央静脉约 14 个，气球样变偶见，毛玻璃变（—），嗜酸性坏死（—），脂肪变性（—），点状坏死（+），碎屑样坏死（—），桥形坏死（—），活化枯否细胞（+），肝细胞淤胆（++），毛细胆管淤胆（++），以肝三区为著。肝一区部分肝细胞水肿伴溶解性坏死。汇管区约 15 个，扩大（+++）伴显著水肿及泡沫细胞聚集，无明显纤维组织增生，弓形纤维形成（—），形成假小叶（—），淋巴、单核细胞浸润（+）伴少量中性粒细胞浸润，小胆管淤胆（—）。③免疫组化染色：肝细胞 HBsAg、HBcAg（—）；CD138、Mum-1 个别（+）；泛素（+/-）；CK7 胆管上皮细胞（+），祖细胞（++）。④特殊染色结果：Masson 染色示汇管区无明显纤维组织增生；网状纤维染色显示正常肝板结构；PAS 和 D-PAS 染色证实以上结果，未见 α1- 抗胰蛋白酶小体；铁染色未见含铁血黄素沉积；醛品红染色示部分枯否细胞内脂褐素沉积；罗丹宁染色未见铜颗粒沉积；维多利亚蓝染色未见铜结合蛋白沉积。诊断：轻微肝小叶炎，肝三区中度淤胆，汇管区显著扩大水肿伴小胆管缺失，肝一区部

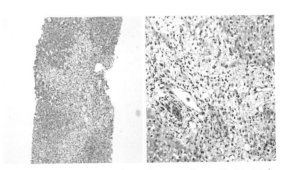

图 17-9 肝脏组织病理（2015 年 3 月 10 日）

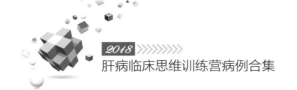

分肝细胞水肿伴溶解性坏死，结合临床病史，考虑胆管缺失综合征，病因首先待排除药物/毒物性肝损害。与前次穿刺组织相比，肝小叶内淤胆减轻。前次穿刺组织尚可见到汇管区胆管。

发热原因考虑与胆管消失综合征、胆管炎、肝细胞坏死有关。进一步行上腹部MRI（图17-10）示：①肝内未见明显占位性病变；②肝门区淋巴结影；③胆囊充盈欠佳，详情结合临床。MRCP：左右肝内胆管走行正常，未见明显扩张及狭窄，胆总管及左右肝管显影良好，胆总管内径无增粗，胰管显影良好，未见明显扩张，胆囊显影欠佳。排除硬化性胆管炎。

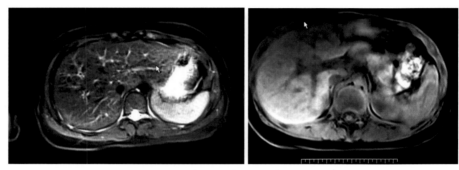

图 17-10　肝脏 MRI（2015 年 3 月 20 日）

【最终诊断】药物相关性胆管消失综合征。

【治疗及转归】2015 年 5 月 11 日黄疸消退，ALT、AST 基本正常出院。患儿出院后长期门诊服用"熊去氧胆酸、复方甘草酸苷"治疗至 2015 年 11 月 1 日复查肝功能完全恢复正常（病程共约 10 个月）。2016 年 4 月 24 日最后 1 次随访，肝功能正常。

三、诊疗体会

药物性肝损伤（DILI）随着疾病进展至不同阶段，可表现为不同的临床类型。该例患者的病程进展如图 17-11 所示，随病程进展，发展为胆管消失综合征。

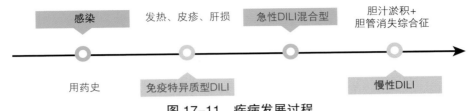

感染　　　　发热、皮疹、肝损　　急性DILI混合型　　胆汁淤积+
胆管消失综合征

用药史　　免疫特异质型DILI　　　　　　　　慢性DILI

图 17-11　疾病发展过程

胆管消失综合征（VBDS）最早见 Sherlock 报道，是以肝内胆管减少为病理学特征，以胆汁淤积为主要临床表现的综合征。VBDS 病因多为先天性发育异常或后天性疾病：如 PBC、硬化性胆管炎、超急性排斥反应、移植物抗宿主病、化脓性胆管炎、药物性慢性胆汁淤积等，发病较晚。其发病机制目前认为是免疫介导的胆管炎、缺血性胆管损伤。

（1）病理学特征：①急性期：肝实质内胆汁淤积及肝门区胆管炎。②慢性期：小叶间胆管减少为主要特点，伴或不伴肝实质内胆汁淤积，可出现一定程度的汇管区周围纤维化甚至肝硬化。

（2）临床表现：消化道症状、皮肤瘙痒、黄疸、腹部不适、黄色瘤等表现；个别有畏冷、发热、腹痛等胆管炎表现。肝功能异常。

（3）临床诊断：主要依赖于肝活组织检查，并且应注意病因诊断与鉴别。

（4）治疗：首先须考虑原发病变，主要应用皮质激素，辅以维生素、免疫治疗及中医中药治疗。UDCA 具有免疫调节、保护肝细胞和去除脂溶性胆盐的作用，可使症状缓解。部分停药后症状可再现，但再用药又可缓解。

（5）预后：胆管减少并非不可逆，肝脏干细胞能够帮助胆管再生及重建。胆管上皮逐渐再生，虽然胆管消失持续存在，但临床症状、肝脏生化和胆汁淤积可逐渐改善，并在数月甚至数年后恢复正常。该患儿肝穿提示祖细胞（2+），提示胆管再生概率高、部分药物所致的肝内胆管减少，在停药后 UDCA 治疗可逐渐恢复。但大多数胆管上皮受损严重被结缔组织替代，难以实现胆管重建，部分因肝硬化而需肝移植治疗。

药物是引起肝细胞性胆汁淤积的常见原因。急性药物性胆汁淤积型肝损害多伴有毛细胆管阻塞，可表现为腹部症状和发热，也存在发展为 VBDS 的

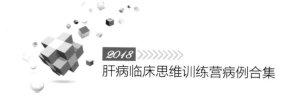

风险。药物引起的 VBDS 中，预后多好于其他病因引起的 VBDS。有报道可引起 VBDS 药物包括非甾体类抗感染药、抗生素、抗病毒药、抗精神病药、降脂药、性激素等。VBDS 可表现为药物不良反应症候群中的组成部分，如 Stevens-Jonhson 综合征、中毒性表皮坏死松解症等。据报道可引起 VBDS 药物有多种，具体如表 17-1 所示。

表 17-1　可引起 VBDS 的药物分类

药品分类	具体药物
抗生素	美罗培南、喹诺酮类（环丙沙星、加替沙星、莫西沙星、左氧氟沙星）、氟氯青霉素、羟氨苄青霉素、阿莫西林克拉维酸钾、红霉素、阿奇霉素、三乙酰竹桃霉素、复方新诺明、克林霉素
抗病毒药	奈韦拉平
非甾体类抗感染药	布洛芬、洛索洛芬钠片
抗精神病药	丙戊酸、唑尼沙胺、氯丙嗪、甲哌氯丙嗪、氟哌啶醇、苯妥英钠、巴比妥类、丙咪嗪、拉莫三嗪、卡马西平、氰甲丙嗪、阿米替林、硫苯酰胺
性激素类	甲基睾丸素
降糖药	甲苯磺丁脲
降脂药	
抗组胺药	赛庚定
高尿酸血症药	别嘌呤醇
免疫抑制剂	
中药	

近年来药物相关性胆管消失综合征报道量有所增加，应引起重视。如临床上发现药物诱导的胆汁淤积性肝病在治疗中效果不理想时，可行肝穿病理检查明确是否存在胆管消失综合征。对于免疫介导的药物性胆汁淤积、胆管消失综合征，可以考虑使用皮质激素治疗，且疗程相对较长，减量过程应缓慢。使用激素过程中，要注意监测其相关不良反应。

肝脏占位性质待查

昆明医科大学第一附属医院　李鲜丽　晁春梅

一、病例基本信息

患者，女，29 岁，云南人，因"右上腹疼痛不适 1 个月"于 2016 年 6 月 28 日入院。

【现病史】1 个月前（2016 年 5 月）无明显诱因出现右季肋区疼痛不适，呈持续性钝痛，逐渐加重，运动、体位变化时疼痛明显，疼痛与进食、饥饿、天气变化无明显关系，无反射痛，无返酸、呃逆、呕吐、恶心等不适。入院前半个月出现夜间盗汗，无畏寒、寒战、乏力等症状。先后到曲靖市第一人民医院及昆明市第三人民医院就诊住院治疗，B 超及 CT 检查均发现肝脏多发病变，住院期间予以"保肝、制酸、护胃、抗感染"等对症治疗（具体药名、剂量不详），仍觉症状无明显好转，于 2016 年 6 月 28 日来我院就诊收住院。自起病以来无明显腹胀、纳差、厌油、尿黄、眼黄、肤黄等，无心悸、胸痛、皮疹、关节疼痛、牙龈出血等。病后精神、饮食、睡眠差；大小便正常；近 1 个月体重下降 4 kg。

【既往史、个人史、家族史】既往体健，无药物过敏史；无外伤、输血、手术史；无长期大量饮酒史；无进食生肉史；无血吸虫疫区逗留史；无长期服用肝损药物史；家族中无类似病患者。

【外院检查】曲靖市第一人民医院胸腹部 CT 提示（2016 年 5 月 25 日）：①双肺斑点状密度增高影，部分病灶钙化，多考虑结核并右侧结核性胸膜

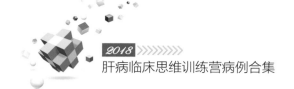

炎；②右侧胸腔少量积液，右侧胸膜增厚粘连；③肝脏及肝包膜下多发斑片状低密度影，脾脏低密度影，多考虑结核，肿瘤性病变不能排外；④增强后子宫壁不均匀明显强化，多考虑炎症所致；⑤右侧附件区囊性病变、盆腔少量积液。腹部 B 超示（2016 年 5 月 25 日）：①肝右叶大片状回声增强区及肝 S3 段低回声结节，超声造影后考虑感染性病灶；②延迟扫描示：肝内多发无增强及低增强区；③肝实质回声增粗、增强，分布欠均匀；④肝右叶与左叶交界处囊性包块，性质待查（囊肿与胆囊待鉴别）；⑤右侧胸膜腔积液。昆明市第三人民医院（2016 年 6 月 3 日）：肿瘤标志物：CA125 为 112.3 U/ml ↑，CA19-9 为 56.32 U/ml ↑，CA15-3 为 26.29 U/ml ↑；血生化：GGT 263 U/L ↑，ALP 278 U/L ↑；CRP 35.57 mg/L ↑；病原体及自身抗体检查：乙肝（—）、丙肝（—）、梅毒（—）、结核抗体（—）、ANA（—）、寄生虫抗体（—）；胸水示：外色为红色；透明度为明显浑浊；pH 为 8.0；凝固：无；比重为 1.010；白细胞 2200×10⁶/L，单核细胞 92%；乳酸脱氢酶 380 U/L，总蛋白 34.7 g/L，葡萄糖 3.89 mmol/L。

【入院后查体】T 36.8℃，P 108 次 / 分，R 20 次 / 分，BP 110/70 mmHg。皮肤巩膜无黄染、苍白，未见肝掌、蜘蛛痣；全身淋巴结未触及肿大；双侧胸廓外观无明显畸形，右中、下肺呼吸音减低，第 7、8、9 肋间隙稍饱满，叩诊呈浊音，左下肺可闻及少许湿性啰音，双肺未闻及干啰音；心率 108 次 / 分，律齐，各瓣膜听诊区未闻及明显杂音；腹平软，右季肋区、右中腹部压痛，无明显反跳痛，无揉面感，无腹肌紧张，未触及腹部包块，肝脏、脾脏肋下未触及，肝区无叩痛，右肾区轻叩痛，右侧肋腰点轻压痛；双下肢无浮肿。

【入院后检查】血常规：白细胞 5.81×10⁹/L，中性粒细胞百分数 70.2% ↑，淋巴细胞百分数 19.4 % ↓，单核细胞百分数 7.10%，嗜酸性粒细胞百分数 3.1%，嗜碱性粒细胞百分数 0.20%；红细胞 4.37×10¹²/L，血红蛋白 116.0 g/L，血小板 289×10⁹/L。红细胞沉降率 44 mm/h ↑。小便常规正常。大便常规正常。肝功能：总蛋白 71.7 g/L，白蛋白 29.7 g/L ↓，球蛋白 42.0 g/L ↑。丙氨酸氨基转移酶 8.0 IU/L，天门冬氨酸氨基转移酶 34.6 IU/L，总胆红素 7.6 μmol/L，直接胆红素 5.3 μmol/L，间接胆红素 2.3 μmol/L，总胆汁酸 7.5 μmol/L，碱性磷酸酶 280.5 IU/L ↑，γ- 谷氨酰转移酶 213.7 IU/L ↑，胆碱酯酶 3.9 KU/L ↓，肾功能：尿素 3.02 mmol/L，肌酐 51.4 μmol/L，尿酸 240.1 μmol/L，葡萄糖 3.3 mmol/L。凝血四项：凝血酶原时间 15.5 s ↑，纤维蛋白原 5.52 g/L ↑，凝血酶时间 17.1 s，活化部分凝血活酶时间 41.6 s。免疫球蛋白：免疫球蛋白 G 17.80 g/L ↑，免疫球蛋白 A 4.29 g/L ↑，免疫球蛋白 M 2.08 g/L，补体 C3 为 1.17 g/L，补体 C4 为 0.27 g/L。感染相关蛋白：超敏 C 反应蛋白 80.1 mg/L ↑，降钙素原 0.14 ng/ml。血脂正常。电解质正常。肌酶：磷酸肌酸激酶 17.5 IU/L ↓，磷酸肌酸激酶同工酶（CK-MB）7.7 IU/L，乳酸脱氢酶 185 IU/L，乳酸脱氢酶同工酶 45 IU/L，α- 羟丁酸脱氢酶 138 IU/L。贫血四项：血清铁 4.3 μmol/L ↓，非铁结合力 45.5 μmol/L，总铁结合力 49.8 μmol/L ↓，铁蛋白 270.2 μg/L，转铁蛋白 1.35 g/L ↓。

【入院初步诊断】①肝脏占位病变性质待查；②胸腔积液原因待查。

二、临床讨论

第一次临床讨论：根据患者的病史、体征、外院及入院后检查，该患者肝脏占位的病因？入院后处理？

患者青年女性，以腹痛为主要临床表现，院外两家医院检查都提示肝脏有多发占位病变，肝脏占位的主要病因有：①恶性肿瘤：原发性肝癌、继发性肝癌；②良性肿瘤或病变：常见有肝腺瘤、肝海绵状血管瘤、肝炎性假瘤、肝脏局灶性结节增生、先天性多囊肝病等；③感染：寄生虫、结核、其他感染；④其他系统疾病的肝脏表现。入院后除了继续完善检查排除外感染、系统性疾病外，因患者病程中有明显体重下降，抗感染治疗无效，外院肿瘤标志物多项升高，所以重点要排外肿瘤。

【进一步完善检查】结核抗体阴性，TB-DNA 定量 < 400 copies/ml，结核感染 T 淋巴细胞阴性；PPD 试验阴性；EB-DNA 定量 < 400 copies/ml，HCMV-DNA 定量 < 400 copies/ml；ANA 全套阴性；ANCA 阴性；自免肝抗体谱阴性；寄生虫抗体谱阴性。肿瘤标志物全套：甲胎蛋白 1.8 ng/ml，癌胚抗原 1.364 ng/ml，糖类抗原 CA125 为 155.16 U/ml ↑，糖类抗原 CA15-3 为

26.88 U/ml ↑，糖类抗原 CA19-9 为 43.00 U/ml ↑，细胞角蛋白 19 片段 1.78 ng/ml，糖类抗原 CA72-4 为 1.67 U/ml，神经元特异性烯醇化酶 20.66 ng/ml ↑，胃泌素释放肽前体 17.48 pg/ml，人绒毛膜促性激 0.10 IU/L，生长激素 5.40 μg/L。胸部 CT（2016 年 6 月 29 日）（图 18-1）：①双肺散在结节及钙化，右侧胸膜增厚、粘连，TB 感染待排。②双肺散在小结节，建议隔期复查。③右侧少量胸腔积液。④肝脏多发低密度影及点结高密度影，请结合病史分析。腹部超声（2016 年 7 月 6 日）（图 18-2）：①肝脏实质回声增粗不均声像（请结合肝功能及肝炎病原学全套）。②肝脏可疑多发实性结节，性质待查（感染灶与其他占位性病变待鉴别，请结合其他影像学及肝穿刺报告）。③肝 S4 段囊性结构，性质待查（感染灶不排外）。④胆囊壁毛糙增厚声像。⑤腹盆腔少量积液。⑥左侧锁骨上窝单个淋巴结肿大，皮髓质分界不清。腹部 MRI+MRCP（图 18-3）：①肝脏肿大，肝内弥漫多发病灶并散在钙化，感染性病变可能，请结合临床，建议治疗后复查 / 穿刺活检排外肿瘤；②肝左、右叶交界部囊性灶，考虑良性病变，感染不排外。③脾大、脾静脉增粗；脾脏囊肿。④腰大肌前方异常信号，肿大淋巴结并钙化？请结合临床随访观察。⑤少量腹水；下腔静脉肝内段及肝左、中、右静脉变细。⑥右侧胸腔少量积液。肝穿刺活检回报（图 18-4）：肝穿组织见局灶汇管区轻度炎症，小叶内部分肝细胞变性、点状坏死，少数细胞内色素物质沉积，个别汇管区周围纤维化，伴小胆管增生，依据慢性肝炎标准评估：G2S2。病理科医生建议：鉴于临床提示肝内多发病变，建议再取材送检。

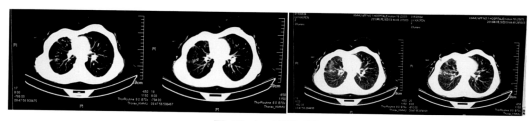

图 18-1　双肺 CT

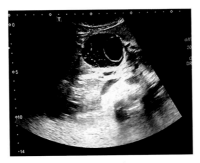

图 18-2 腹部 B 超

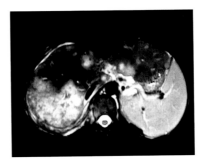

图 18-3 腹部 MRI+MRCP

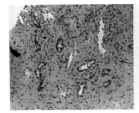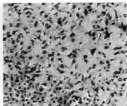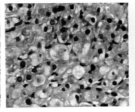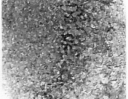

图 18-4 第 1 次肝穿刺结果

第二次临床讨论：患者最可能的诊断？下一步需要做什么检查以明确诊断？

【分析】患者起病后，外院一直抗感染治疗无效，入院后检查降钙素一直正常，可以排外普通细菌感染。外院及我院胸部影像学检查均提示肺结核不能排外，但是患者病程有 1 个多月，未抗结核治疗，胸水减少，并且结核相关检查均为阴性，肝穿刺也未提示结核，结核所致肝占位病变可能性小；寄生虫检查也可排除。其他系统疾病的肝脏表现无依据。两次检查肿瘤标志物多项指标升高，B 超、CT、核磁共振均未能明确肝占位病变的性质，考虑恶性病变可能性极大，按照病理科提示再次肝穿刺活检。再次肝穿刺病理诊断为腺癌，结合 HE 形态及免疫组化支持胆管细胞癌（图 18-5）。

【最终诊断】①肝内胆管细胞癌，并肝内多发转移及腹腔转移可能；②双肺病变性质待查。因患者家庭经济困难，患者诊断明确后自动出院回家，随访患者出院半年后死亡。

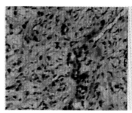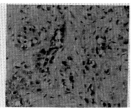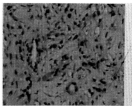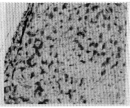

图 18-5　第 2 次肝穿刺结果

三、诊疗体会

　　肝脏良性病变主要有：肝海绵状血管瘤、肝炎性假瘤、肝血管平滑肌脂肪瘤、肝腺瘤、肝脏局灶性结节增生、肝孤立性坏死结节、先天性多囊肝病等。较少见的有肝脏炎性肌纤维细胞瘤、肝间叶错构瘤、肝畸胎瘤、肝细胞异常增生结节及肝胆管乳头状瘤等，这些良性占位性病变均无典型的临床表现，CT、MRI 等影像学检查表现各异，少有特征性表现，多依靠病理学检查才能确诊。实性良性占位需与原发性肝细胞癌、肝胆管细胞癌、转移性肝癌等鉴别；囊性良性占位需与肝脏胆管囊腺癌等相鉴别。肿瘤影像学特征、生长速度、肝炎及肝硬化病史，AFP、CEA、CA19-9 等肿瘤标志物及肝穿刺活检是鉴别诊断的主要依据。在肝占病变诊断中，腹部超声检查通常用于筛查和随访，多排螺旋 CT 或 MRI 平扫加增强扫描则用于确诊，且两者可为互补，MRI 检查在鉴别肝硬化增生结节及小肝癌方面更具优势，尤其是新型对比剂钆塞酸二钠的应用可明显提高小肝癌的诊断准确性。PET/CT 检查对鉴别诊断良恶性肝脏肿瘤有一定价值，可选择性应用。实验室检查对大多数肝脏占位诊断无帮助，但肝包虫病血清学试验对诊断有决定性意义，AFP、CA19-9、CEA 等肿瘤标志物有助于良恶性占位性病变的鉴别诊断。当临床治疗决策必要而影像学检查无法确诊时，可行肝穿刺活组织病理学检查以明确诊断；肝穿刺活组织还可行免疫组织化学染色检测以获取组织学分型并指导治疗。

间断乏力 10 余年查因

江苏省无锡市第五人民医院　汪铮　陆忠华

一、病例基本信息

患者，男，45 岁，已婚，公司职员，体重 70 kg。因"间断乏力 10 余年，再发 1 个月，加重伴尿黄 1 周"于 2017 年 7 月 18 日入院

【现病史】患者 10 年前曾因乏力，查肝功能明显损害住当地医院治疗，给予保肝降酶治疗（具体不详），肝功能恢复后出院。之后每逢劳累后间断出现乏力症状，曾多次在本院及外院门诊就诊，查肝功能轻度异常，肝炎病毒标志物均阴性，间断给予"甘草酸二铵胶囊"等保肝降酶治疗后肝功能可恢复正常。1 个月前患者再次因劳累后感乏力，查肝功能明显异常（ALT 323 IU/L，AST 146 IU/L），给予"双环醇、水飞蓟宾葡甲胺"等保肝降酶治疗，自觉症状无改善。1 周前患者感乏力较前加重，伴有尿黄明显，在家中休息无好转，来院复诊，查肝功能损害较前加重（ALT 541 IU/L，AST 715 IU/L，TBIL 32.3 μmol/L，DBIL 15.5 μmol/L），于 2017 年 7 月 18 日收治入院。患者病程中无长期发热、皮疹、关节痛，无口干、眼干、口腔溃疡，无呕血、黑便，精神、饮食、睡眠可，二便正常，体重近期无明显变化。

【既往史】否认肝炎、结核病史及密切接触史。否认外伤、手术、输血史及食物药物过敏史。

【个人史】无血吸虫病疫水接触史，无地方病或传染病流行区居住史，无毒物、粉尘及放射性物质接触史，无吸烟史、饮酒史。年幼时有"长期被毒死的鱼食用史"，患者有饲养宠物狗史，否认滥用药物史；否认其他手术史，否认输血史。

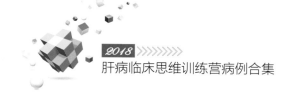

【家族史】否认高血压、糖尿病、慢性肾病等家族史，家族中无类似疾病患者。

【入院查体】T 36.8℃，P 70 次 / 分，R 15 次 / 分，BP 120/80 mmHg。神志清，全身皮肤、巩膜轻度黄染，无肝掌及蜘蛛痣，面色不晦，心音有力，两肺呼吸音清，腹壁未见腹壁静脉曲张，无压痛及反跳痛，肝肋下未触及、剑突下 3 cm 可触及，质韧，无触痛，脾肋下 4 cm 可触及，质韧，无触痛，移动性浊音阴性，肠鸣音正常，双下肢不肿。

【入院检查】血常规（2017 年 7 月 19 日）：WBC 5.03×10⁹/L，Neu% 62.5%，RBC 5.16×10¹²/L，Hb 156 g/L ↑，PLT 162×10⁹/L。生化检验组合（2017 年 7 月 18 日本院门诊）：ALT 541 IU/L ↑，AST 715 IU/L ↑，ALP 215 IU/L ↑，GGT 204 IU/L ↑，CHOL 3.4 mmol/L，TG 1.11 mmol/L，GLU 5.1 mmol/L，TBIL 32.3 μmol/L ↑，DBIL 15.5 μmol/L ↑，ALB 41.9 g/L ALB/GLB 1.3，UA 395 μmol/L，BUN 5.5 mmol/L、Cr 78 μmol/L。凝血六项：PT 13.4 s，INR 1.04，PTA 94%，APTT 34 s，TT 16.3 s，FIB 3.15 g/L，D- 二聚体 1.8 μg/ml，抗凝血酶 – Ⅲ（AT-Ⅲ）90%。肝炎病毒标志物：HBV-M 中 HBeAb、HBcAb 阳性，余均阴性。抗 HAV-IgM 阴性；HCVAb 阴性，HDVAb–IgM 阴性，HDVAb–IgG 阴性，HEVAb–IgM 阴性，HEVAb–IgG 阴性，丙型肝炎核心抗原阴性。防癌六项：未见异常。纤维五项：HA 205.48 ng/ml ↑，LN 13.13 ng/ml，PC– Ⅲ 63.88 μg/L ↑，IV 75.53 ng/ml ↑，FN 124.6 mg/ml。自身免疫性抗体：ANA、ANCA –MPO、ANCA–PR3、AMA、AMA M2、抗 LKM-1、抗 LC-1、抗可溶性肝抗原 / 肝 – 胰抗原抗体均阴性；抗 ds-DNA 抗体阴性。EB 病毒：抗体 IgA 阴性，余阴性。TORCH–IgM 五项均阴性。甲 / 乙型流感病毒抗原测定均阴性。呼吸道感染病原体 IgG（柯萨奇、埃可、腺病毒、疱疹病毒）均阴性。

彩超（2017 年 7 月 18 日）：肝内回声增粗；胆囊炎性改变；脾肿大；胰、双肾未见明显异常；门静脉血流量正常范围，未见门静脉高压。上腹部 CT 平扫增强：肝囊肿、肝内胆管扩张、脾肿大。胸部 CT 平扫：未见明显活动性改变。

入院时病情总结：患者中年男性，间断乏力 10 余年，再发 1 个月，加重伴尿黄 1 周入院；体格检查见肝脾肿大，质地韧；ALT、AST、TBIL 偏高，凝血指标基本正常；肝炎病毒标志物阴性；自身免疫性抗体均阴性；上腹部 CT 平扫增强：肝囊肿、肝内胆管扩张、脾肿大。

【入院初步诊断】慢性活动性肝炎。

【入院后治疗】2017 年 7 月 18 日入院后给予多烯磷脂酰胆碱、苦黄注射液、甘草酸二胺氯化钠液等护肝、退黄、降酶治疗。2017 年 8 月 17 日患者因受凉出现发热，给予抗病毒口服液对症治疗后两天体温恢复正常。2017 年 9 月 3 日 再次出现发热，最高体温 38.4℃，肝功能损害较前加重，多次查血常规未见感染征象，无明确感染灶。2017 年 9 月 9 日至 9 月 16 日期间考虑是否存在药物过敏，停补液一周，发热无明显消退，每日体温 38℃左右（图 18-6）。2017 年 9 月 20 日行肝穿刺活检。2017 年 9 月 22 日体温自行降至正常，肝功能好转后于 9 月 25 日出院（表 18-1）。

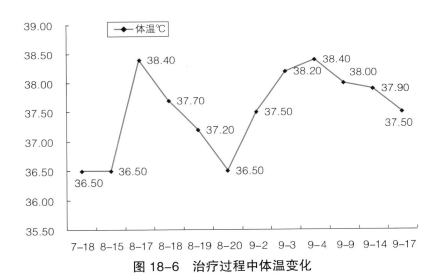

图 18-6　治疗过程中体温变化

表 18-1　治疗过程肝功能变化

治疗时间日	ALT （U/L）	AST （U/L）	TBIL （μmol/L）	ALP （U/L）	GGT （U/L）	ALB/ GLB	总胆固醇 （mmol/L）
2017 年 7 月 18 日	541	715	32.3	215	204	41.9/32.2	3.4
2017 年 7 月 27 日	323	156	23.4	287	239	36.5/29.5	4.0
2017 年 8 月 5 日	170	70	14.8	163	144	38.1/27.5	4.4

续表

治疗时间日	ALT（U/L）	AST（U/L）	TBIL（μmol/L）	ALP（U/L）	GGT（U/L）	ALB/GLB	总胆固醇（mmol/L）
2017 年 8 月 22 日	58	48	15.8	101	90	36.4/27.1	3.2
2017 年 9 月 1 日	87	129	25.3	151	175	39.9/33.3	3.5
2017 年 9 月 8 日	85	121	24.6	163	201	36.7/29.9	3.0
2017 年 9 月 15 日	126	183	19.9	204	239	33.9/28.4	3.4
2017 年 9 月 24 日	82	98	18.2	189	168	35.6/30.1	3.3

二、临床讨论

第一次临床讨论：肝损害的原因？下一步如何处理？

考虑肝功能损害的原因可能有以下几种：

（1）病毒性肝炎：患者入院前出现乏力、尿黄等临床表现。生化检验组合：ALT 541 IU/L，AST 715 IU/L，AKP 215 IU/L，GGT 204 IU/L，CHOL 3.4 mmol/L，TG 1.11 mmol/L，GLU 5.1 mmol/L，TBIL 32.3 μmol/L，DBIL 15.5 μmol/L，ALB 41.9 g/L，ALB/GLB 1.3。肝炎病毒标志物：HBV-M 中 HBeAb、HBcAb 阳性，余均阴性。抗 HAV-IgM 入院后查阴性，后复查三次为弱阳性，9 月 3 日复查转阴；HCVAb 阴性，HDVAb-IgM 阴性，HDVAb-IgG 阴性，HEVAb-IgM 阴性，HEVAb-IgG 阴性，丙型肝炎核心抗原阴性。该病不支持。

（2）某些非嗜肝病毒感染所致肝炎：患者入院前出现乏力、尿黄等临床表现。肝功能检查异常。本次有发热过程，血常规无感染征象，无咳嗽、咳痰，无呕吐、腹痛、腹泻，无尿频、尿急、尿痛等感染症状，目前不考虑细菌感染。EB 病毒抗体 IgA 阴性，TORCH-IgM 均阴性，甲 / 乙型流感病毒抗原测定阴性，呼吸道感染病原体 IgG（柯萨奇、埃可、腺病毒、疱疹病毒）均阴性。该病不支持。

（3）自身免疫性肝病：患者入院前出现有乏力、尿黄等临床症状。自身免疫性抗体均阴性。需进一步完善免疫球蛋白、IgG4 等检查以排除。

（4）药物性肝损害、化学毒物性肝损伤：患者无长期服药史。慢性药物性肝炎易导致反复发作，一般病程在 1 年以上，肝脏病理肝小叶三区的坏死灶可提示药物性肝炎，激素治疗效果好，不做肝穿刺无依据。同时否认化学毒物接触史，不支持化学毒物性肝损伤。

（5）酒精性肝病，非酒精性脂肪肝：无饮酒史，彩超及 CT 未提示有脂肪肝，不支持。

（6）代谢性肝病：包括由于先天性碳水化合物代谢障碍引起的果糖不耐受症、半乳糖血症、糖原积累症（Ⅰ、Ⅲ、Ⅳ型），先天性脂质代谢障碍引起的 Wolman 病、胆固醇酯积存病，由于先天性蛋白质障碍引起的酪氨酸血症，胆汁酸代谢障碍引起的 Byler 病、Zellweger 综合征，胆红素代谢障碍所致的先天性非溶血性黄疸，如 Gilbert 综合征、Dubin-Johnson 综合征等，以及由于铜和铁等先天性代谢障碍所致的肝豆状核变性和血色病等，需要进一步排除。

（7）结核、寄生虫：患者有低热，注意排除结核感染可能。患者发热前有宠物狗接触史，需排除立克次体病、斑点热等，给予行外斐氏反应检查以排除。

（8）胆道感染：患者有低热，腹部 CT 提示肝内胆管轻度扩张，彩超未提示有梗阻情况，多次查血常规均正常，给予查 MRI 进一步排除。

【进一步检查】结核感染 T 细胞检测：无反应性，未见异常；外斐氏反应均阴性；HIV 抗体阴性；TP 抗体阴性；IgG4 0.31 g/L，未见异常；铜蓝蛋白在正常范围；免疫球蛋白：IgM 0.475 g/L，IgG 13.2 g/L，IgE 76.584 IU/ml，正常；IgA 0.677 g/L，IgA 略低。血清铁 33.7 μg/dl，总铁结合力 44.8 μmol/L，转铁蛋白饱和度 75% ↑↑；铁蛋白 6742 ng/ml ↑↑↑，明显升高。肝活检病理（图 18-7）：提示肝组织内见较多铁沉积，并见铁结节。

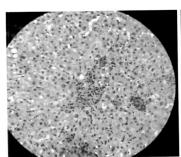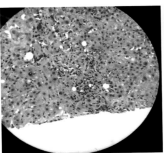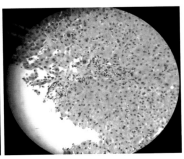

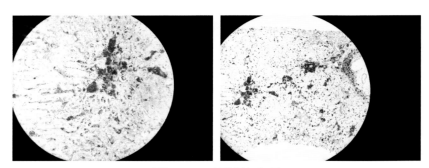

图 18-7　肝活检病理

腹部 MRI 平扫 + 增强 +MRCP（图 18-8）：肝脾信号减低，考虑铁质异常沉积可能，慢性胆囊炎，胆囊颈部结石可能。

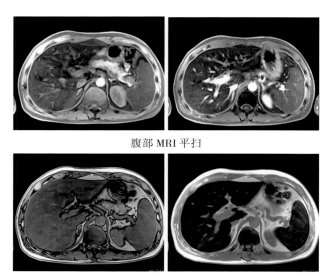

腹部 MRI 平扫

腹部 MRI 增强

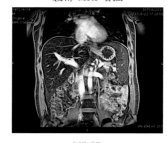

MRCP
图 18-8　腹部 MRI 平扫 + 增强 +MRCP

第二次临床讨论：最可能的诊断？下一步处理？

为明确诊断，进一步行基因检测，检测结果如图18-9所示。

基因检测报告

样本信息			
姓名：██	性别：男	出生日期/年龄：45 岁	民族：汉族
联系电话：_	采样日期：2017-12-08	条形码号：142135328	家族编号：_
地址：_		收样日期：2017-12-11	样本量：5 ml
送检医生/联系电话：陆医生/15961870135		样本类型：EDTA 抗凝血	检测编号：XY171205
送检机构：无锡市第五人民医院			
个人病史：疑似血色病			
家族病史：无			

检测信息		
检测项目：遗传代谢病检测套餐	项目编号：3005102	检测方法：目标区域捕获高通量测序

突变信息								
基因/转录本	基因亚区	突变信息	突变类型	ACMG 分类	遗传方式	疾病/表型	RS 号/千人基因组频率	文献
HFE NM_000410.3	Exon 2	c.187C>G p.H63D	Het	Pathogenic	AR	遗传性血色病 1 型	rs1799945/0.0288	[1-3]

备注：
1.数据解读规则参照美国医学遗传学和基因组学学院（American College of Medical Genetics and Genomics，ACMG）相关指南。变异命名参照 HGVS 建议的规则给出（http://www.hgvs.org/mutnomen/）。
2.突变类型：Hemi 表示半合子突变，Hom 表示纯合突变，Het 表示杂合突变，N 表示无突变；ACMG 分类：Pathogenic 表示已知致病突变，Likely pathogenic 表示疑似致病突变，VUS 表示临床意义未明突变，Likely benign 表示疑似良性突变，Benign 表示良性突变；遗传方式：AD，常染色体显性遗传；AR，常染色体隐性遗传。

结果说明

　　我们对遗传代谢相关的 617 个基因进行了高通量测序和分析，本次检测检出一个明确致病突变，HFE_ex2 c.187C>G（p.H63D），即 HFE 基因外显子 2 存在 c.187C>G（p.H63D）杂合错义突变，已有该位点致病性的相关报道[2-3]，该变异在正常人群中的频率低，用 SIFT 和 Polyphen-2 软件对其蛋白功能进行预测，结果有争议。HFE 基因相关的遗传性血色病 1 型为常染色体隐性遗传。由于受检者为血色病的疑似患者，推测在我们的检测范围之外可能存在另一个突变和本次检测到的突变组成复合杂合子，导致受检者患病。请临床医生结合患者临床表现具体分析。建议受检者进行家系验证并进行遗传咨询，以查证患病的主因。

参考文献

1. http://omim.org/entry/613609
2. Gurrin LC, Bertalli NA, Dalton GW, et al. HFE C282Y/H63D compound heterozygotes are at low risk of hemochromatosis-related morbidity. Hepatology. 2009, 50(1):94-101.
3. Zerbib J, Pierre-Kahn V, Sikorav A, et al. Unusual retinopathy associated with hemochromatosis. Retin Cases Brief Rep. 2015, 9(2):190-4.

图 18-9　基因检测结果

【分析】患者因"间断乏力10余年，再发1个月，加重伴尿黄1周"入院，既往无肝炎病史及肝炎家族史，既往有直肠癌手术史，术后多次化疗，入院查体：神志清，精神一般，全身皮肤黏膜无黄染，无皮疹、淤点、淤斑及出血点，可见肝掌，无蜘蛛痣，巩膜微黄染，双肺未闻及干湿性啰音，心率78次/分，心音有力，律齐，腹平软，无压痛及反跳痛，肝肋下未及，剑突下3.0 cm，质Ⅲ°，表面欠光滑，边缘钝，无压痛，脾肋下2 cm，质Ⅱ°，无压痛，Murphy征阴性，移动性浊音阴性。ALT、AST、TBIL偏高，凝血指标基本正常。肝炎病毒标志物阴性。自身免疫性抗体均阴性。上腹部CT平扫增强：肝囊肿、肝内胆管扩张、脾大。血清铁33.7 μg/dl，总铁结合力44.8 μmol/L，转铁蛋白饱和度75%↑↑；铁蛋白：6742 ng/ml↑↑↑，明显升高。肝活检病理提示肝组织内见较多铁沉积，并见铁结节。腹部MRI平扫+增强+MRCP：肝脾信号减低，考虑铁质异常沉积可能，慢性胆囊炎，胆囊颈部结石可能。基因检测报告：遗传型血色病1型，c.187 C > G（p.H63 D）。支持遗传型血色病1型（杂合子型）诊断。

【鉴别诊断】

（1）遗传性铁负荷过度：罕见，如低转铁蛋白血症、无转铁蛋白血症、无血浆铜蓝蛋白血症，检测血清铁蛋白和血浆铜蓝蛋白排除之。

（2）非遗传性铁负荷过度：常见于输血，红细胞无效造血（先天性溶血性贫血或血红蛋白病），结合病史可排除。

（3）不明原因的铁负荷过度：常见于肝实质性病变（酒精性肝病、非酒精性脂肪肝炎、慢性丙肝），一般去铁负荷时，未见肝功能有所改变，患者肝炎病毒标记物均阴性，无饮酒史，彩超未提示脂肪肝，不支持。

（4）继发性血色病：多见于反复输血造成体内铁负荷过多，伴有铁负荷过多的疾病（铁粒幼细胞性贫血、地中海贫血、酒精性肝病等），结合病史排除。

【最终诊断】遗传型血色病1型（杂合子型）。

【治疗方案】患者拒绝放血疗法，给予去铁胺治疗3个月，铁蛋白降至1000 ng/ml，给予地拉罗司长期口服祛铁治疗，并定期检测SF、铁蛋白等指标。

三、诊疗体会

血色病是由各种原因造成机体全身铁负荷过多，过多的铁储存于肝脏、心脏和胰腺等实质性细胞中，导致组织器官广泛纤维化，引起受累脏器功能损害的一组疾病。其分为：①原发性血色病：常染色体隐性疾病，又称遗传性血色病。②继发性血色病：长期输血或铁利用障碍导致机体铁负荷增加。经典血色病诊疗思路如图 18-10 所示。

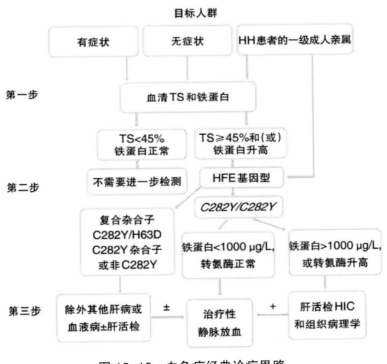

图 18-10　血色病经典诊疗思路

遗传性血色病为常染色体隐性遗传性疾病，与 6 号染色体 HFE 基因 *C282Y* 有关。HFE 蛋白位于小肠并可与铁结合，生理功能为控制和限制过量铁的吸收。血清铁含量↑，TfR2 ↑ hepcidin ↑，HFE/ TfR1/β2- 微球蛋白复合物、隐窝细胞铁浓度↑，铁吸收蛋白表达↓，摄铁量 ↓，血液铁含量↓，*C282Y* 突变可使 HFE 分子不能与 β2- 微球蛋白结合（表 18-2）。

表 18-2　遗传性血色病的分型及特点

| | HFE 相关血色病[+] | 非 HFE 相关血色病 | | | |
		幼年型血色病		*TfR2* 相关血色病	*FPN* 相关血色病[++]
OMIM 分型	1 型	2 型 A 亚型	2 型 B 亚型	3 型	4 型
基因	*HFE*	*HJV*（*HFE2*）	*HAMP*	*TfR2*	*FPN*
蛋白质	HFE	Hemojuvelin	Hepcidin	Transferrin Receptor2	Ferroportin
定位	6p21.3	1q21	19q13.1	7q22	2q32
遗传方式	AR	AR	AR	AR	AD
功能	与 TfR1 和 TfR2 相互作用，调节 hepcidin 表达	调节 hepcidin 表达	与 FPN 结合，致 FPN 内吞、降解，抑制小肠和脾细胞内铁的释放	介导干细胞的铁吸收	小肠、肝、脾细胞膜上的铁输出蛋白
发病年龄	40～50 岁	20～30 岁	20～30 岁	40～50 岁	40～50 岁
临床表现	肝脏、心脏、内分泌腺等实质细胞铁沉积	性腺功能减退、心脏病	性腺功能减退、心脏病	肝脏、心脏、内分泌腺等实质细胞铁沉积	网状内皮系统铁沉积
贫血症状	无	无	无	无	静脉放血后发生
实验室诊断	↑SF，↑TS	↑SF，↑TS	↑SF，↑TS	↑SF，↑TS	↑↑SF，↑TS
治疗	静脉放血或祛铁螯合剂	静脉放血或祛铁螯合剂	静脉放血或祛铁螯合剂	静脉放血或祛铁螯合剂	静脉放血，EPO

注：AR：常染色体隐性遗传；AD：常染色体显性遗传；SF：血清铁蛋白饱和度；TS：血清转铁蛋白饱和度；EPO：促红细胞生成素；+：经典血色病或 HLA-A 相关性血色病；++：常染色体显性遗传血色病，Ferroportin 疾病或常染色体显性网状内皮铁沉积疾病。

　　1 型血色病主要涉及 *HFE* 基因突变，因此又称为 *HFE* 相关血色病或经典血色病，是最为常见的血色病类型，其他类型（tfR2，HJV，FPN 及 HAMP）较少见。基因检测技术为血色病诊断提供重要帮助，在确诊患者的一级亲属中开展基因筛查，有助于监测血色病患病风险。研究表明，许多白种人都携

带 *HFE C282 Y* 突变，但只有少部分发展成血色病，提示血色病的发生可能是遗传因素、环境因素和生活方式相互作用的结果。据荀运浩、施军平发表的《遗传性血色病的诊断与治疗》中提到 "HFE C282 Y 纯合子或 C282 Y/H63 D 复合杂合突变相关的铁过载综合征家系可为遗传性血色病诊断提供线索"。

　　遗传型血色病在我国为少见疾病，但欧洲国家发病率为 1/400 ～ 1/200，临床医生要提高其诊断准确性，关键在于提高对该病的认识。对于不明原因肝功能损害且伴有铁蛋白异常升高者，应注意检测 TS，如有异常升高，注意结合病史排除原发性和继发性血色病可能，必要时可考虑行肝穿刺活检及基因检测，核磁对了解全肝是否存在铁沉积很有价值。

脾大伴左上腹胀满待查

兰州大学第二医院　王亮　张岭漪

一、病例基本信息

患者，男，54岁，因"发现脾大6个月，左上腹胀满不适2个月"于2017年9月18日入院。

【现病史】患者于入院前6个月，医疗队下基层进村行人口健康普查，B超提示"脾大"，建议患者进一步就诊。患者随后就诊当地县医院，腹部B超示"肝硬化考虑，脾大"，肝炎全项示HBsAg阳性、抗–HBe阳性、抗–HBc阳性。当地县医院诊断"乙型肝炎肝硬化"，给予保肝支持治疗，此后患者自觉左上腹部隐隐胀满不适感，遂数月后来我院就诊。

【既往史】否认高血压、心脏病、糖尿病、血液病、结核病史及密切接触史。否认外伤、手术、输血史及食物、药物过敏史。

【个人史】无疫区疫水接触史，无地方病或传染病流行区居住史，无毒物、粉尘及放射性物质接触史，无大量吸烟史，无长期饮酒史。

【家族史】乙型肝炎家族史不详；父亲因脑出血病逝（享年80岁），母亲因受伤长年卧床病逝，兄弟姐妹体健。

【入院查体】T 36.3℃，P 64次/分，R 19次/分，BP 118/80 mmHg。慢性病容，全身皮肤、巩膜无黄染，无肝掌及蜘蛛痣。腹壁未见腹壁静脉曲张，无压痛及反跳痛，肝肋下未触及，脾大平脐可触及，质韧，无触痛，移动性浊音阴性，肠鸣音正常。双下肢无可凹性水肿。

【入院检查】血常规：WBC 5.73×10^9/L，Neu 3.78×10^9/L，Hb 91 g/L↓，HCT 0.307 L/L↓，MCHC 296 g/L↓，RDW-SD 66 fl↑，RDW-CV 20.1%↑，PLT 144×10^9/L。生化：ALT 8 U/L，AST 15 U/L，GGT 26 U/L，ALP 74 U/L，TP 71.1 g/L，ALB 42.6 g/L，TBIL 29.1 μmol/L↑，DBIL 11.1 μmol/L↑，IBIL 18 μmol/L，BUN 7.9 mmol/L，Cr 74 μmol/L，CHO 2.14 mmol/L↓，TG 1.21 mmol/L，HDL 0.65 mmol/L↓，LDL 0.91 mmol/L↓，UA 472 μmol/L↑，LDH 679 U/L↑。凝血功能：PT 13.4 s，PTA 69.5%↓，PT-INR 1.12，FIB 3.29 g/L。传染病全套：HBsAg 1075 IU/ml↑，抗-HBs 2 IU/ml，抗-Hbe（+），抗-HBc（+），丙肝抗体、甲肝、戊肝抗体 IgM（—），余项均为阴性。HBV-DNA 1.02 E+3 IU/ml↑（国产 PCR 试剂）。肿瘤全套：AFP 2.13 ng/ml，CEA 1.04 ng/ml，CA125 为 5.93 U/ml，CA19-9 为 6.68 U/ml。贫血三项：铁蛋白 130.6 ng/ml，叶酸 1.75 ng/ml↓，维生素 B$_{12}$ 492 pg/ml。尿常规：比重 1.041↑，尿胆原 66 μmol/L↑，Pro（+）。粪常规（—）。尿、肾功能：尿肌酐（U-CREA）16 515 μmol/L，尿 β2-微球蛋白（Uβ2-MG）6931 μg/L↑，尿微量清蛋白（UmAlb）0.3 mg/L↓，NAG 18.2 U/L↑。24 小时尿蛋白定量（UTP）0.25 g/24 h↑（尿量 1.18 L）。甲状腺功能未见异常。胸片、心电图未见异常。FibroScan 12.7 kPa↑。ICG（15 min）8.9%。腹部脏器和大血管 B 超示：肝脾大，门、脾静脉增宽，胆、胰、双肾未见异常，肝左、肝中、肝右、下腔静脉，肠系膜上、下动脉血流通畅；门静脉增宽 1.7 cm↑，管腔通畅；脾静脉内径 1.5 cm↑，管腔通畅；肝左静脉 0.78 cm、肝中静脉 0.8 cm、肝右静脉 0.82 cm，管腔通畅；下腔静脉脐上 1.2 cm、下腔静脉肝后段 1.4 cm，管腔通畅；肠系膜上动脉 0.72 cm、下动脉 0.48 cm，管腔通畅。腹部 CT 示（图 19-1）：肝硬化多考虑，肝脏饱满、脾脏显著增大；强化动脉和静脉期均未见异常强化病灶；门静脉 CTA 示（图 19-2）：门静脉高压并多发侧支循环开放，请结合临床。常规胃镜示：胃底静脉曲张（轻度），慢性萎缩性胃炎（窦轻度）并增生、胆汁反流。骨髓细胞学检验示：取材欠佳，涂片、染色良好，小粒（—）仅提示增生低下骨髓象。血液科会诊：建议复检骨髓细胞学检查；贫血（轻至中度）；补充叶酸、维生素 B$_{12}$ 纠正贫血治疗后复查。

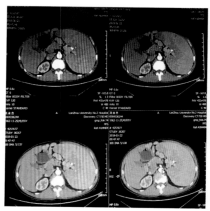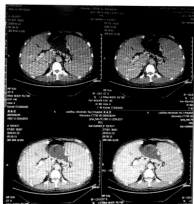

图 19-1　腹部 CT

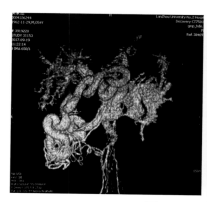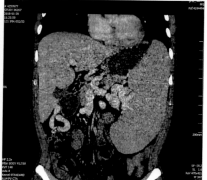

图 19-2　门静脉 CTA

二、临床讨论

第一次临床讨论：结合主诉、现病史及入院情况初步考虑？进一步处理？

患者中年男性，发现脾大 6 个月，左上腹胀满不适 2 个月。体格检查见脾大。ALT、AST 基本正常，TBIL、凝血指标轻度异常。腹部脏器和大血管 B 超示：肝脾大，门、脾静脉增宽；腹部增强 CTA 示：肝硬化多考虑，肝、脾大，以脾大为著，门静脉高压并多发侧支循环开放。胃镜示：胃底静脉曲张（轻度），慢性萎缩性胃炎（窦轻度）并增生、胆汁反流。诊断考虑"门静脉高压原因待查"，进一步检查协助明确诊断。

【入院诊断】① eAg 阴性慢性乙型病毒性肝炎：肝硬化 [门静脉高压症、脾大（重度）、胃底静脉曲张（轻度，红色征阴性）、食管静脉显露]；②乙肝相关性肾炎？③贫血（轻至中度）。

【进一步检查】心脏彩超：左心增大，三尖瓣反流（少量），心功能未见异常，肺动脉压未测及明显异常。心功能检测（—）。影像专业会诊门静脉CTA：肝动脉纤细，肝硬化考虑，肝、脾大，脾大明显，门静脉高压并多发侧支循环开放，门静脉血流量大、流速快；血管重建脾脏动脉、静脉异常迁曲，疑似脾两支血管汇入门静脉，建议进一步检查。充分向患者和家属交代病情，完善肝组织活检术（图 19-3）。

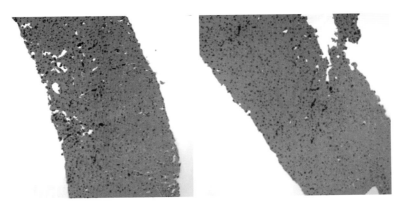

图 19-3　肝组织病理

第二次临床讨论：最可能考虑？进一步处理？

充分向患者和家属交代病情，完善肝动脉造影术，肝动脉造影提示：巨脾，门静脉高压并多发侧支循环开放。始终未见门静脉显影，未证实脾脏存在两支静脉汇入门静脉。复检外周血涂片检查（图 19-4）：可见散在中幼红细胞，异性淋巴细胞，数量不一的泪滴样红细胞。完善骨髓组织活检术和基因检测。骨髓活检病理（图 19-5）诊断：骨小梁形态不规则，骨髓腔变小，髓腔纤维组织广泛性增生，造血组织粒、红系可见，两系中晚阶段细胞散在；巨核细胞 1 ～ 4 个 /HPF；少许淋巴细胞、浆细胞可见。诊断意见：不除

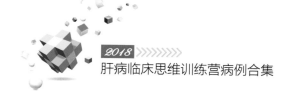
外骨髓纤维化，请结合临床及相关检查综合考虑。再次骨髓活检：网状纤维染色 3 ～ 4 级（北京圣古检验智慧检验所）。基因检测：*JAK2 V617 F*（＋）。肝活检病理：肝穿组织，小叶结构完整，未见假小叶形成，血窦内见造血细胞，符合肝髓外造血改变。

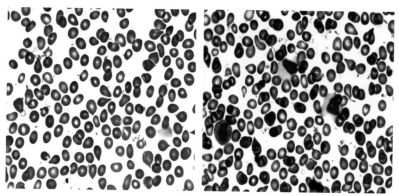

图 19-4　外周血涂片

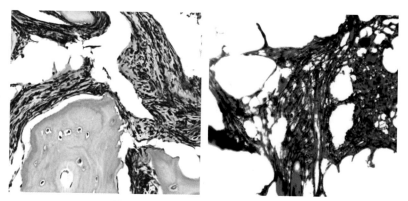

图 19-5　第 2 次骨髓活检病理

【确定诊断】①原发性骨髓纤维化（primary myelofibrosis，PMF/IMF）：脾大（重度）、门静脉高压症 [胃底静脉曲张（轻度，红色征阴性）、腹腔内多发侧支循环开放]；②贫血；③ eAg 阴性慢性乙型病毒性肝炎。

三、诊疗体会

原发性骨髓纤维化（PMF/IMF）的诊断标准如下：

（1）主要标准：①骨髓活检可见巨核细胞增生及异型性表现，通常伴随网硬蛋白网状或（和）胶原纤维化；②除外 PV、BCR-ABL1（+）、CML、MDS 或其他髓系肿瘤；③有 *JAK2 V617* 突变或其他克隆性标记。

（2）次要标准：①外周血出现幼红、幼粒细胞；②血清 LDH 水平增高；③贫血；④脾大。

符合三项主要标准和两项次要标准可以诊断，该患者诊断条件明确。该患者虽然存在慢性乙型肝炎，影像学多次提示肝硬化存在，但肝脏其所具有的合成功能、代谢功能与脾大和门静脉高压症表现存在不一致性，这是我们探寻的初衷，但期间血管异常的不确定性又一次增加了诊断的难度，最终落脚点是血液系统疾患。临床思路的一元论不能解释所有的疑难复杂疾病，我们必须广开思路，不断探索。目前继续抗乙型肝炎病毒治疗。开始 PMF 治疗；结合血液专科建议予以干扰素、羟基脲对症治疗，建议行激酶抑制剂芦可替尼靶向治疗（靶点 JAK1/JAK2），必要时造血干细胞移植（HSCT）治疗。该病例依然存在不足，治疗问题的实施仍然有困难。

黄疸待查

河北医科大学第二医院 尹凯歌 冯志杰

一、病例基本信息

患者，男，48岁，因"眼黄、皮肤黄、尿黄6天"于2017年2月9日入院。

【现病史】患者6天前无明显诱因出现眼黄、尿黄及皮肤黄不适，伴乏力、皮肤瘙痒、大便颜色变浅、食欲差，无发热、腹痛、腹胀不适，当地肝功能提示以直接胆红素升高为主的肝损伤，给予保肝治疗效果不明显来我院。

【既往史】既往16年前因"胆囊息肉"行胆囊切除术，无输血史，无肝炎、结核病史，对头孢类药物过敏。

【个人史】吸烟史20年，3～4支/日，无饮酒史，无特殊用药史。

【家族史】家族中无特殊病史，无类似疾病患者。

【入院后查体】T 36.1℃，P 70次/分，R 17次/分，BP 109/70 mmHg，全身皮肤、巩膜黄染，无肝掌及蜘蛛痣。腹壁未见腹壁静脉曲张，无压痛及反跳痛，肝脾未触及，移动性浊音阴性，肠鸣音正常。双下肢无水肿。

【入院诊断】黄疸原因待查（梗阻性黄疸？）。

【入院后检查】血常规：WBC 5.9×10^9/L，Neu 52.8×10^9/L，Hb 140 g/L，PLT 216×10^9/L；尿常规：尿胆原（—），尿胆红素（++）；生化：TBIL 208.88 μmol/L，DBIL 118.07 μmol/L，ALT 176.5 U/L，AST 106.3 U/L，GGT 308.0 U/L，ALP 353.0 U/L，ALB 35.9 g/L，TBA 326.1 μmol/L，CHO 7.18 mmol/L，TG 4.30 mmol/L，AMY 31 U/L；凝血功能：PT 10.6 s，PTA 108%，FIB 3.6 g/L；

HBsAg 阴性，抗 -HCV 阴性；肿瘤标记物：CEA 1.55 ng/ml，AFP 3.14 ng/ml，CA19-9 为 421.6 U/ml；腹部 CT：肝内外胆管扩张，胰腺增粗（图 19-6）。

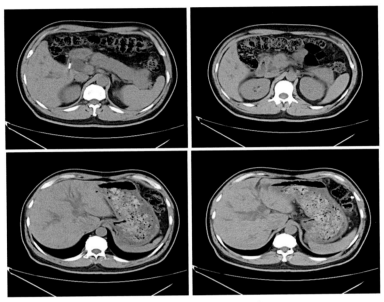

图 19-6　上腹部 CT 平扫

二、临床讨论

第一次临床讨论：根据患者的病史、体征、实验室检查，该患者的诊断？

【分析】患者为中年男性；无痛性黄疸；胆汁淤积性肝病表现为黄疸、瘙痒、大便浅、直接胆红素升高为主、胆酶明显升高、尿胆红素阳性及尿胆原阴性；胰腺弥漫增粗伴肝内外胆管扩张；CA19-9 明显升高。目前考虑梗阻性黄疸诊断明确，梗阻部位为胆道胰腺段，结合胰腺弥漫增粗及 CA19-9 明显升高考虑胰腺癌可能性大，查腹部强化核磁 +MRCP 进一步明确，但需与自身免疫性胰腺炎等鉴别，查 LgG4 及自身抗体等进一步鉴别。

【进一步检查】自身抗体谱：ANA 1 : 320（胞浆型 + 核膜）、AMA 阳性、AMA-M2 阴性、抗 ds-DNA 抗体阴性；免疫球蛋白：IgA 1.6 g/L、IgM 0.6 g/L、

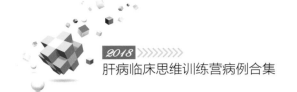

IgG 10.5 g/L（IgG 正常值：7.5 ～ 15 g/L）；LgG4 4.89 g/L（正常值：0.03 ～ 2.0 g/L）。

上腹部核磁 +MRCP（图 19-7）：胆总管胰腺段狭窄、远端几乎消失，其以上胆总管明显增粗。胰腺头及体尾部位增粗，轮廓尚清晰，信号均匀，DWI 未见弥散受限信号，增强扫描未见异常强化，胰管未见扩张。意见：胆总管远端狭窄，肝内外胆管扩张，胰管无扩张。

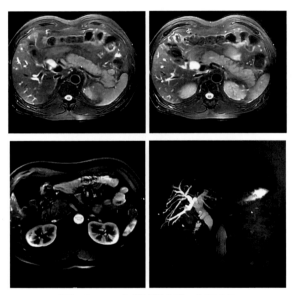

图 19-7　上腹部核磁 +MRCP

第二次临床讨论：目前诊断？怎样治疗？

【分析】依据中年慢性、无痛性黄疸、胰腺弥漫增粗（腊肠样改变）、肝内外胆管扩张及 LgG4 明显升高，诊断自身免疫性胰腺炎相对明确，因该患者影像学表现比较典型且 LgG4 明显升高，故未超声内镜引导下胰腺穿刺活检。治疗方面：①自身免疫性胰腺炎患者黄疸明显、胰腺弥漫增粗，有激素治疗指征。②梗阻性黄疸减黄方面：轻度黄疸患者可单用激素治疗，重度黄疸且有感染征象者可行胆道引流。

【最终诊断】自身免疫性胰腺炎。

【治疗】① 2017 年 2 月 16 日行 ERCP+ 胆道塑料支架（10 F×6 cm）置入术（图 19-8）；②熊去氧胆酸（2017 年 2 月 17 日）0.25 mg，4 次 / 日；2017 年 2 月 21 日开始醋酸泼尼松 40 mg 起始，2 周后每周减 5 mg，最后以 5 mg/d，维持 1 个月后停药。

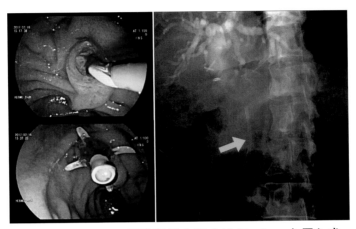

图 19-8　ERCP+ 胆道塑料支架（10 F×6 cm）置入术

【转归】患者经治疗后无黄疸、乏力等不适；胆红素逐渐降至正常；CA19-9 降至正常；LgG4 下降不明显（＞4 g/L）；6 个月后复查上腹部 CT 提示肝内外胆管极气，胰腺增粗较前明显改善（图 19-9）。复查 ERC 提示胆总管管壁光滑，管腔内无充盈缺损，胆总管远端阶段性狭窄，长约 4 cm，狭窄上段胆管明显扩张，更换塑料支架（图 19-10）。9 个月后拔除胆道支架，但 ERC 提示胆总管末端仍狭窄，再次应用激素治疗持续至今（泼尼松 5 mg，1 次 / 日）。

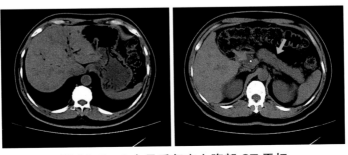

图 19-9　6 个月后复查上腹部 CT 平扫

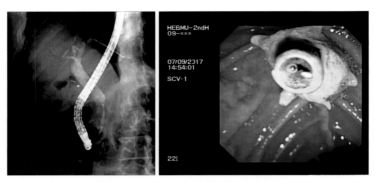

图 19-10　6 个月后复查 ERC

三、诊疗体会

自身免疫性胰腺炎（autoimmune pancreatitis，AIP）主要表现为梗阻性黄疸、胰腺肿大和胰管不规则狭窄、血清 LgG4 水平升高、类固醇激素疗效显著为特征。影像学典型表现为胰腺弥漫性增大伴有延迟增强，主胰管较长（＞1/3 全长）的狭窄或多发的狭窄，且近段胰管无明显扩张。

AIP 诊断标准（国际共识）：对 AIP 的诊断应从影像学检查开始，如患者有典型的影像学征象，且有实验室检查或胰腺外受累证据即可诊断为 AIP，可行激素治疗；如影像学不典型，需除外胰腺癌，再结合实验室检查、组织病理学证据做出诊断；如行诊断性激素治疗，必须除外胰腺癌，疗程不长于 2 周；复查影像学提示胰腺或胰腺外病变明显好转者支持 AIP 诊断。

目前糖皮质激素是 AIP 首选治疗方法。激素治疗可进一步证实诊断。一般口服泼尼松起始量为 30～40 mg/d，2～4 周后效果较好的逐渐减量，1～2 周减 5 mg，然后根据临床表现 5 mg/d 剂量维持或停药。小剂量激素维持可减少复发。AIP 无需常规 ERCP。黄疸较重或激素风险较大者可考虑内镜介入治疗。

发热、肝脾肿大

中南大学湘雅医院　陈若蝉　黄燕

一、病例基本信息

患者，女性，34岁，湖南永州人，因"乏力2个月，发热1个月"于2017年5月25日入院。

【现病史】患者诉2017年4月初无明显诱因出现乏力，偶有心悸，无胸闷、胸痛、气促等不适，未予重视及治疗，2017年4月17日晚8点左右开始自觉发热，在当地县人民医院就诊测体温39℃，伴有干咳、胸闷、心悸，无畏寒、寒战，筛查H7 N9抗体（－），予以治疗（具体不详）后无明显好转，回家后最高体温39.3℃，物理降温后可降至37℃以下，但发热反复出现，同时感牙龈肿痛、咳嗽、咳痰，为白色黏痰，厌油，食欲下降，小便深黄，遂于2017年5月13日入住祁阳县人民医院，入院诊断考虑：①发热查因：伤寒？败血症？②肺部感染，查咽拭子H7亚型禽流感病毒初筛（－），腹部彩超提示胆囊炎、脾大、盆腔少量积液，先后予以头孢替唑+左氧氟沙星、头孢哌酮舒巴坦抗感染治疗，效果不佳，患者仍有反复发热，下午出现，最高体温波动在38～39℃，后予以地塞米松5 mg/d治疗2天后体温恢复正常出院，出院当天晚上再次发热，体温高达39℃，为求进一步明确发热原因收住我科。患者自起病以来，精神、饮食、睡眠欠佳，小便颜色深黄，量正常，大便正常，体重下降约6 kg。

【既往史、个人史】否认高血压、糖尿病、冠心病、甲状腺功能亢进等

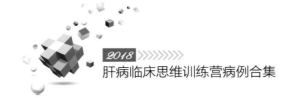

慢性病史。否认肝炎、结核病史及密切接触史。否认外伤、手术、输血史及食物、药物过敏史。无血吸虫病疫水接触史，无地方病或传染病流行区居住史，无毒物、粉尘及放射性物质接触史，无吸烟、饮酒史。

【入院后查体】T 36.6℃，P 75 次 / 分，R 18 次 / 分，BP 120/74 mmHg。神清，全身浅表淋巴结无肿大，未见肝掌及蜘蛛痣，皮肤及巩膜未见明显黄染，双肺呼吸音清，未闻及干湿性啰音，心率 75 次 / 分，心脏各瓣膜未闻及杂音。腹平软，无压痛及反跳痛，肝脏肋下 6 cm 可扪及，质中有触痛，脾脏肋下 4 cm 可扪及，质软，有触痛，移动性浊音（－），双下肢无水肿。

【入院检查】（2017 年 4 月 17 日外院）咽拭子：H7 亚型禽流感病毒初筛（－）。外院 EBV-DNA（＋），CMV-DNA（－）；腹部彩超：胆囊壁毛糙、胆囊炎、脾大、盆腔少量积液。

（2017 年 5 月 22 日我院）血常规：WBC 4.1×10⁹/L，Neu% 63.2%，Lym% 24.7%，Hb106 g/L，PLT 152×10⁹/L；肝功能：ALB 40.1 g/L，TBIL 25.5 μmol/L，ALT 62.9 U/L，AST 60.6 U/L，ESR 50 mm/h，CRP 38.5 mg/L；肾功能、心肌酶学、结核抗体、肥达实验、乙肝全套、狼疮全套、T-SPOT、胸片正常。

【入院诊断】①发热查因；②胆囊炎；③轻度贫血。

二、临床讨论

第一次临床讨论：根据患者的病史、体征及外院前检查，患者发热、肝脾肿大的原因是什么？

患者青年女性，主要临床表现为发热 1 个月，体格检查提示"肝脾肿大"，可以从"发热查因"的角度进行切入分析。

（1）感染性发热：患者主要临床表现为发热，具有一定的感染中毒症状，首先需要考虑感染性发热。患者病程偏长，酶学指标不高，一般病毒性感染暂不考虑，但患者外院 EB-DNA（＋），慢性 EB 病毒感染需要进一步排除；同时患者的白细胞和中性粒细胞百分比不高，在外院使用多种广谱抗菌药物疗效均不佳，普通细菌感染可能性较小；患者发热伴肝脾肿大，网状内皮系统增生表现，特殊病原体感染如真菌、结核 / 非结核分枝杆菌等需要重点考虑。

（2）非感染性发热：患者在外院使用抗感染药物疗效不佳，而试用地塞米松后体温可短暂恢复正常，存在非感染性发热的可能性，但目前暂无明确证据支持，可进一步完善相关检查以排除结缔组织疾病、血液系统疾病、肿瘤等非感染性发热疾病等。

【进一步完善检查】尿常规 + 沉渣镜检：潜血（2+），细菌 116.16 个 /μl，AKP 627 U/L；大便常规、自免肝全套、甲状腺功能三项、心肌酶学、免疫全套、肌钙蛋白、C12、ANA 谱测定、ANCA 三项、BTR、凝血常规均正常；尿培养及高渗培养（－），多次血培养 + 厌氧培养（－），PPD 皮试（－）。

CT 检查：①右中肺内侧段少许炎症。②胆囊壁水肿，胆囊炎？③肝脾大。④盆腔少量积液。心脏彩超：二、三尖瓣及肺动脉瓣轻度反流。

骨穿细胞学检查（6 月 2 日）：骨髓增生明显活跃，粒系及红系增生明显活跃，可见个别幼淋巴细胞及异型淋巴细胞，可见嗜血性网状细胞（1%），内铁减少，血常规可见个别异型淋巴细胞。骨髓培养（－）。

肝穿病理检查（6 月 7 日）（图 20-1）：肝细胞水变性及脂肪变性，汇管区纤维组织轻度增生，可见慢性炎症细胞，肝小叶内见肝细胞点状坏死，单核巨噬细胞 / 淋巴细胞浸润，未见明确结核感染证据。免疫组化：CK19（＋），IgG4（－），CD68（＋），CD163（＋），LCA（＋）。Masson 染色（－），消化 PAS（－）。

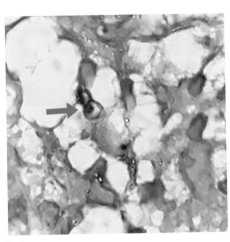

注：红色箭头所示为组织胞浆菌

图 20-1　肝组织病理切片（PASD 染色 100× 油镜下）

骨髓活检（6月13日）：HE及PAS染色示骨髓增生较活跃（80%～90%），粒红比例大致正常，粒系各阶段细胞可见，以中幼及以下阶段为主，红系各阶段细胞可见，以中晚幼红细胞为主，巨核细胞不少，分叶核为主，少数淋巴细胞散在分布，未见明显异性。网状纤维染色（MF-1级）。未见明显原始细胞增多，未见寄生虫、真菌感染及肉芽肿形成，未见转移瘤细胞，未见纤维组织增生。骨髓流式结果：P3区细胞占2.5%，考虑为少量髓系原始细胞及嗜碱细胞可能性大，余未见明显表型异常细胞群。

肝穿组织免疫组化补充（6月14日）：EBER（-），CD1 a（-），S100（-），Langerin（-）。

支气管镜（6月14日）：抗酸染色（-），细菌培养：咽喉杂菌。

骨髓细胞学（6月20日）：①骨髓增生活跃，粒红系增生活跃，分类可见幼淋巴细胞及异型淋巴细胞，共占2%。铁染色细胞内铁减少。血片可见异型淋巴细胞，占8%，中性粒细胞可见核左移现象。②查找全片可见网状细胞吞噬一类生物体，考虑组织胞浆菌可能，建议进一步检查（图20-2）。

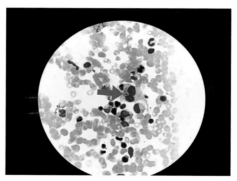

注：红色箭头所示为吞噬细胞胞浆内的组织胞浆菌

图20-2 骨髓涂片

第二次临床讨论：患者的最终诊断是什么？采取什么治疗方案？

【分析】根据患者入院时和入院后的检查结果，首先给予了观察体温变化，暂时未给予任何病因治疗，患者仍有反复发热及感染中毒症状，结合患者尿沉渣镜检时发现有细菌，泌尿系统感染不能排除，给予了左氧氟沙星的经验治疗，并逐步完善了骨髓穿刺、肝脏穿刺、血尿培养及骨髓培养检查，积极寻找病原学依据，患者对抗感染治疗效果仍较差，并有单核网状系统增生，骨髓细胞中可见异型淋巴细胞和嗜血网状细胞，血液系统疾病不能完全排除，邀请血液科会诊后进一步完善了骨髓活检和 FISH 检查，并多次重复骨髓穿刺，使用地塞米松治疗，患者的体温下降后再次上升，经我科疑难病例讨论后，认为结核感染需要考虑，诊断依据有：①中长程发热，普通抗感染无效；②单核巨噬系统增生；③肺部 CT 提示有肺部感染，予以四联抗结核治疗（HRZE）约 1 周，患者发热仍无法控制，一般情况较前变差，并且患者多次骨髓穿刺、培养、活检、流式、病理均无有意义的阳性发现，患者由于经济原因拒绝行 PET-CT 检查，此时诊疗陷入僵局，我科医生认为患者有明显的感染中毒症状，且目前无明确非感染疾病依据，感染性疾病不能轻易排除，多次积极与血液科形态实验室及病理科医生沟通病情，反复复阅骨髓片及肝组织病理片，终于在骨髓片和肝组织片中找到了疑似组织胞浆菌的病原微生物，并根据指南首先采用了两性霉素 B 治疗，患者体温恢复正常后，因肾功能损害改为伊曲康唑序贯治疗，患者发热、肝脾肿大消退后出院。后再次追溯病史发现患者为农村妇女，时而会去山上采摘蘑菇，此次感染组织胞浆菌病可能由于吸入感染性孢子所致。

【出院诊断】①夹膜组织胞浆菌病（播散型）；②胆囊炎；③轻度贫血；④尿路感染；⑤急性肾损伤（药物性）。

三、诊疗体会

播散型组织胞浆病是一种由组织胞浆菌引起的系统性真菌感染，常致肺损害，严重者进行性全身播散，主要累及单核巨噬系统，如肝、脾、骨髓、淋巴结，也可侵犯胃肠道、脑、心脏等脏器，出现相应的临床表现，称为进行性播散型组织胞浆菌病（progressive disseminated histoplasmosis，PDH）。本病主要分布于北美和拉丁美洲，但可见于世界各地，包括亚洲国家，近年我国不断有本病的报道。该病的主要临床表现为发热伴感染中毒症状，肝脾淋巴结肿大，累及不同部位有相应的表现，临床表现多样，缺乏特异性，常规

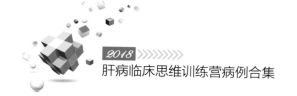
生化及影像学检查也缺乏特异性，故临床极易误诊。通过骨髓涂片或者淋巴结活检来发现组织胞浆菌是诊断 PDH 快速而可靠的方法。但要注意，单次检查可能会漏诊，可采取多部位多次活检的方法来提高组织胞浆菌的检出率。组织胞浆菌骨髓涂片特征：可见吞噬型细胞网状细胞增多，其内可见大小不一散在或成堆分布的卵圆形小体，偏于一段，核大，呈深紫色或红色，胞浆淡蓝色，边缘有一层荚膜。根据美国传染病学会 2007 年修订版组织胞浆菌病诊疗指南，对中度至重度疾病，建议使用两性霉素 B 脂质体进行治疗，连续给药 1～2 周，然后改为伊曲康唑 200 mg bid，至少持续 12 个月。

　　人群主要通过吸入含有组织胞浆菌孢子感染本病。预防组织胞浆菌病流行应加强对高危人群的监测及职业防护，避免接触可能含有动物及鸟类粪便的土壤及尘埃，在有组织胞浆菌尘埃污染的场所工作，应戴口罩或在可能有真菌孢子的地区洒水。组织胞浆菌疫苗研制成功可主要用于人免疫缺陷病毒感染者、职业人员及易感者。

　　结合此例患者的诊疗经过，我们有几点体会：①作为一名感染科医生，不可轻易排除感染性疾病；②认真地寻找病原学依据，反复多次多部位组织；③加强和辅助医技科室沟通交流，如骨髓形态室、病理科、检验微生物室等。

腹痛原因待查

内江市第一人民医院 戴福宏 陈炘

一、病例基本信息

患者，女，61 岁，四川省内江市人，因"中上腹疼痛 1 个月"于 2017 年 5 月 5 日入我院普外科。

【现病史】1 个月前患者无明显诱因出现中上腹疼痛，疼痛呈持续性胀痛，同时感后背部疼痛，腹痛能自行缓解；伴恶心，无呕吐、腹泻、返酸、嗳气；无发热，无呕血、黑便，无胸闷、心悸，无咳嗽、咳痰及呼吸困难，无尿频、尿急、尿痛及肉眼血尿，未予诊治。后患者疼痛无法自行缓解，遂间断在当地诊所诊治，给予止痛、护胃等对症治疗（具体药物不详）。经治疗后，患者疼痛可缓解，但仍反复发作，腹痛程度无明显加重，为进一步明确诊治，遂到我院就诊。门诊行腹部彩超：肝脏尾状叶不均匀弱回声，不能除外肝脓肿可能。门诊以"肝脓肿"收入我院普外科。

【既往史】1970 年行胆囊切除术；1980 年行胆 – 肠吻合术；1990 年行单侧卵巢切除术；高血压病史 5 年，收缩压最高 150 mmHg 左右，长期服用氨氯地平，自诉血压控制可。否认病毒性肝炎、结核、梅毒等传染病史。否认输血史。

【个人史】否认疫水、疫区接触史；否认其他放射性物质及毒物接触史；否认烟酒史，否认冶游史。

【家族史】无特殊。

【入院后查体】T 37.5℃，P 90 次 / 分，R 19 次 / 分，BP 123/70 mmHg。皮肤巩膜无黄染，睑结膜无苍白，浅表淋巴结未扪及肿大。双肺呼吸音清晰，未闻及干湿性啰音，心率90次/分，律齐，未闻及病理性杂音。腹平坦，腹部见数条陈旧性手术切口瘢痕，无胃肠型及蠕动波，右上腹压痛、无肌紧张、反跳痛。墨菲氏征（－），肝肋下未扪及，脾肋下未扪及，腹部未扪及包块，移浊（－），肠鸣音 4～6 次 / 分，无气过水声及高调音。双下肢无水肿，活动正常。神经系统查体未见异常。

【入院后检查】血常规：白细胞 8.82×10⁹/L，红细胞 3.92×10¹²/L，血红蛋白 104 g/L，血小板 265×10⁹/L；肝功能：ALT 22.0 IU/L，AST 19.0 IU/L，TBIL 11.7 µmol/L，DBIL 4.1 µmol/L，ALP 125 IU/L，GGT 74 IU/L，ALB 41.5 g/L；输血前检查：HIV、HCV、TP、HBsAg 均阴性；肿瘤标记物：AFP 3.40 ng/ml，CA19–9 为 22.66 U/ml，CA125 为 142.50 U/ml，CEA 1.22 ng/ml。

腹部彩超（图 20-3）：肝脏尾状叶不均匀弱回声，不能除外肝脓肿可能。

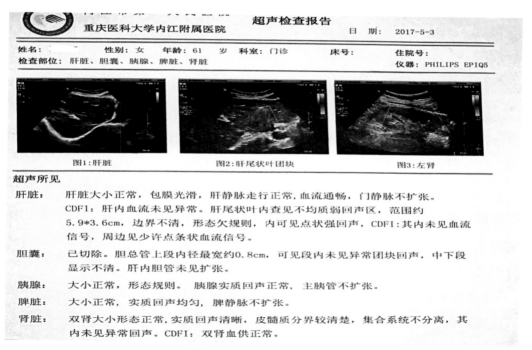

图 20-3　腹部彩超结果

中上腹部增强 CT（图 20-4）：①肝尾叶团片状低密度影，增强扫描病灶边缘呈环状强化，另肝左叶多个小片状相似密度影，均考虑为感染性病变可能性大，请结合临床，随访复查，除外其他。②肝内外胆管轻度扩张、肝内胆管积气。

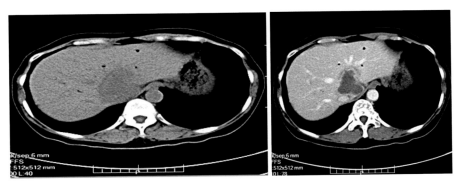

图 20-4　中上腹部增强 CT

二、临床讨论

第一次临床讨论：根据患者病史、体征、实验室检查，该患者入院诊断？进一步检查？

患者中老年女性，起病较急，病程较短；既往有"胆囊切除术"和"胆－肠吻合术"史；以"中上腹疼痛 1 个月"为主要表现；腹部彩超示肝脏尾状叶不均匀弱回声，不能除外肝脓肿可能；腹部 CT 平扫＋增强提示肝尾叶团片状低密度影，增强扫描病灶边缘呈环状强化，另外，肝左叶多个小片状相似密度影，均考虑为感染性病变可能大。

【初步诊断】①尾状叶占位：肝脓肿可能；②高血压病；③胆囊切除术后；④胆－肠吻合术后。

【治疗】入院后给予"头孢哌酮他唑巴坦 2 g ivggt bid＋依替米星 100 mg ivggt bid"抗感染治疗。入院后第 13 天（5 月 17 日）患者开始出现发热，最高 39℃左右（图 20-5）。伴畏寒，无寒战，无咳嗽、咳痰。腹痛无明显加重，无腹泻。

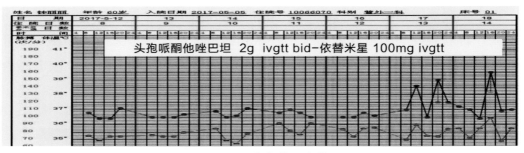

图 20-5 患者体温变化

5月18日复查血常规：WBC 12.82×10^9/L，Neu 10.33×10^9/L，Neu% 80.5%，RBC 3.89×10^{12}/L，Hb 102 g/L，PLT 274×10^9/L；肝功能：ALT 45 U/L，AST 35 U/L，TBIL 13.6 μmol/L，DBIL 5.3 μmol/L，GGT 164 U/L，ALP 231 U/L。复查腹部 CT 平扫 + 增强（图 20-6）：①肝尾叶团片状低密度影，大小约 4.9 cm × 4.3 cm，较前稍明显，另肝左叶多个小片状低密度影，数量较前稍增多，大小较前稍增大；②原肝内外胆管轻度扩张及肝内胆管积气，已吸收；③胆囊未见显示。

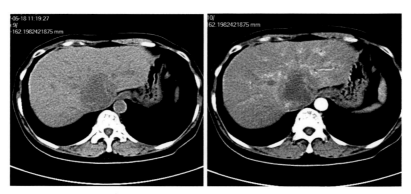

图 20-6 腹部 CT 平扫 + 增强（2017 年 5 月 18 日）

复查结果提示血常规较前升高、病灶较强扩大，考虑感染重，遂于在入院第 17 天（5 月 21 日）加用甲硝唑 100 ml ivggt bid 加强抗感染，体温变化如图 20-7 所示。

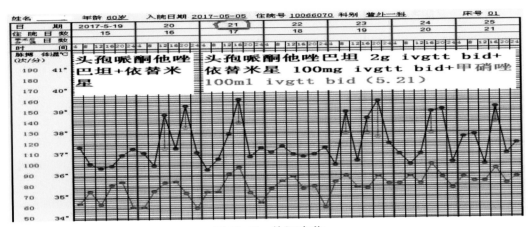

图 20-7　体温变化

5 月 25 日血培养结果提示未见细菌生长。5 月 27 日复查血常规 WBC 23.64 × 10⁹/L，Neu 21.08 × 10⁹/L，Neu% 89.2%，RBC 3.7 × 10¹²/L，Hb 99 g/L，PLT 305 × 10⁹/L。

5 月 31 日复查上腹部 CT（图 20-8）：与 5 月 18 日比较：肝尾叶团片状低密度影，大小较前稍增大，密度较前降低；另肝左叶多类圆形低密度影，较前增多，部分较前增大。

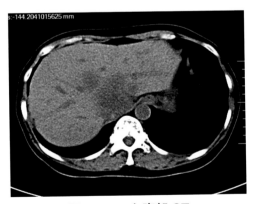

图 20-8　上腹部 CT

患者调整抗生素治疗后仍反复高热，血常规持续升高，肝脏病灶扩大。遂在入院的第 28 天（6 月 1 日）请我科会诊后转入我科治疗。

第二次临床讨论：发热、肝占位及白细胞显著升高的原因 ？初步考虑？进一步处理？

【转入后检查】转入前后几天血常规及肝功能检查对比如表 20-1、表 20-2 所示。6 月 1 日查 PCT 0.32 ng/ml，疟原虫阴性。

表 20-1　血常规检查

日期	WBC（×10⁹/L）	Neu（×10⁹/L）	Neu（%）	RBC（×10¹²/L）	Hb（g/L）	PLT（×10⁹/L）
5 月 18 日	12.82	10.33	80.5	3.89	102	274
5 月 27 日	23.64	21.08	89.2	3.7	99	305
6 月 1 日	24.48	21.82	89.1	3.53	93	282

表 20-2　肝功能检查

日期	ALT（U/L）	AST（U/L）	TBIL（μmol/L）	DBIL（μmol/L）	GGT（U/L）	ALP（U/L）
5 月 18 日	45	35	13.6	5.3	164	231
5 月 27 日	19	11	6	3.1	147	162
6 月 1 日	12	12	12.6	4.2	160	136

【转入后考虑】肝脏占位性病变首先考虑肝脓肿可能性大，依据：①患者有"胆－肠吻合术"史，为发生肝脓肿的易感因素之一；②患者目前症状以中上腹隐痛不适、反复高热伴畏寒为主，血常规在发热阶段持续升高；③腹部增强 CT 检查提示肝脏占位性病变性质感染性可能性大。

【鉴别诊断】①原发性肝癌：患者有中上腹痛，影像学提示肝占位，但腹部增强 CT 提示肝占位病变感染性可能性大，同时患者既往无慢性病变及肝硬化等病史，AFP 检查不高，黄疸指标无明显升高；目前依据暂不足，可动态随访 AFP、肝脏影像检查；②肝转移性肿瘤：患者肿瘤标记物 CA125 明显升高，需警惕妇科肿瘤肝转移，但患者下腹无疼痛，无腹水，目前已绝经，无异常分泌物，可完善妇科影像学及随访 CA125；③血液系统恶性疾病：患者反复高热伴白细胞明显升高，抗生素治疗效果差，但患者淋巴结未扪及明显肿大，胸骨下段无压痛，血常规未提示原始及幼稚细胞；目前依据尚不足，可完善骨穿检查。

【治疗】在入院的第 28 天（6 月 1 日）抗生素调整为泰能 1 g ivggt q8 h 强力抗感染治疗。经治疗后患者仍反复高热，查 G 实验 50.09 pg/ml；泌尿系及妇科彩超未见异常。胸部 CT（6 月 2 日）（图 20-9）：右肺尖少许多行性病灶，肺结核？活动期？

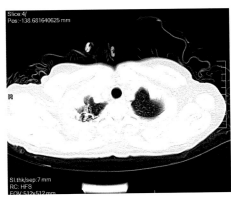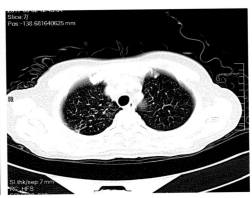

图 20-9　胸部 CT 检查

结合胸部 CT 结果，提示肺结核？活动期？肝占位病灶是否可能为肝结核，但患者胸部 CT 提示病灶为条索状、片状及结节状稍高密度影，患者无咳嗽、咳痰等呼吸道症状，查体肺部未闻及干湿啰音，目前患者活动期肺结核依据尚不足，同时患者肝占位病变局限于肝尾叶及左叶，而肝结核一般病灶广泛且常继发于粟粒性肺结核。此外。该患者目前血常规同发热程度呈正相关，PCT 高，有发生肝脓肿的易感因素，故肝占位病变仍首先考虑脓肿可能性大，肝结核依据尚不充分。可抗感染治疗后复查腹部影像学检查以动态观察肝脏占位病变情况及发热情况以进一步明确。

抗生素方案再次调整（6 月 3 日）：泰能 1 g ivggt q8 h+ 去甲万古霉素 0.4 g ivggt q8 h。治疗后体温、血常规、肝功能情况如图 20-10、表 20-3、表 20-4

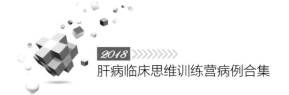

所示。6月6日查PCT 0.17 ng/ml（6月1日为0.32 ng/ml），CA125为400.4 U/ml（6月2日为225.9 U/ml），血沉115 mm/h。

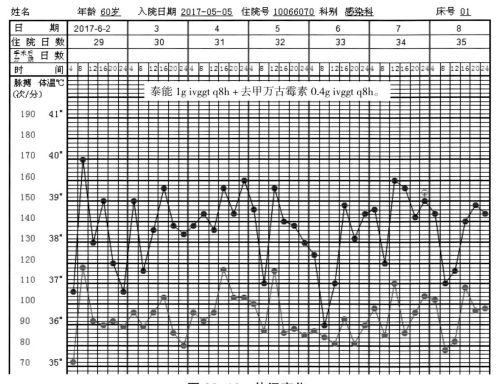

图 20-10　体温变化

表 20-3　血常规变化

日期	WBC （×10⁹/L）	Neu （×10⁹/L）	Neu （%）	RBC （×10¹²/L）	Hb （g/L）	PLT （×10⁹/L）
5月18日	12.82	10.33	80.5	3.89	102	274
5月27日	23.64	21.08	89.2	3.7	99	305
6月1日	24.48	21.82	89.1	3.53	93	282
6月6日	26.99	24.2	89.7	3.45	90	433

表 20-4 肝功能变化

日期	ALT（U/L）	AST（U/L）	TBIL（μmol/L）	DBIL（μmol/L）	GGT（U/L）	ALP（U/L）
5月18日	45	35	13.6	5.3	164	231
5月27日	19	11	6	3.1	147	162
6月1日	12	12	12.6	4.2	160	136
6月6日	30	35	15.4	7.9	146	161

第三次临床讨论：经强力抗生素治疗后患者仍有反复高热，血常规持续升高、CA125 升高，此时需考虑什么病因？

经讨论后考虑：①是否有血液系统疾病，行骨穿检查，提示增生性骨髓象，提示感染。②患者 CA125 持续升高，妇科彩超未见占位性病变。③患者家属将患者资料带至上级医院，接诊医生考虑患者目前肝占位病变为肝脓肿可能性大，建议继续目前抗感染方案。

为进一步了解肝占位病变情况，6 月 8 日完善了上腹部 MRI 平扫 + 增强检查，结果提示（图 20-11）：与本院 2017 年 5 月 31 日 CT 旧片比较：①肝实质内多发异常信号结节及团块影，较大者位于肝尾叶，大小约5 cm×5 cm，考虑为感染性病变可能，部分病灶较前明显增大；②肝门部多发淋巴结增大，较前明显增大；③胆囊未见显示。

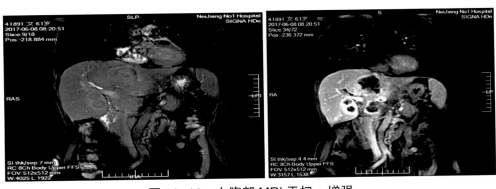

图 20-11 上腹部 MRI 平扫 + 增强

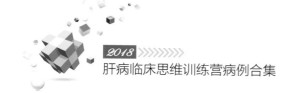

入院第 36 天（6 月 9 日）患者肝占位病变性质仍不明确，拟诊讨论：①肝结核：患者有反复发热，近日体温曲线以午后及夜间升高为主，动态监测血沉明显升高，胸部 CT 提示肺结核可能，转入后予"亚胺培南西司他丁＋去甲万古霉素"强力抗感染（1 周）后患者体温仍反复升高，肝占位病变部分较前增大，目前抗细菌感染效果不佳，故需高度警惕，但目前肝结核尚缺乏定性结果，可待肝穿结果以进一步明确；②细菌性肝脓肿：患者中上腹疼痛，查体剑突下有压痛，肝脏多发占位，有"胆肠吻合术史"导致细菌逆行感染的易感因素，发热后血常规明显升高，但入院后经抗感染特别是转入我科后给予"亚胺培南西司他丁＋去甲万古霉素"（覆盖革兰氏阴性菌、革兰氏阳性菌、厌氧菌、耐甲氧西林金葡菌等细菌）治疗后体温无明显改善，动态随访肝占位部分增大，患者无明显畏寒、寒战等感染中毒表现，患者既往无使用去甲万古霉素药史，故耐去甲万古霉素菌可能性低。故目前细菌性肝脓肿可能性降低，但仍不能完全除外。综合患者情况，目前抗感染方案可给予调整，停用亚胺培南西司他丁＋去甲万古霉素，换用头孢他啶＋莫西沙星。

【鉴别诊断】①肝阿米巴脓肿：患者有发热、中上腹疼痛，查体剑突下有压痛，肝脏多发占位，血常规高，血沉高，但患者无解果酱样大便，前期抗感染治疗中使用过"甲硝唑"针对该菌等特异性抗生素，但患者病情无缓解，故暂不考虑。②肝肿瘤或肝转移瘤：患者有中上腹疼痛，肝占位，CA125 高，但 AFP 不高，GGT 及 ALP 无明显升高，多次 CT 及腹部 MRI 检查未提示肿瘤性病变，妇科彩超未见异常，无下腹痛、腹水、阴道异常分泌物、便血及大便性状改变等表现，故目前暂不考虑。必要时可完善肝穿刺或胃肠镜除外相关病变。③成人 Still 病：患者反复发热，白细胞明显升高，抗菌治疗效果不佳，但患者无皮疹、关节疼痛等表现，同时该病为排他诊断，需排除所有微生物感染、肿瘤、免疫性、血液系统等疾病后方可诊断，故目前暂不考虑。④血液系统恶性疾病：患者有反复发热、白细胞明显升高，但骨穿检查未提示白血病等表现，目前暂不考虑，必要时可复查骨穿刺。6 月 9 日行肝穿刺检查，结果如图 20-12 所示。

病理检查报告

病理号：Q2017-03034

姓　　名：□□□	性别：女　年龄：61岁	送检医院：本院
送检科室：感染科	床　号：	住 院 号：10066070
送检医生：		收到日期：2017-06-09

送检组织：肝脏穿刺组织
临床诊断：

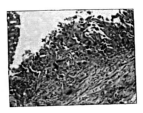 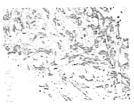

病理诊断：
结合免疫组化：AFP（-），CD31（-），CD34（-），CK19（+），CKpan（+），EMA（+），Ki-67（+,50%），P53（++），Vimentin（-），Fli-1（-），ERG（-），Hepart1（-），支持"肝脏"穿刺组织，查见低分化胆管细胞癌。

图 20-12　肝穿刺

【最后诊断】肝内胆管细胞癌。

三、诊疗体会

肝内胆管细胞癌（ICC）是指起源于二级胆管及其分支上皮的腺癌，占肝脏原发恶性肿瘤的 10% ～ 15%。发病率仅次于肝细胞肝癌的肝脏原发恶性肿瘤。ICC 的发病高峰是 55 ～ 75 岁，而发病率女性稍高于男性，男女发病比例约为 2 ：3。ICC 早期无明显症状，仅有 10% ～ 15% 的患者因肿瘤栓阻塞胆管或肿瘤压迫胆道引起黄疸，极少见发热、白细胞升高。

通过文献复习，发现肿瘤患者出现发热或白细胞显著升高亦时有报告。在一份对 3770 例白细胞＞ 40 000/μl 持续 3 年的回顾性研究中发现，有 758 例（20%）为实体肿瘤患者。在晚期肿瘤患者中，白细胞异常升高似乎提示患者预后不佳。在一份对 65 例伴有白细胞升高的晚期恶性肿瘤患者的研究中发现，晚期肿瘤患者外周血白细胞计数升高与其生存期负相关，并提示白细胞计数升高提示晚期肿瘤患者生存期短。肿瘤患者出现发热、异常白细胞升高

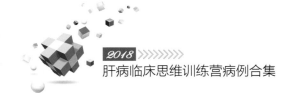

的原因可能与以下有关：肿瘤坏死产物一方面作为致热源可导致发热，同时亦可刺激骨髓粒细胞释放，从而使白细胞升高；另一反面肿瘤会产生、释放集落刺激因子，刺激骨髓造血，导致粒细胞升高，最终使得白细胞升高。

在本案例中，一方面患者腹痛、肝脏占位病变，但肝功能无明显损害，特别是未出现明显的梗阻性黄疸表现；另一方面伴发极少见的反复白细胞异常升高，这些都为诊断带来了干扰。在日后的诊疗中，要注重拓宽临床思维及尽早地做病理检查，以期尽早地明确诊治。

反复肝功能异常原因解析

河南省人民医院　魏君锋　康谊

一、病例基本信息

患者，女性，27 岁，农民，江苏邳州人，因"发现转氨酶升高 1 年余"于 2015 年 5 月 15 日入院。

【现病史】患者院前 1 年体检时发现肝功能异常（具体不详），不伴其他不适，至当地医院给予"保肝"等药物治疗后转氨酶恢复正常。9 个月前复查发现转氨酶再次升高，继续给予保肝药物治疗后转氨酶降至正常。1 周前，无明显诱因出现尿黄，来院复查肝功能示：AST 613 U/L，ALT 723 U/L，TBIL 40.66 μmol/L，DBIL 27.1 μmol/L。

2015 年 5 月 15 日为求诊治来我院，门诊查肝功能：AST 510 U/L，ALT 717 U/L，ALB 45.1 g/L，TBIL 63.7 μmol/L，DBIL 26.1 μmol/L，ALP 154 U/L，GGT 280 U/L。门诊以"肝损伤待查"收入我院消化内科。患者发病以来，神志清，精神可，饮食、睡眠可，大小便正常，体重无明显变化。

【既往史】否认肝炎、结核病史及密切接触史。否认外伤、手术、输血史及食物、药物过敏史。

【个人史】无血吸虫病疫水接触史，无地方病或传染病流行区居住史，无毒物、粉尘及放射性物质接触史，无吸烟、饮酒史。

【家族史】母亲患"甲状腺功能亢进"，父亲体健，有 1 个姐姐、1 个妹妹和 1 个弟弟均体健，1 个女儿体健，否认家族性遗传病史。

【入院后查体】T 36.4℃，P 84 次 / 分，R 21 次 / 分，BP 112/73 mmHg；全身皮肤无黄染，巩膜轻度黄染，无肝掌及蜘蛛痣；腹壁未见腹壁静脉曲张，无压痛及反跳痛，肝脾肋下未触及，移动性浊音阴性，肠鸣音正常；双下肢无可凹性水肿。

【入院后检查】（2015 年 5 月 16 日）血常规：WBC 4.3×10^9/L，Neu 2.6×10^9/L，RBC 3.9×10^{12}/L，Hb 104 g/L，PLT 58×10^9/L；凝血四项：PT 15.07 s，PTA 85.4%，APTT 39.5 s，TT 13.68 s，FIB 3.08 g/L，INR 1.16；生化：ALT 510 U/L↑，AST 717 U/L↑，TP 78 g/L，ALB 45 g/L，TBIL 63.7 μmol/L↑，DBIL 26.1 μmol/L↑，ALP 154 U/L↑，GGT 280 U/L↑；尿常规：蛋白阴性，尿胆红素（＋），红细胞 4.4 个 /HP；病毒性肝炎标志物：HBsAg 阴性、抗 –HCV 阴性；甲、丁、戊、庚肝抗体均阴性；甲状腺功能：FT₃ 4.23 pmol/L（正常值：3.5～6.5 pmol/L），FT₄ 13.03 pmol/L（正常值：11.5～22.7 pmol/L），TSH 3.053 uIU/ml（正常值：0.55～4.78 uIU/ml）；肿瘤标记物：CEA 1.68 ng/ml、AFP 1.15 ng/ml、CA19–9 为 30.65 U/ml；自身抗体：ANA、ANCA–MPO、ANCA–PR3、AMA、ASMA、抗 LKM–1、抗 LC–1、抗可溶性肝抗原 / 肝 – 胰抗原抗体均阴性；抗 ds–DNA 抗体阴性；免疫全套：免疫球蛋白（Ig）、铁蛋白、铜蓝蛋白均正常；未见 K–F 环；

腹部超声（我院门诊 2015 年 5 月 15 日）：肝实质回声致密，门静脉内径 13 mm，胆囊壁毛糙，脾大，厚径 45 mm，肋下 33 mm，脾静脉内径 8 mm，脾长径 168 mm（图 21–1）。

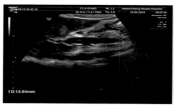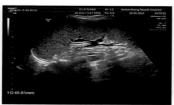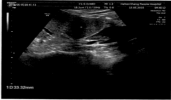

图 21–1　肝、胆、脾、胰 B 超

二、临床讨论

第一次临床讨论：入院初步考虑？进一步处理？

患者青年女性，肝功能异常伴血小板减少 1 年；体格检查发现脾大；辅助检查示 ALT、AST、TBIL 异常，凝血指标基本正常；腹部超声：①肝实质回声致密；②胆囊壁毛糙；③脾大、脾静脉增宽。诊断考虑"肝损伤原因待查"，需进一步检查以明确病因、诊断。

【鉴别诊断】肝功能异常需考虑：①病毒性肝炎：嗜肝病毒、非嗜肝病毒；②代谢性肝病：肝豆状核变性、血色病、酒精性、药物性、遗传代谢性、自身免疫性、先天性肝纤维化；③血管源性肝病：布加综合征、缩窄性心包炎、严重右心功能衰竭；④特发性门静脉高压等。

【进一步检查】2015 年 5 月 24 日肝穿刺组织病理检查示（图 21-2）：镜下包括不完整 12 个汇管区。肝小叶结构尚存，肝细胞弥漫水样变性，点灶状坏死可见，融合坏死以中央静脉及其周围区较明显，并网状支架塌陷、胶原化，毛细胆管、Kupffer 细胞及少量肝细胞淤胆明显，分布广泛，部分区域以 Ⅲ 带为著；汇管区扩大，中等量淋巴细胞及少量浆细胞、嗜中性粒细胞、嗜酸性粒细胞浸润，中度界板性炎，纤维组织增生，并向外伸展。免疫组化：HBsAg（－）、HBcAg（－）、CD4（淋巴细胞＋）、CD8（淋巴细胞＋）、Mum-1（少量浆＋）、CD38（少量浆＋）、CK19（胆管＋）、CD68（Kupffer 细胞/单核细胞＋）、IgG（少量＋）、IgG4（－）、IgM（少量＋）。

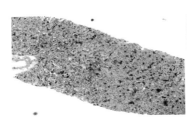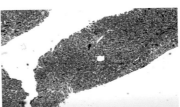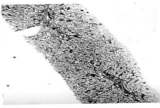

图 21-2　肝穿刺组织病理

【治疗方案】2015 年 5 月 16 日—5 月 29 日用药为：熊去氧胆酸 250 mg tid po；还原型谷胱甘肽 2.4 mg qd；异甘草酸镁 150 mg qd；腺苷蛋氨酸 1.5 mg qd。治疗期间肝功能、凝血等检查情况如表 21-1 所示。

表 21-1　肝功能、凝血等检查

检查	2015-5-15	2015-5-19	2015-5-24	2015-5-29
ALT（U/L）	717	385	245	235
AST（U/L）	510	245	207	158
TP（g/L）	78	66	72	69.6
ALB（g/L）	45	37.5	40.5	40.4
TBIL（μmol/L）	63.7	37	35.7	27.2
DBIL（μmol/L）	26.1	16.9	15.2	11.9
ALP（U/L）	154	121	109	101
GGT（U/L）	280	204	156	125
PT（s）	15.07	—	—	—
PTA（%）	85.4	—	—	—
PLT（×10^9/L）	58	54	48	57

【第一次住院诊疗及最终诊断】入院后积极完善相关辅助检查，给予保肝、退黄等对症支持治疗，行绒毛膜促性腺激素 30 365 IU/L，B 超检查确定妊娠，肝穿病理示：符合慢性肝炎，G3 S2，镜下形态倾向药物性肝损伤，患者病情稳定，给予出院。出院诊断：①肝损伤：药物性可能性大；②妊娠；③血小板减少原因待查。

【第二次入院情况】入院 10 天前无明显诱因出现黄疸，伴乏力，无恶心、呕吐、腹痛、腹胀，无胸闷、气喘、发热、咳嗽、咳痰等症状；至当地人民医院就诊，2017 年 8 月 11 日当地医院化验结果：ALT 273 U/L，AST 297 U/L，TBIL 135.9 μmol/L，DBIL 95.5 μmol/L；彩超（2017 年 8 月 11 日）示：肝脏体积略大并实质回声略密、略强，门静脉内径略宽，胆囊壁毛糙，脾大，保肝治疗效果欠佳。3 天前无明显诱因出现腹痛，2017 年 8 月 13 日行腹部正位片示：气液平面，考虑肠梗阻，给予禁食水及对症支持治疗，效果不佳，遂来我院，门诊以"肠梗阻，黄疸待查"为诊断收入我科（2017 年 8 月 16 日）。自发病以来，患者神志清，精神可，饮食差，睡眠差，大小便正常，体重无明显减轻。

【第二次入院查体】T 36.4℃，P 88 次 / 分，R 22 次 / 分，BP 124/88 mmHg；发育正常，营养不良，慢性面容，表情自如，自主体位，神志清楚，查体合作。全身皮肤中度黄染，巩膜中度黄染，无肝掌及蜘蛛痣；腹壁未见腹壁静脉曲张，无压痛及反跳痛，肝大，肋下 4 cm，质韧，脾肋下约 5 cm，质韧，无压痛。移动性浊音阴性，肠鸣音正常，约 5 次 / 分，双下肢无可凹性水肿。

【第二次入院检查】（2017 年 8 月 17 日）血常规：WBC 5.6×10^9/L，Neu 4.4×10^9/L，RBC 4.3×10^{12}/L，Hb 120 g/L，PLT 34×10^9/L；CRP 10.5 mg/L；凝血四项：PT 13.8 s，PTA 89%，APTT 45.9 s，TT 17.8 s，FIB 2.84 g/L，INR 1.07；铜蓝蛋白 0.4 g/L，甲胎蛋白 8.36 ng/ml；生化：ALT 339 U/L ↑，AST 362 U/L ↑，TP 78.6 g/L，ALB 42.8 g/L，TBIL 204.4 μmol/L ↑，DBIL 159.7 μmol/L ↑，ALP 152 U/L ↑，GGT 349 U/L。

腹立位平片（2017 年 8 月 18 日）：肠梗阻可能，腰椎侧弯，请结合临床及其他检查（图 21-3）。

胸部 CT（2017 年 8 月 18 日）：未见明显异常（图 21-4）。

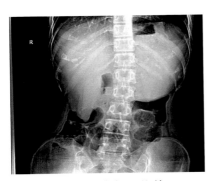 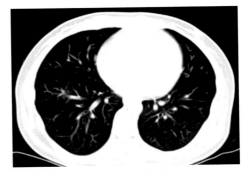

图 21-3　腹部正位片　　　　图 21-4　胸部 CT

【第二次住院治疗】入院后给予完善相关检查，给予禁食水、抑酸、保肝、降酶、退黄治疗，2017 年 8 月 18 日出现排便、排气，肠鸣音听诊左侧肠鸣音弱，右侧亢进，给予流质饮食，2017 年 8 月 21 日突然出现腹痛加重，腹平，软，上腹轻压痛，听诊全腹肠鸣音减弱，给予急诊腹部 CT 检查示（图 21-5）：①肝、脾大，门静脉高压；②胆囊壁厚毛糙；③左肾囊肿；④小肠肠管积液扩张。

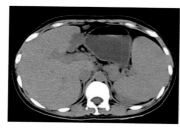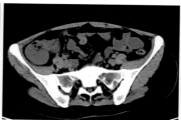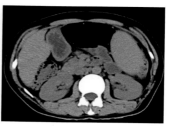

图 21-5　腹部 CT

【再次分析】患者青年女性，反复肝功能异常伴血小板减少 4 年，此次出现腹痛、肠梗阻表现；追问家族史：患者外祖母及家系中多人有光敏、皮疹等临床症状（图 21-6）；体格检查：黄疸、脾大；辅助检查：ALT、AST、TBIL 异常，凝血指标基本正常，肠梗阻表现；腹部超声：①肝实质回声致密；②胆囊壁毛糙；③脾大、脾静脉增宽；病理切片复读：炎症为 G3，纤维化程度为 S。患者为何脾大？如何诊断？

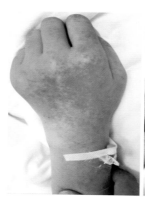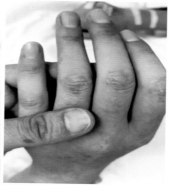

图 21-6　患者皮肤表现

第二次临床讨论：最可能考虑？进一步处理？

考虑到患者肝损害，合并有肠梗阻，皮肤有皮疹表现，不除外血卟啉病，随即留置患者尿液，太阳光下直射观察尿色变化，发现经光照后尿色变黑（图 21-7），考虑卟啉病，请病理科再次阅片：考虑肝卟啉病。进行卟啉病相关基因检测示：*FECH* 基因突变（图 21-8）。

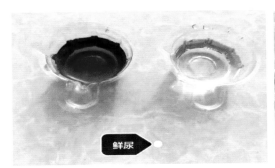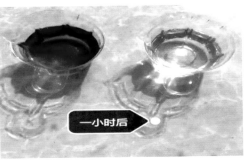

图 21-7　患者尿色变化

样本信息								
到样日期	样本编号	样本类型	姓名	性别	年龄	送检医院	送检医生	
2017-08-27	17B0129081	全血		女	30	华中个人自送样	魏君峰	
临床表现及家族史		疑似患者。肝功能异常、光敏皮炎、腹痛、尿色改变、脾大。有家族遗传病史。						

检测信息	
检测疾病编号	DX1102
疾病名称	1445 项基因检测（1-9 个基因）
检测基因	*FECH,ALAS2,CPOX,HMBS,UROS,ALAD,PPOX,UROD*
检测方法	芯片捕获高通量测序

检测结果								
基因	参考序列	核苷酸变化/突变名称	氨基酸变化	基因亚区	杂合性	染色体位置	参考文献	变异类型
FECH	NM_001012515	c.991delA	p.Arg331GlyfsX11	EX9/CDS9	杂合	chr18:55221596	-	Likely pathogenic

备注：**变异类型：Pathogenic 表示已知致病突变，Likely pathogenic 表示疑似致病突变，VUS 表示临床意义未明突变。

结果说明
本次检测，在受检者中检出 *FECH* 基因的 1 个疑似致病突变 c.991delA (p.Arg331GlyfsX11; Het)，*FECH* 基因相关的红细胞生成性原卟啉病为常染色体隐性遗传。 **位点详情：** 　　*FECH*; NM_001012515; c.991delA; p.Arg331GlyfsX11|p.R331GfsX11; CDS9; Het；框移突变，暂未发现该位点致病性的相关报道。但该突变可能导致氨基酸编码蛋白发生提前终止，产生截短蛋白，可能会对蛋白质的结构和功能产生较大的影响。该位点在正常人中发生的概率极低。

图 21-8　基因检测结果

【最终诊断】肝卟啉病。

【治疗及转归】患者本次主要以"腹痛伴黄疸"为主诉入院，经禁食等治疗后效果不佳，且出现黄疸加重，精神症状、腹痛及呕吐症状不缓解，行尿

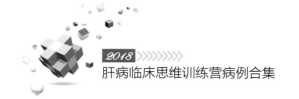

卟啉试验检测后，考虑肝卟啉病可能。后与病理科医生沟通，重新阅片后证实肝卟啉病。基因检测明确临床诊断，但因患者家庭因素，患者出院至外院继续诊治。

三、诊疗体会

卟啉病是由于缺乏血红素生物合成途径中所需的某种特异性酶所致的代谢疾病。目前该病是一种常染色体遗传病，可于任何年龄段起病，主要见于儿童和青年。其病变范围可以累及肝脏、精神、皮肤损害等症状，典型表现者可表现为腹痛、肝功能异常、精神神经症状及光敏性皮炎。根据卟啉代谢过程中缺乏的酶不同可分为不同疾病（表 21-2）。

表 21-2　根据卟啉代谢过程中缺乏的酶不同可分为不同疾病

疾病	常染色体遗传方式	缺乏的酶	肝性	分类红细胞生成性	急性	皮肤性
ALA 合成酶缺乏性卟啉病	隐	ALA 脱水酶	×		×	
急性间歇性	显	PBG 脱氨酸	×		×	
先天性成红细胞	隐	尿卟啉原脱羧酶		×		×
迟发性皮肤卟啉病	显	尿卟啉原脱羧酶	×			×
肝成红细胞卟啉病	隐	尿卟啉原脱羧酶	×	×		×
遗传性粪卟啉病	显	粪外啉原脱羧酶	×		×	×
肝卟啉病	显	原卟啉原氧化酶	×		×	×
红细胞生成性原卟啉病	显	亚铁螯合酶		×		×

注："×"代表不考虑或者排除。

青少年出现不明原因肝功能异常、腹痛，伴尿色改变等需全面评估。肝性卟啉病为少见疾病，临床医生要提高其诊断准确性，关键在于提高对该病的认识。

一次感冒的福与祸

兰州大学第二医院　赵睿　张岭漪

一、病例基本信息

患者，男，32岁。因"间断头痛、头晕7个月，肛周疼痛、腹胀5天"于2017年10月10日入院。

【现病史】患者7个月前因感冒后出现头痛、头晕，伴有恶心、呕吐，呕吐物为胃内容物，有咳嗽、咳白痰，痰黏稠不易咳出，无发热、腹痛等症状就诊于当地医院，经相关检查（具体化验单及检查未提供）后诊断为：①慢性乙型病毒性肝炎；②肺部感染；③低蛋白血症；④白细胞减少症；⑤血小板减少症，给予对症治疗后（具体不详）症状略有好转并出院。之后患者仍有间断头痛、头晕，为求进一步诊治先后就诊于兰州市级医院和四川省级医院。经相关检查（具体资料未提供）后以"乙肝肝硬化"为主要诊断。骨穿提示粒细胞缺乏症，脾亢？并给予抗病毒药物治疗（具体不详），因在外打工，诊治1个月后症状略有好转后再未复查及就诊，药物也自行停药。入院5天前患者除仍有间断头晕、头痛外，无明显诱因出现牙痛、肛周疼痛不适，当地医院以肛周脓肿治疗后患者逐渐出现明显乏力，并感腹胀，为求进一步诊治来兰州大学第二医院肝病科就诊，门诊以"乙肝肝硬化"收住我科。

【入院查体】T 36.6℃，P 91次/分，R 17次/分，BP 98/71 mmHg，贫血貌，口唇及指甲苍白，有肝掌，无蜘蛛痣，全身皮肤、巩膜无黄染；全身无皮疹；颌下、耳后淋巴结可触及青豆大小淋巴结肿大，活动度可，略有压痛；

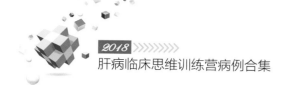
偶有牙龈出血；腹壁未见腹壁静脉曲张，肝脾肋下 2 横指，边缘欠清，质韧，无压痛；移动性浊音阴性，肠鸣音正常；双下肢轻度凹陷性水肿；肛周皮肤发红、肿胀。

【入院检查】血常规：WBC 0.88×10^9/L，Neu 0.17×10^9/L，Lym 0.61×10^9/L，MO 0.31×10^9/L，EO 0.00×10^9/L，RBC 2.93×10^9/L，MCV 81 fl，MCH 28 pg，MCHC 346 g/L，Hb 82 g/L，PLT 69×10^9/L；生化：UA 456 μmol/L，ALT 13 U/L，AST 27 U/L，GGT 59 U/L，ALP 136 U/L，ALB 20.8 g/L，GLO 49.6 g/L，ALB/GLB 0.42，TBIL 10.5 μmol/L，DBIL 4.5 μmol/L，CHO 1.57 mmol/L，TG 0.89 mmol/L，CK-MB 45 U/L，余肾功能、电解质正常；自身抗体：ANA、ANCA–MPO、ANCA–PR3、AMA、ASMA、抗 LKM–1、抗 LC–1、抗可溶性肝抗原 / 肝 – 胰抗原抗体均阴性；抗 ds–DNA 抗体阴性；免疫球蛋白：IgA 3.42 g/L、IgM 2.12 g/L、IgG 14.9 g/L；铜蓝蛋白 30.6 mg/dl；贫血组：铁蛋白 911.5 ng/ml；转铁蛋白饱和度 30%；叶酸 4.33 ng/ml；维生素 B_{12} 1464 pg/ml；α 1– 抗胰蛋白酶正常。

腹部彩超（探腹水）：腹腔积液（3.1 cm 液性暗区），穿刺腹水检查未成功；心电图及心脏彩超未见明显异常；头颅 CT 及颈部彩超未见明显异常；胸部 DR 提示心肺膈未见异常（图 21-9）。

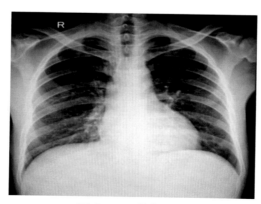

图 21-9　胸部 DR

2017 年 10 月 12 日腹部 CT 平扫 + 增强：①肝、脾肿大；脂肪肝；肝脏多发小囊肿；②贫血征象（图 21-10）。

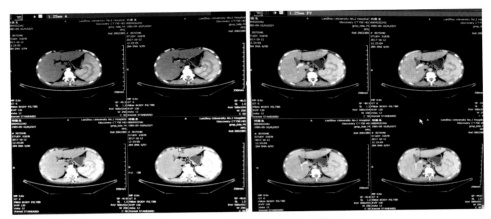

图 21-10 腹部 CT 平扫 + 增强

二、临床讨论

第一次临床讨论：入院初步考虑？进一步处理？

患者青年男性，因感冒后出现头痛、头晕，外院就诊后发现"乙型病毒性肝炎"，之后就诊诊断为"乙肝肝硬化"，不规则口服抗病毒药物，其他服用药物不详；患者症状一直无明显缓解，此次又出现肛周疼痛及腹胀、乏力；入住我院肝病科后查血常规提示三系减少，尤以白细胞减少为主；外院提供骨穿刺结果为脾功能亢进可疑和粒细胞缺乏；有肝脾肿大、肝掌、低蛋白血症、球蛋白升高、白球比例倒置、腹水；FibroScan 值为 13.5 kPa。

【初步诊断】①e 抗原阳性慢性乙型病毒性肝炎：肝硬化失代偿期？低蛋白血症，腹水（穿刺腹水检查未成功），脾大并脾功能亢进？贫血（中度）；②粒细胞缺乏症；③肛周炎、肛周脓肿？④淋巴结炎？

【治疗及病情变化】入院后给予替诺福韦酯抗病毒治疗及对症治疗；我院检验科电话提示患者白细胞显示危急值改变，立即给予重组人粒细胞刺激因子 100 μg ih qd 治疗 3 天（血液科会诊意见）；3 天后复查血常规：WBC 2.32×10^9/L，Neu 1.37×10^9/L，Lym 0.74×10^9/L，RBC 2.49×10^9/L，MCV 84.3 fl，MCH 26.1 pg，MCHC 310 g/L，Hb 65 g/L，PLT 49×10^9/L。入院 3 天后患者体温升高，最高体温为 39.8℃，并且肛周疼痛及牙痛明显，仍感腹胀。

【进一步检查】血培养：3天后汇报无细菌生长；布鲁氏杆菌抗体阴性（外送武汉康圣达医学检验所）；呼吸道九项病毒检测阴性；降钙素原：较前升高至 0.26 ng/ml；复查腹部彩超：腹腔积液较前有所减少，提示微少量，最深位于下腹部，量约 1.8 cm；请口腔科会诊为牙龈炎；请普外科会诊，直肠指诊为肛周炎并局部脓肿，建议使用抗生素及局部药敷治疗。因为考虑到有感染，故给予头孢曲松钠（罗氏芬）+ 莫西沙星片 0.4 g po qd 联合治疗 3 天后发热有好转；牙龈及肛周经局部治疗 5 天后症状有好转。

常规胃镜检查（图 21-11）：胃窦黏膜红白相间，以白为主，并可见散在片状糜烂；余未见异常。

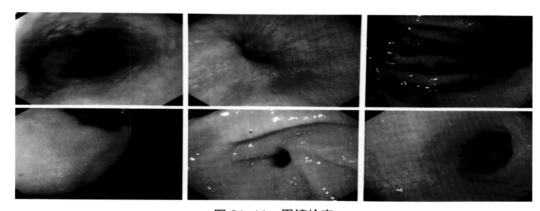

图 21-11　胃镜检查

颈部淋巴结彩超（图 21-12）：双侧颈部可见数个卵圆形低回声区；右侧较大者 1.6 cm×0.6 cm，左侧较大者 1.5 cm×0.4 cm，境界清晰，形态规则，回声均匀，淋巴门清晰；CDFI 病灶内可见点条状血流信号。超声提示：双侧颈部淋巴结稍增大。

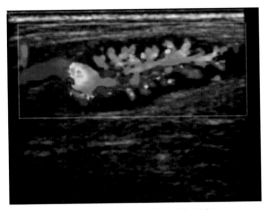

图 21-12　颈部淋巴结彩超

第二次临床讨论：最可能的诊断？进一步处理？

【进一步检查】患者病程中一直存在三系减少，白细胞减少及贫血明显，白蛋白下降，球蛋白升高，白球比例倒置，铁蛋白无下降反而升高明显，有颈部浅表淋巴结肿大，单纯用肝硬化无法完全解释，故再次行骨穿复查。骨髓片示粒系统增生、红系统增生，以中晚幼红系为主；淋巴细胞减少，全片见巨核4个，血小板散在；可见利杜氏小体（图 21-13、图 21-14）；送检兰州大学基础医学院病原微生物研究所，rK39 免疫层析试条检测为阳性（图 21-15）。

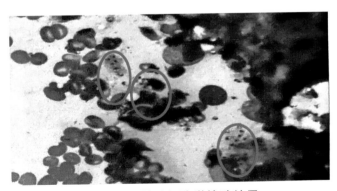

图 21-13　骨髓细胞学检验结果一

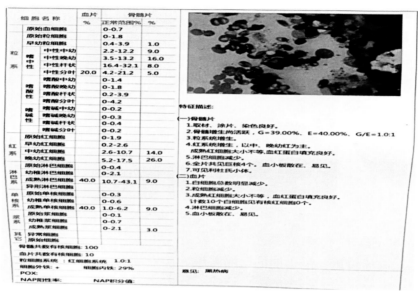

细胞名称			血片%	正常范围%	骨髓片%
粒系	嗜中性	原始血细胞		0-0.7	
		原始粒细胞		0-1.8	
		早幼粒细胞		0.4-3.9	1.0
		中性中幼		2.2-12.2	9.0
		中性晚幼		3.5-13.2	16.0
		中性杆状		16.4-32.1	8.0
		中性分叶	20.0	4.2-21.2	5.0
	嗜酸性	嗜酸中幼		0-1.4	
		嗜酸晚幼		0-1.8	
		嗜酸杆状		0.2-3.9	
		嗜酸分叶		0-4.2	
	嗜碱性	嗜碱中幼		0-0.2	
		嗜碱晚幼		0-0.3	
		嗜碱杆状		0-0.4	
		嗜碱分叶		0-0.2	
红系		原始红细胞		0-1.9	
		早幼红细胞		0.2-2.6	
		中幼红细胞		2.6-10.7	14.0
		晚幼红细胞		5.2-17.5	26.0
淋巴系		原始淋巴细胞		0-0.4	
		幼稚淋巴细胞		0-0.6	
		成熟淋巴细胞	40.0	10.7-43.1	9.0
		异形淋巴细胞			
单核系		原始单核细胞		0-0.3	
		幼稚单核细胞		0-0.6	
		成熟单核细胞	40.0	1.0-6.2	9.0
浆系		原始浆细胞		0-0.1	
		幼稚浆细胞		0-0.7	
		成熟浆细胞		0-2.1	3.0
其它		异常细胞			
		原始细胞			

骨髓共数有核细胞:100
血片共数有核细胞:10
粒细胞系:红细胞系 1.0:1
细胞外铁:+ 细胞内铁:29%
POX:
NAP阳性率: NAP积分值:

特征描述:
(一)骨髓片
1.取材、涂片、染色良好。
2.骨髓增生的活跃,G=39.00%, E=40.00%, G/E=1.0:1
3.粒系统增生。
4.红系统增生,以中、晚幼红为主。
成熟红细胞大小不等,血红蛋白充盈良好。
5.淋巴细胞减少。
6.全片共见巨核4个,血小板散在、易见。
7.可见利杜氏小体。
(二)血片
1.白细胞总数明显减少。
2.粒细胞减少。
3.成熟红细胞大小不等,血红蛋白充盈良好。
计数10个白细胞见有核红细胞0个。
4.淋巴细胞减少。
5.血小板散在、易见。

意见:黑热病

图21-14 骨髓细胞学检验结果二

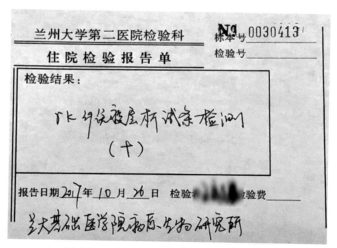

兰州大学第二医院检验科 N0 0030413
标本号
住院检验报告单 检验号

检验结果:

rk39免疫层析试条检测
(十)

报告日期 2017年 10月 26日 检验 验费
兰大基础医学院病原生物研究所

图21-15 rK39免疫层析试条检测

肝组织活检(图21-16):慢性病毒性肝炎中度(G3S3)。

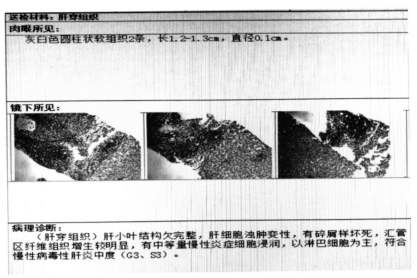

送检材料：肝穿组织
肉眼所见：
　灰白色圆柱状软组织2条，长1.2~1.3cm，直径0.1cm。

镜下所见：

病理诊断：
　（肝穿组织）肝小叶结构欠完整，肝细胞浊肿变性，有碎屑样坏死，汇管区纤维组织增生较明显，有中等量慢性炎症细胞浸润，以淋巴细胞为主，符合慢性病毒性肝炎中度（G3、S3）。

图 21-16　肝组织活检

【最终诊断】①内脏利什曼病（黑热病）：肝脾肿大，贫血（中－重度），粒细胞缺乏症，血小板减少，低蛋白血症（腹水），颈部淋巴结肿大，继发感染，肛周炎并肛周脓肿，牙龈炎；②e抗原阳性慢性乙型病毒性肝炎中度（G3S3）。

【治疗】给予葡萄糖酸锑钠6 ml/次肌注，1针后由于剧烈疼痛，无法忍受，故改为每天静脉点滴，同时继续抗病毒治疗及白蛋白、血浆交替补充、利尿等治疗10天后复查。

血常规：WBC 3.31×10^9/L，Neu 2×10^9/L，Lym 1.0×10^9/L，RBC 3.5×10^9/L，MCV 84.3 fl，MCH 26.1 pg，MCHC 310 g/L，Hb 85 g/L，PLT 72×10^9/L；肝功能、肾功能、电解质正常；ALB上升至28.5 g/L；常规止凝血：PT 14.3 s，PTA上升至69.5%，NR 1.02，FIB 3.46 g/L；腹部彩超提示腹腔内无积液；体温全天正常，无头晕、头痛、肛周疼痛及牙痛；好转后出院。

【转归】出院后两次复查的血常规指标变化如图21-17所示。

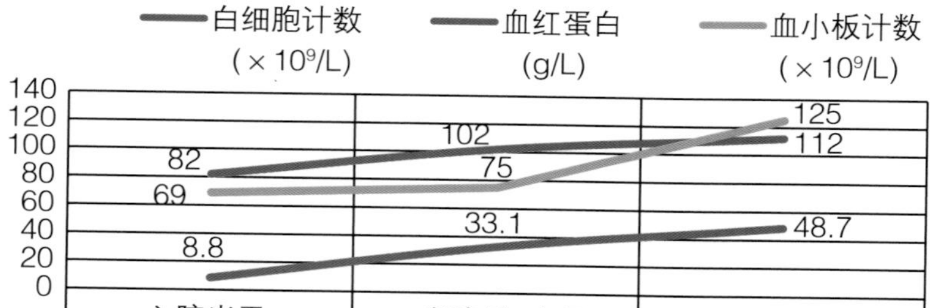

	入院当天	出院后1个月	出院后3个月
白细胞计数	8.8	33.1	48.7
血红蛋白	82	102	112
血小板计数	69	75	125

图 21-17　复查后血常规变化

第一次复查（出院后 1 个月）：无发热、头晕、头痛、牙痛、肛周痛，无腹胀，略感乏力。在地方病研究所再次复查黑热病 rk39 免疫层析试验仍为阳性；故同时在我科专科治疗的基础上，又进行了葡萄糖酸锑钠治疗 10 天。复查结果：①肝功能、肾功能、电解质、血糖、心肌酶均正常；② ALB 上升至 37.5 g/L；③腹部彩超提示肝脏无肿大，脾脏肿大较前缩小，无腹腔积液。

第二次复查（出院后 3 个月）：无发热、头晕、头痛、牙痛、肛周痛，无腹胀，无乏力。在地方病研究所再次复查黑热病 rk39 免疫层析试验仍为阳性，但无需巩固治疗。复查结果：①乙肝三系统定量检测（罗氏，电化学发光法）：HBsAg Ⅱ 定量 751.4 IU/ml，抗 -HBs 定量 2.35 IU/L，HBeAg 定量 27.39 COI，抗 -HBe 定量 1.16 COI，抗 -HBc 定量 0.01 COI；② HBV-DNA 定量（国产荧光定量 PCR）< 5.0 E+2 IU/ml，高灵敏 HBV-DNA 定量（罗氏，荧光定量 PCR）：6.89+1 IU/ml；③肝功能、肾功能、电解质、血糖、心肌酶均正常；④ ALB 上升至 45.9 g/L；⑤肝脏 CT 及 MR 平扫提示肝脏无肿大，脾脏肿大较前缩小，无腹腔积液（图 21-18）。

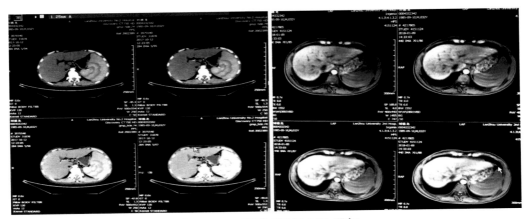

图 21-18　肝脏 CT 及 MR 平扫

三、诊疗体会

黑热病，即内脏利什曼病。该病主要是由于杜氏利什曼原虫（黑热病原虫）所引起的慢性传染病。其常见临床表现为不规则发热（早期症状有发热，后期可无发热出现）、脾脏、肝脏及淋巴结肿大、贫血、营养不良等症状。该病因粒细胞缺乏症，常容易继发细菌感染等，在病程中，病情常有缓解和加重交替出现，经治疗后随着症状减轻，脾脏会缩小。

对于本病诊疗体会有以下两点与大家分享：

（1）对肝硬化合并三系减少的患者来说，不要直接认为是脾大并脾功能亢进引起的，应该行骨穿检查，当病情有所加重或变化时，可能需要二次或多次行骨穿检查。

（2）肝脏肿大常不符合乙肝肝硬化的形态表征，故当肝硬化患者发现肝脾肿大，进行结论性诊断时要多分析，多考虑。

腹部包块2年、腹胀1年查因

南方医科大学南方医院　兰小勤　陈金军　侯金林

一、病例基本信息

患者，男，50岁。因"发现右上腹包块2年，腹胀1年"于2017年12月5日入院。

【现病史】患者2年前无明显诱因触及右上腹包块，无腹胀、腹痛，无恶心、呕吐、纳差、乏力，无皮肤黄染等不适。至当地医院查B超提示"肝大"（具体不详，未见报告），后感皮肤瘙痒、尿色加深，口干口苦明显，偶有耳鸣，遵医嘱戒酒，并服用中药治疗，效果欠佳，肝脏仍进行性增大。1年前开始感腹胀、纳差、乏力，进食后腹胀加重，再次服中药治疗，效果欠佳。2017年2月至当地医院行上腹部CT检查提示："肝大，不排除布加综合征"，胃镜提示"食管静脉曲张（轻度）（未见报告单）"。患者腹胀进行性加重，今为进一步诊治来我院就诊，门诊以"肝大查因"收入院。自发病以来，患者精神状态一般，体力情况较差，食欲、食量较差，睡眠情况一般，近两年体重下降约10 kg，大便正常，小便尿色较深。

【既往史、个人史】自诉HBsAg阳性30余年（未见报告），未规律随诊，未抗病毒治疗，间断服用中药（具体不详）。否认结核史，否认高血压、糖尿病史，否认手术、外伤史，否认输血史，否认食物、药物过敏史，预防接种史不详。生于广西灵山县，久居当地，无血吸虫病疫水接触史，吸烟6年，平均

20 支 / 日，已戒烟 2 年。吸烟指数 120。饮白酒 10 余年，平均 1～2 斤 / 日，已戒酒 2 年。

【入院查体】体温 36.3 ℃，脉搏 96 次 / 分，呼吸 18 次 / 分，血压 121/86 mmHg。肝病面容，全身皮肤、巩膜无黄染，胸部可见蜘蛛痣（3 个），直径约 1.0 cm，有肝掌。腹膨隆，无腹壁静脉曲张，腹部柔软，右上腹有压痛，无反跳痛，肝脏肋下触及，肋下 7 cm，质韧，有压痛，脾脏肋下未触及，移动性浊音阴性，肠鸣音正常。双下肢无浮肿。

入院时未带外院资料，故辅助检查暂缺。

二、临床讨论

第一次临床讨论：根据患者的病史、体征及外院检查，患者初步考虑什么疾病？进一步处理？

患者为中年男性，慢性起病，以腹胀为主要症状，既往"乙肝病毒感染"病史，有长期大量饮酒史，体重明显下降，查体见肝病面容、肝掌、蜘蛛痣，肝脏明显增大，肝脏有压痛。外院上腹部 CT 检查提示："肝大，不排除布加综合征"，胃镜提示"食管静脉曲张（轻度）（未见报告单）"。故初步诊断考虑：①酒精性肝硬化？②肝大；③慢性乙型病毒性肝炎？

【进一步完善检查】血常规：WBC 9.79×10^9/L，Neu 6.25×10^9/L，Hb 157 g/L，PLT 412×10^9/L。血生化：ALT 22 U/L，AST 44 U/L，TBIL 19.1 μmol/L，DBIL 14.2 μmol/L，ALB 33.7 g/L，球蛋白 30.8 g/L，ALP 371 U/L，γ–GT 316 U/L，CHOL 6.82 mmol/L，CR 58 μmol/L；感染二项：CRP 6 mg/L，ProCT 0.479 ng/ml；凝血功能：PT 14.0 s，PT–INR 1.23；尿常规：尿蛋白（1+）。病毒：HBsAb 阳性、HBcAb 阳性，HBV–DNA（cosbas 法）阴性；抗 –HCV 阴性；EB 病毒、巨细胞病毒 DNA 阴性；肿瘤标记物：CEA、AFP 正常；铜蓝蛋白、铁代谢、血糖正常。

腹部超声：肝大，门静脉内透声差，脾稍厚。胸片、心电图未见异常。腹部血管超声：肝静脉、下腔静脉、腹主动脉、肠系膜上动脉血流未见明显异常。心脏彩超：二尖瓣、三尖瓣反流（轻度）。左室舒张顺应性减退。

FibroScan 75 kPa，CAP 144 dB/m。上腹部增强 CT（图 22-1）：①肝脏明显肿大、密度弥漫减低、延迟期强化不均匀、肝静脉未见明确显示、下腔静脉肝内段显著狭窄，多考虑为布加综合征，请结合临床；②门静脉主干稍增宽，提示门静脉高压；脾脏增大。

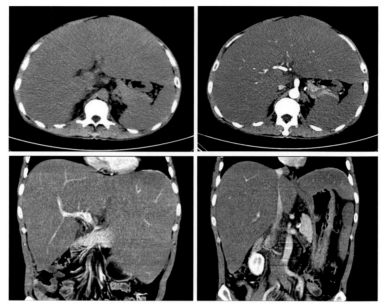

图 22-1　上腹部增强 CT

第二次临床讨论：最可能考虑？进一步处理？

根据入院后化验检查血常规提示血小板略升高，肝功能以 γ-GT、ALP 升高为主，彩超和 CT 等检查均提示肝大，肝静脉未见明确显示、下腔静脉肝内段显著狭窄，门静脉主干增宽，胃镜提示食管静脉轻度曲张。肝纤维化扫描值明显升高。

【鉴别诊断】肝大原因可大致分为两类：感染性、非感染性。结合该病例特点，基本可以排除感染因素所致肝大。非感染性主要考虑肿瘤、酒精性脂肪肝、布加综合征、代谢障碍性疾病。上腹部增强 CT 检查未见明确占位性病变，AFP 无明显升高，不符合肝脏原发肿瘤特点，但不排除弥漫性浸润性淋巴瘤累及肝脏可能，需进一步行肝穿刺活检以明确原因；该患者既往虽然有大量饮酒史，但戒酒 2 年后肝仍进行性增大，且脂肪肝扫描值并不高，不符合酒精性脂肪肝的特点，也可进一步行肝穿刺活检以明确诊断。为明确是否为布加氏综合征，给予行下腔静脉和肝静脉造影。代谢障碍性疾病，则更需要行肝穿刺活检病理予以明确诊断。

【进一步完善检查】给予行下腔静脉和肝静脉造影，造影结果显示血流正常。于介入条件下行肝脏穿刺组织病理检查，病理结果显示（图 22-2）：（肝活检）符合异常物质沉积性疾病，考虑为肝脏淀粉样变性，请结合临床其他相关检查。免疫组化（图 22-3）：Kappa（弥漫＋）、Lambda（弥漫＋）。特殊染色（图 22-4）：刚果红（弱＋）、PAS（—）、GMS（—）。

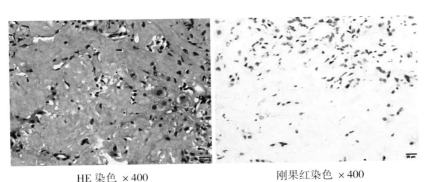

HE 染色 × 400 　　　　刚果红染色 × 400

图 22-2　肝脏病理

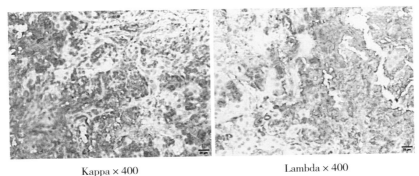

Kappa × 400 　　　　Lambda × 400

图 22-3　肝脏病理免疫组化

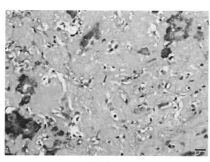
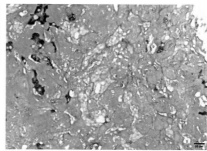

| PAS 染色 ×400 | GMS 染色 ×400 |

图 22-4　肝脏病理

第三次临床讨论：目前诊断考虑？进一步处理？

结合病理检查结果和下腔静脉和肝静脉造影检查结果，最终排除肿瘤、酒精性脂肪肝、布加综合征，考虑肝淀粉样变性所致肝大。由于淀粉样变性多为全身性疾病，且为排除其他继发因素所致肝淀粉样变性（如肿瘤，结缔组织病等），需要进一步完善自身免疫、24 小时尿蛋白定量、尿游离轻链、血清游离轻链、血清免疫固定电泳、*MYD88 L265 P* 突变基因（淋巴浆细胞淋巴瘤相关）、全身 PET-CT、骨髓、舌部组织活检等相关检查。

【进一步完善检查】骨髓象：浆细胞比例偏高，占 4%，呈散在或灶状分布，偶见双核。骨髓穿刺提示：①红系增生明显活跃，成熟红细胞重叠排列；②血小板增多，成熟浆细胞占 4%；③外周血：AKP 积分增高。骨髓组织活检病理：免疫组化：κ（+）、λ（+）。刚果红（弱+），骨髓造血大致正常，局灶淀粉样物沉积。舌部组织活检：可见血管壁周围淀粉样物质沉积。自身免疫定量四项：ANA 26 U/ml ↑，抗 ds-DNA 456 U/ml ↑↑，抗 RNP 抗体 25.6 U/ml ↑，抗 Sm 抗体 25.6 U/ml ↑。自身免疫肝病四项均阴性；IgG4 1.13 g/L。抗肾小球基底膜抗体（GBM）、抗骨髓过氧化物酶抗体（MPO）、pANCA、cANCA、aANCA 抗体、抗 SSA、SSB 抗体均为阴性。免疫球蛋白 IgA 4.55 g/L ↑、IgM 1.36 g/L、IgG 13.83 g/L（IgG 正常值：7 ～ 16 g/L），补体 C3 2.01 g/L，C4 0.48 g/L 略高 ↑。24 小时尿蛋白定量 1.73 g/24 h ↑，尿微量白蛋白 / 尿肌酐 102.8 mg/mmoL ↑。尿游离轻链：尿 kappa 轻链 37.70 mg/L ↑↑，尿 lambda

轻链 17.50 mg/L ↑↑。kappa/lambda（KAP/KAP）2.15。血游离轻链：κ 4.23 g/L ↑、λ 2.48 g/L ↑，κ/λ：1.71。血清免疫固定电泳图谱中，各泳道均未出现异常单克隆条带。*MYD88 L265 P* 突变基因（淋巴浆细胞淋巴瘤相关）阴性。全身 PET-CT：①舌部结节影，代谢轻度增高，考虑良性病变或低度恶性肿瘤病灶。②全身骨髓密度轻度减低，未见明显溶骨病变，代谢增高，多考虑骨髓良性病变。③肝脏明显肿大、密度弥漫性降低，代谢轻度增高，多考虑良性病变。

第四次临床讨论：最后诊断考虑？

【最后诊断】排除其他原因所致肝淀粉样变性，最后诊断为：①轻链型系统性淀粉样变（肝脏、舌部、骨髓）。②肝硬化：门静脉高压、食管胃底静脉轻度曲张、脾大；③胆囊结石伴明显胆囊；④右肾结石；⑤左肾结石；⑥前列腺钙化灶。

【治疗及转归】转血液内科，于 2018 年 1 月 9 日开始行 VD 方案（硼替佐米 2.1 mg 第 1、4、8、11 天，地塞米松 20 mg 第 1、4、8、11 天）治疗，总共行三次化疗，化疗过程中多次复查肝脏彩超提示肝脏未再进行性增大，肝功能等检验指标均较前无明显变化，腹胀、腹痛、一般情况亦较前无明显变化，但患者因经济情况目前已放弃进一步治疗。

三、诊疗体会

对不明原因肝进行性增大，需要进行全面评估，代谢障碍性疾病、血液系统疾病应为鉴别重点。肝淀粉样变性为少见疾病，临床医生要提高其诊断准确性，关键在于提高对该病的认识。

肝淀粉样变，即淀粉样物质沉积在肝脏的表现，其病因及发病机制尚不清楚，为多种原因所诱导的以淀粉样变性的纤维蛋白为主要形式的淀粉样物质在血管壁及器官、组织细胞外沉积为特征的一种进行性、预后不良性疾病。由于肝淀粉样变性临床表现、辅助检查缺乏特异性，临床误诊率高。淀粉样物质可沉积于局部或全身，主要累及心、肝、肾、脾、胃肠、肌肉及皮肤等组织。继发性、全身性淀粉样变性 70% 左右有肝脏受累，常表现为肝

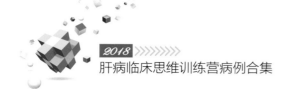

大、上腹胀满、纳差，但肝功能损害均较轻微，以碱性磷酸酶、谷氨酰转肽酶明显升高为主，偶有门静脉高压而表现为食管、胃底静脉曲张和腹水等，极少数可有黄疸。本病预后较差，自然病程 1～5 年，原发性淀粉样变性患者的平均生存期为 3 年。生存期的长短取决于伴发何种并发症，晚期多死于心功能不全或多脏器功能衰竭。

对该病的诊治方面，影像学表现无特异性。CT 主要表现为：肝大，肝脏弥漫性低密度区增强不明显，肝内血管不移位。确诊需靠活检病理，刚果红染色阳性，淀粉样物质沉积主要部位在窦状隙和间质。皮肤和直肠黏膜活检是最常用的筛查方法，其他活检部位有舌体、神经、肾和肝脏等。对于疑诊原发性肝脏淀粉样变性者，可直接行肝脏活检。对于肝脏明显肿大的淀粉样变性患者由于肝被膜紧张，肝穿刺有引发肝破裂或肝出血的危险，临床应慎重，建议行介入下经颈静脉肝穿活检。

对该病的治疗方面，所有确诊患者均需要治疗，以阻止淀粉物质在其他器官沉积并阻止已沉积器官进行性的衰竭。干细胞移植是首选治疗方案，非肝移植患者可行化学治疗。误诊或确诊太晚是启动有效治疗的最大障碍。干细胞移植联合大剂量的化疗比单纯标准剂量的化疗有着更高的缓解率和总体生存率。其他治疗方案主要为马法兰 - 地塞米松，地塞米松联合干扰素 α；沙利度胺 - 地塞米松；来那度胺 - 地塞米松；来那度胺 / 环磷酰胺 / 地塞米松；泊马度胺 - 地塞米松；硼替佐米联合或不联合地塞米松；硼替佐米 - 马法兰 -地塞米松；环磷酰胺 - 沙利度胺 - 地塞米松；环磷酰胺 - 硼替佐米 - 地塞米松。目前最佳治疗方案仍不清楚，需要更多的临床试验来验证。

诊断不明的肝病

一、病例基本信息

患者，男，22 岁，因"反复发作性行为异常 5 个月"于 2018 年 1 月 4 日入院。

【现病史】患者 5 个月前无明显诱因下出现行为异常，表现为阵发性意识模糊、无目的穿脱衣服并误认为没有穿衣服、口中无意识发声、呼喊或反复穿鞋等，伴有双上肢抖动，每次持续 4 ～ 5 小时，5 ～ 6 天发作 1 次。有时表现为夜间不睡，烦躁不安、无法认识亲属，呼之不应等，持续 4 ～ 5 小时缓解或整夜无眠，缓解后可立即清醒，3 ～ 4 天发作 1 次。反复就诊于南京脑科医院，查生化：ALT 62 U/L，AST 54 U/L，GGT 82 U/L；尿酸 406 μmol/L，甘油三酯 2.93 mmol/L；乳酸 3.9 ～ 4.9 mmol/L、血氨 107 ～ 286 μmol/L，给予抗癫痫、改善脑代谢、降血氨、营养神经、甘露醇脱水、保肝、护胃等治疗后，可暂时缓解，但仍时有发作。现患者为进一步诊治收入我科。自发病以来，精神、食欲、睡眠可，大小便正常，近 1 年来体重降低 4 kg。

【既往史】2007 年有"急性肾小球肾炎"史，当地医院治疗后好转。2008 年因发育迟缓至南京脑科医院及我院内分泌科，查生长激素低、睾丸缩小、骨龄偏低，诊断为"矮小症"，给予相应治疗。2008 年住院时发现胰腺萎缩、钙化，诊断为"特发性慢性胰腺炎"，长期在我院消化科门诊，口服"得美通"治疗。2009 年当地医院行"阑尾切除术"。家属诉患者自小体弱，尤其是力量较差，无法正常参加学校体育运动。

【个人史】否认食物、药物过敏史，否认吸烟、饮酒史。

【家族史】无类似疾病，父母非近亲结婚。

【入院后查体】身高 164 cm，体重 42 kg，BMI 15.61 kg/m²，生命体征正常，神志清，精神可，无慢性肝病面容，未见肝掌蜘蛛痣，皮肤巩膜无黄染，无明显色素沉积，浅表淋巴结无肿大。心肺（－）。腹平软，无压痛、反跳痛，右下腹见约 4 cm 陈旧瘢痕，Murphy 征阴性，肝肋下 3 cm，质中无触痛，脾肋下未触及，肝区无叩痛，肠鸣音正常，移动性浊音阴性。双上肢肌力 4⁺ 级，双下肢肌力 5⁻ 级，双下肢无水肿，外生殖器正常，第二性征：喉结正常，胡须少。神经系统：病理征（－），扑翼样震颤（＋）。

【外院检查】（2018 年 12 月，南京脑科医院）：血常规正常；生化：ALT 62 U/L，AST 54 U/L，GGT 82 U/L，尿酸 406 μmol/L，甘油三酯 2.93 mmol/L。多次查乳酸 3.9 ～ 4.9 mmol/L，查血氨 107 ～ 286 μmol/L；腹部彩超示：肝脏实质回声增粗，胆囊肿大，腹腔气体干扰，胰腺显示欠清；上腹部 CT 增强示：慢性胰腺炎；头颅 MRI 示（图 22-5）：①两侧颞顶叶皮层下、两侧放射冠区及左颞叶深部多发异常信号，可逆性后部脑病综合征？脱髓鞘脑病？代谢性疾病待排？②两侧颞顶叶低灌注区，伴左颞叶皮侧下局部高灌注。

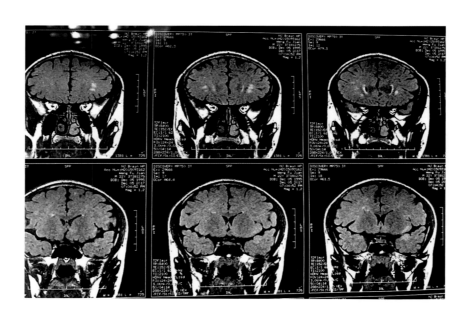

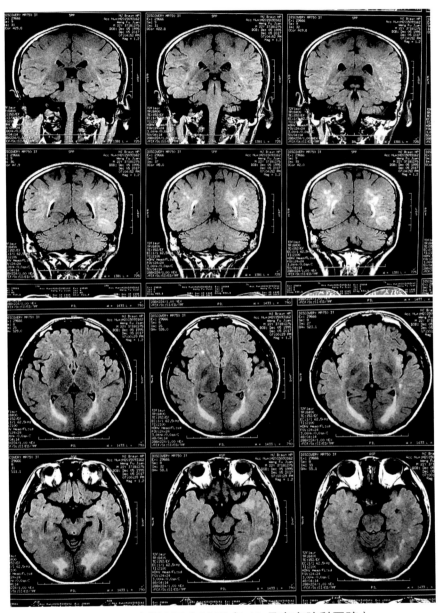

图 22-5　头颅 MR（2018 年 12 月南京脑科医院）

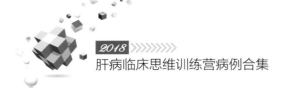

二、临床讨论

第一次临床讨论：入院诊断考虑？进一步处理？

入院诊断考虑如下：

1. 肝性脑病

患者有较为典型的肝性脑病症状，扑翼样震颤阳性，伴有肝损害，血氨明显升高，需首先考虑肝性脑病。但肝性脑病一般出现在肝硬化等各种终末期肝病、肝衰竭等情况，而患者外院影像学并无明显的肝硬化，临床上更无肝衰竭表现，为何会出现肝性脑病？是否有其他因素导致的血氨升高？

2. 肝损原因待查

（1）代谢性肝病？患者为青年男性，代谢性疾病相对较为常见。其中铜代谢障碍导致的肝豆状核变性在成年人中相对较为常见，需首先排除，给予查铜蓝蛋白，请眼科会诊看有无 K-F 环，以及肝活检；其他铁代谢异常导致的血色病、糖代谢异常导致的糖原累积症、氨基酸代谢异常等，给予相关检查以明确。

（2）自身免疫性肝病：包括自身免疫性肝炎、原发性胆汁性肝硬化、原发性硬化性胆管炎等，给予完善自身抗体、自免肝抗原谱、IgG4、MRCP+ 增强，以及肝穿刺活检进一步明确。

（3）其他常见原因：如各种病毒、脂肪肝、药物、血吸虫等，给予相关检查或通过病史排除。

（4）慢性胰腺炎：根据病史诊断。

（5）阑尾切除术后：根据病史诊断。

【进一步完善检查】血常规：WBC 3.9×10^9/L，中性粒细胞比例 41.1%，淋巴细胞比例 53.3%，血红蛋白 117 g/L，血小板 150×10^9/L。肝功能：ALT 45.2 U/L，AST 46.8 U/L，GGT 111 U/L，胆红素正常，白蛋白 29.8 g/L，球蛋白 18.9 g/L，白球比 1.58；肾功能：BUN、Cr 正常，尿酸 527 μmol/L；血脂：甘油三酯 2.14 mmol/L，胆固醇 1.71 mmol/L，H-胆固醇 0.38 mmol/L，L-胆固醇 0.62 mmol/L；电解质：正常；血氨：80～117 μmol/L；乳酸：3.4～4.5 mmol/L；

性激素六项正常；垂体激素：生长激素 6.720 ng/ml（正常值：0.03 ～ 2.47 ng/ml）；皮质醇、促肾上腺皮质激素（0 点，8 点，16 点）均正常；肿瘤全套正常；肝炎全套：抗 HBs > 1000 mIu/ml，余均阴性；CMV、EBV-DNA 阴性；甲状腺功能七项正常；自身抗体、自免肝抗原谱、IgG4 均正常；监测血糖、糖化血红蛋白均正常；铜蓝蛋白 30.1 mg/dl；眼科会诊未见 K-F 环；铁代谢指标：转铁蛋白 1.2 g/L ↓，血清铁 32.2 μmol/L ↑，不饱和铁结合力 4.2 μmol/L ↓，总铁结合力 36.4 μmol/L ↓，血清铁蛋白 643.8 ng/ml；计算转铁蛋白饱和度（血清铁 / 总铁结合力）88.4%（正常值：20% ～ 55%）。

头颅 + 腹部 MR 增强 +MRCP：两侧顶枕叶皮层毒性细胞水肿，两侧额顶叶脑白质慢性缺氧性改变；肝左叶增大。

肝穿刺活检病理（图 22-6）：肝组织，其内可见汇管区 9 个，肝板排列稍紊乱。部分肝细胞示脂肪变性（以微泡性脂肪变性为主，约占肝组织 30%），肝细胞轻度嗜酸性变，肝小叶和汇管区内见少量慢性炎症细胞浸润，灶性区肝小叶内见淋巴细胞和中性粒细胞浸润，可见灶性坏死。胆管和血管未见特殊，未见明显纤维组织增生。免疫组化：肝窦周围 SMA（－），小胆管表达 CK7（++），CK19（++），毛虾胆管 CD10（+++），MDR3（+），BSEP（+），肝细胞 HBsAg（－），HBcAg（－），Kupffer 细胞表达 CD68（+）；特殊染色：Masson（－），网染（++），PAS（－），PASD（－），铁染色（－），铜染色（－）。结合临床和免疫组化考虑：①轻度慢性肝炎（F2，G1-2，S0）。②请结合临床首先排除线粒体病可能，其次排除脂质代谢异常或药物性肝损伤可能。

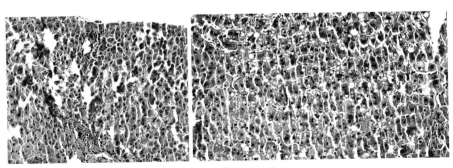

图 22-6　肝穿刺病理

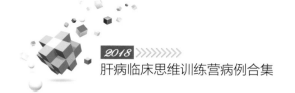

第二次临床讨论：根据上述检查及肝活检结果，患者诊断？

根据上述检查及肝活检结果排除以下诊断：

（1）病毒性肝炎：甲、乙、丙、戊型肝炎，CMV、EBV、HIV 相关检查均阴性。

（2）自身抗体、自免肝抗原谱、IgG4、自身免疫性脑炎、自身免疫性胰腺炎抗体均阴性。

（3）甲状腺：甲状腺功能七项正常。

（4）酒精、药物、血吸虫等病史均不支持。

（5）代谢性疾病：①糖原累积症：血糖正常，病理不支持；②Wilson 病：铜蓝蛋白、K–F 环阴性，肝穿刺病理无铜沉积，不支持；③血色病：肝穿刺病理无铁沉积，血色病相关基因（—），不支持。

（6）淀粉样变：病理不支持。

考虑可能的诊断：

（1）脂肪肝？甘油三酯稍高，肝穿刺有微泡性脂肪变，但体形很瘦（BMI 显著降低），B 超、CT、MR 等影像学均无脂肪肝提示，病理上虽然也是脂肪变，但与一般的非酒精性脂肪肝的病理特点有不同。

（2）线粒体脑肌病？线粒体基因缺陷所致，一般在脑和肌肉等需求能量较多的器官有相应的症状，伴有肝损害的患者肝脏病理也可表现为脂肪变。患者有肌力下降，反复发作的脑病症状，影像学提示颅内病变，需进一步排除。

（3）其他遗传代谢性疾病？患者表现为多脏器病变，高尿酸、乳酸、血氨等，还是需进一步排除其他较为少见的代谢性疾病。

【继续完善检查】①肌电图：下肢可疑肌源性损害；②肌肉活检 + 电镜：肌肉活检病理不支持线粒体病，电镜线粒体超微结构未见明显异常；③线粒体病基因检测：未检测到线粒体病相关基因突变；④遗传代谢病基因筛查：*SLC25 A13*，杂合 c.852_855 del：p.R284 fs，成年发病瓜氨酸血症Ⅱ型，致病突变。

【最终诊断】成人型瓜氨酸血症Ⅱ型。

【治疗】给予精氨酸治疗后症状缓解出院。

【随访】该患者目前仍在随访中。2018 年 2 月 8 日反复出现类似症状，在当地医院输注精氨酸后病情好转。2018 年 8 月 27 日再次入院，此次患者更为消瘦，身高 164 cm，体重 33 kg，BMI 12.26 kg/m^2。8 月 28 日晨：血氨 28 μmol/L，当晚出现烦躁，胡言乱语，伴癫痫发作，急查血氨 289 μmol/L，给予安定镇静、精氨酸静滴后症状改善。8 月 29 日晨：血氨 66 μmol/L，8 月 31 日血氨 30 μmol/L；乳酸 2.5 mmol/L；生化：ALT 100.6 U/L，AST 110.5 U/L，AKP 219 U/L，GGT 314 U/L，尿酸 466 μmol/L，甘油三酯 2.28 mmol/L。血串联质谱：瓜氨酸 999.01（正常值：5.6 ～ 39.3）。

患者 2018 年 9 月底在我院肝胆外科行肝移植术，术后至今病情平稳，未再发作类似肝性脑病症状，监测血氨、血瓜氨酸正常。

三、诊疗体会

成人瓜氨酸血症Ⅱ型，又名 Citrin 病。Citrin 蛋白是位于线粒体内膜上的天冬氨酸 / 谷氨酸载体蛋白，其主要功能是将天冬氨酸由线粒体泵出到细胞质内，与瓜氨酸等一起参与尿素循环。Citfin 缺乏症可导致新生儿肝内胆汁淤积症（neonatal intrahepatic cholestasis caused by citrin deficiency，NICCD）和成人期发病高瓜氨酸血症Ⅱ型（adult-onset type Ⅱ citrullinemia，CTLN2）。

（1）遗传学：CTLN2 的基因突变位点为第 7 号常染色体（7 q21.3）上的 *SLC25 A13*；早年大规模分析研究显示，东亚地区 CTLN2 患者中 90% 以上可检测到 *SLC25 A13* 突变；尚无证据显示突变类型与发病年龄、疾病严重程度有关。

（2）流行病学：文献中大多数 CTLN2 病例来自日本，只有少数病例报告来自东亚以外地区。据统计，本病在日本的发病率为 1/23 万～ 1/10 万；大部分患者发病年龄在 20 ～ 40 岁，文献报道最大年龄为 79 岁；CTLN2 好发于男性，且男性发病年龄早于女性。

（3）临床表现：反复发作性神经精神系统症状；生物化学检查有高瓜氨酸血症和高氨血症；严重病例可最终死于脑水肿；部分患者可合并其他表现，如胰腺炎、心肌炎、脊髓病及恶性肿瘤（如十二指肠恶性生长抑素瘤、

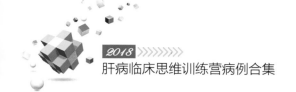

肝细胞癌）；有部分个案报道伴有发育迟缓，运动能力低下等。TLN2 患者偏爱富含蛋白质和脂肪的食物，如花生和豆类，厌食富含碳水化合物的食物，如谷类和糖果、酒精等。这种不寻常的饮食习惯，可能是对肝细胞代谢异常的代偿反应。豆类和花生富含天冬氨酸和精氨酸，多进食该类食物可刺激尿素合成，降低血氨，改善症状。而碳水化合物代谢与尿素生成过程相关联，糖代谢过程中天冬氨酸和草酰乙酸减少、NADH 蓄积，同时尿素生成受阻、NH3 蓄积亦加重肝性脑病。

（4）肝脏病理：肝脏影像学或病理学检查可见脂肪肝，但病理改变一般为微泡性脂肪变，与大多数非酒精性脂肪性肝炎（NASH）患者不同，且 CTLN2 患者身体质量指数（BMI）通常都偏低，常低于 $20 \ kg/m^2$。

（5）诊断标准：目前尚无有关 CTLN2 的诊疗指南，总结文献，本病的诊断可参考以下几点：①喜食富含蛋白质和脂肪的食物，厌食富含碳水化合物的食物；②一般营养状况差，BMI 明显偏低；③临床表现为发作性神经精神系统症状；④实验室检查显示高瓜氨酸血症和高氨血症；⑤肝活组织检查常表现为脂肪肝；⑥基因检测为 *SLC25 A13* 位点突变；⑦普通降氨治疗无效，丙酮酸钠和精氨酸治疗可能有效。

（6）治疗：①一般治疗：CTLN2 患者饮食治疗包括低碳水化合物、充足的优质蛋白饮食；②高血氨的治疗：精氨酸能改善高氨血症和瓜氨酸血症；③常见肝性脑病时，高碳水化合物、低蛋白饮食，以及输注富含高糖的溶液，均不能用于 CTLN2 患者的治疗，有报道支链氨基酸可能加重病情，而脑水肿时甘油果糖治疗可能导致死亡；④肝移植：目前公认对本病最有效的治疗方法。

最后建议，临床中在遇到不明原因的发作性精神行为异常、血氨增高、肝损害的患者，在排除常见的肝硬化、肝豆状核变性、血色病等病后，需考虑到该病可能，可做血、尿氨基酸分析，肝组织活检及基因检测。

肝脏多发占位查因

山东大学齐鲁医院　孟繁立

一、病例基本信息

患者，男，60岁，因查体发现"肝内多发占位2年余"于2018年1月16日入住我院。

【现病史】患者2年前于山东省立医院查体，腹部超声示：轻度脂肪肝；肝囊肿；肝内多发低回声结节，建议进一步检查。乙肝五项：HBeAb（+），HBcAb（+），未予特殊治疗，于我院行腹部平扫+增强示：肝脏多发异常信号，考虑肝内多发血管瘤，肝内多发小囊肿可能，建议随访观察；入院4天前于济南军区总医院体检，化验结果示：癌胚抗原5.51 μg/L，肝功能未见异常。腹部超声结果示：肝内多发结节（性质待排），建议进一步检查；肝血管瘤（多发）。病变较前有进展。遂就诊于我院，腹部MRI平扫+增强示：肝脏多发异常信号，较2016年12月24日片增多、增大，考虑：①上皮样血管内皮瘤；②转移瘤，请结合临床；③肝脏小囊肿。为求进一步诊治来我院，以"肝占位性病变"收入我科。患者自发病以来，神志清，精神可，饮食、睡眠可，大小便正常，体重较前无变化。

【既往史】既往体健。否认高血压、糖尿病、冠心病病史，否认乙肝、结核等传染病病史及密切接触史，行阑尾炎手术30余年，粉瘤切除术30年，种植牙术3年余，无重大外伤、输血史，对青霉素过敏，无食物过敏史，预防接种史随当地。

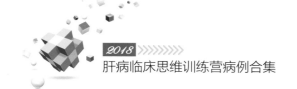

【个人史】生于原籍，无疫区居住史，无工业毒物接触史，吸烟史 5 年余，6 支 / 天，已戒烟 20 余年；饮酒史 10 余年，最多 3 两 / 天，戒酒 10 余年，无其他等不良嗜好，无重大精神创伤史，无冶游史。

【婚育史】适龄结婚，育有 1 子，配偶及儿子均体健。

【家族史】父亲 88 岁，因"肺癌"去世，母亲 83 岁去世，否认其他家族性遗传病史。

【辅助检查】血常规：WBC 6.55×10^9/L，Neu% 74.7%，Lym% 16%；RBC 5.69×10^{12}/L，Hb 158 g/L；PLT 270×10^9/L。尿常规、大便常规均为正常；凝血四项：PT 11.0 s，PT-INR 1.05，PT% 94%，FIB 3.34 g/L，D- 二聚体 0.62 μg/ml↑；乙肝五项定量：HBsAg 0.545 IU/ml（ － ），HBsAb < 2.000 mIU/L（ － ），HBeAg 0.083 PEI U/ml（ － ），HBeAb 0.091 PEI U/ml（ ＋ ），HBcAb-IgG 0.008 PEI U/ml（ ＋ ），HCV-Ab（ － ），HCV-Ag（ － ）；HBV-DNA < 100 IU/ml；肿瘤标志物：SCC 1.40 ng/ml，AFP 2.35 ng/ml，CEA 4.92 ng/ml，Ferr 121.00ng/ml，CA-199 为 1.38 U/ml，CA-125 为 14.38 U/ml，CA-724 为 1.11 U/ml，SA 65.60 mg/ml，NSE 22.76 ng/ml↑；肝功能、肾功能、血糖、血脂、血生化、甲状腺功能均未见异常。

2017 年 1 月 15 日腹部 MRI 平扫 + 增强（图 23-1）：肝脏多发异常信号，较 2016 年 12 月 24 日增多、增大，考虑：①上皮样血管内皮瘤；②转移瘤，请结合临床；③肝脏小囊肿。

二、临床讨论

第一次临床讨论：根据患者的病史、体征、实验室检查，该患者入院诊断？进一步检查？

患者查体时发现肝内多发占位，无明显自觉症状，无慢性病毒性肝炎病史，肿瘤标志物均为阴性，腹部 MRI 显示为肝脏多发异常信号，考虑肝内多发血管瘤可能，转移瘤不能排除，肝内多发小囊肿。

【初步诊断】肝脏多发占位性质待查：肝脏血管瘤？肝脏转移瘤？肝囊肿？

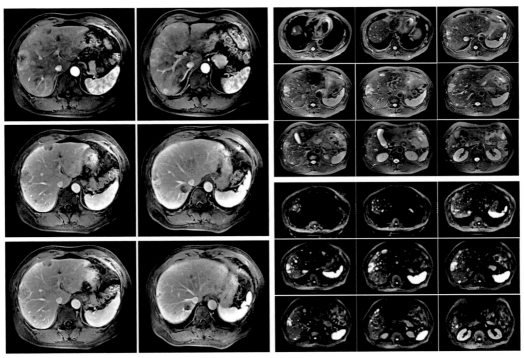

图 23-1　腹部 MRI 平扫＋增强（2017 年 1 月 15 日）

【进一步检查】超声造影（图 23-2）：显示为动脉期快速增强至高增强，静脉期快速廓清至无增强，符合转移瘤表现。我们针对其中的四个病灶、五个部位进行肝穿刺活检，共穿刺 10 针。A 组织条：对 S8 区病灶中心区进行穿刺活检术。穿出白色肝组织条约 10 mm，再次嘱患者屏气，避开第一次针道，实时超声引导下进肝穿刺针至 S8 区病灶，穿出白色肝组织条约 20 mm；B 组织条：避开前两次针道，实时超声引导下进肝穿刺针至 S8 区病灶边缘，穿出肝组织条约 20 mm，组织条前段为粉色，后段为白色。避开前三次针道，实时超声引导下进肝穿刺针至 S8 区病灶下缘，穿出粉色肝组织条约 20 mm；C 组织条：对 S6 区外侧病灶进行穿刺活检术，穿出暗红色碎样肝组织约 10 mm，再次嘱患者屏气，避开第一次针道，穿出暗红色碎样肝组织约 10 mm；D 组织条：对 S6 区内侧病灶进行穿刺活检术。穿出暗红色肝组织条约 10 mm，再次嘱患者屏气，避开第一次针道，实时超声引导下进肝穿刺针至 S6 区内侧病灶，穿出暗红色肝组织条约 10 mm；E 组织条：对 S4 区病灶进行穿刺活检术，穿出粉红色肝组织条约 10 mm，再次嘱患者屏气，避开第一次针道，实时超声引导下进肝穿刺针至 S4 区病灶，穿出灰白色肝组织条约 10 mm。一共穿刺 10 针。

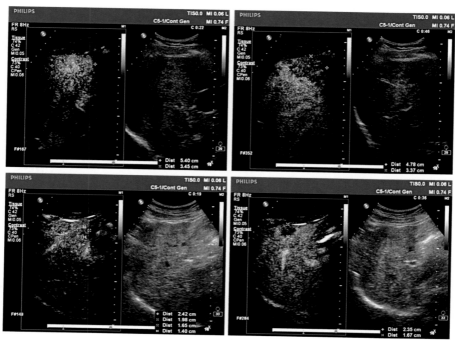

图 23-2　超声造影表现

　　肝脏穿刺病理结果（图 23-3）：S8 内部、S8 边缘、S6 内侧病灶、S6 外侧病灶、S4 病灶均符合神经内分泌肿瘤 2 级，不能排除转移。免疫组化染色：CK8/18（+），CK（+），Syn（+），CD56（+），hepatocytes（−），CD31，CD34 血管阳性，Ki67 阳性率 5% ～ 10%。

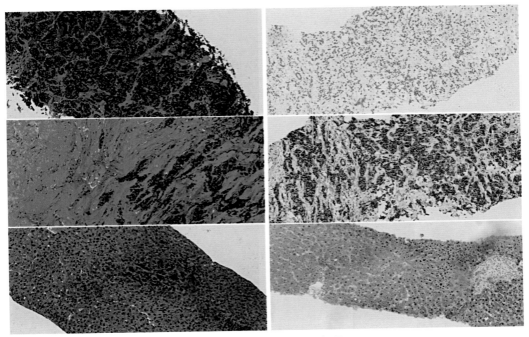

图 23-3　肝穿刺病理表现

第二次临床讨论：根据患者的影像学检查及肝穿刺病理结果，如何进一步寻找原发灶？

不同部位占位之所以穿刺活检组织条颜色各不相同与其组织内肿瘤组织、纤维组织、坏死组织、癌巢分布特点密切相关；同一结节不同部位穿刺活检组织条颜色不同，与肿瘤生长发育过程中中心缺血、缺氧、纤维组织增生有关；与肿瘤组织和正常肝细胞及纤维坏死组织的比例有关。神经内分泌肿瘤原发于肝脏的比较少见，需要进一步寻找原发灶。好发部位为胰腺、胃肠、肺和颅脑，其他部位比较少见。进一步检查需要完善颅脑 CT、胸腹部 CT、胃肠镜，必要时行 PET-CT 检查。

【进一步检查】颅脑 CT、胸腹部 CT 未见原发灶；胃肠镜未见原发灶；PET-CT 结果：肝右前叶及左内叶病灶 FDG 代谢增高，考虑恶性病变可能性大，肝内多发等摄取 FDG 的低密度灶，恶性病变不能除外，请结合临床；提示右肺下叶胸膜下良性微小结节；左侧上颌窦囊肿；F18-FDG PET-CT 全身

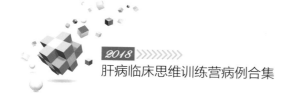

检查（颅脑至股上段）无其他明显异常发现（图 23-4）。

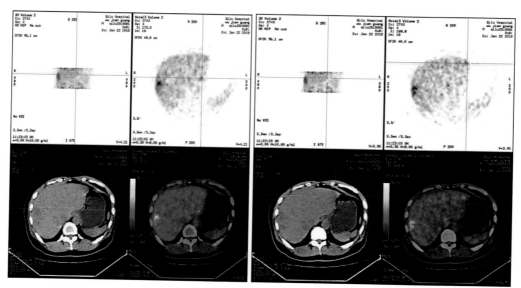

图 23-4　PET-CT 表现

此患者参与我院国产索凡替尼Ⅲ期临床药理实验，应用索凡替尼治疗半年左右复查。腹部强化 CT 三维重建发现直肠末端外凸型病灶，建议行肠镜检查，其结果示胃镜诊断：①贲门病变（性质待病理结果，炎症？）；②幽门前区病变（性质待病理结果，肠化？）；③慢性非萎缩性胃炎；④十二指肠降段。肠镜诊断：①直肠病变（性质待病理）；②直肠息肉（图 23-5）。

肠镜活检病理结果示免疫组化后诊断：（直肠）神经内分泌肿瘤，G2；免疫组化：Syn（＋），CgA（－），CD56（＋），Ki 67 阳性率为 10%，S100（－），HMB-45（－），Melan-A（－）（图 23-6）。

【最终诊断】①直肠内神经内分泌癌伴肝内多发转移（G2）；②肝内多发小囊肿。

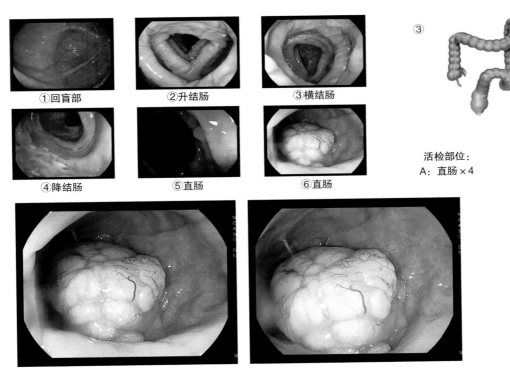

①回盲部　②升结肠　③横结肠

④降结肠　⑤直肠　⑥直肠

活检部位：
A：直肠×4

图 23-5　肠镜检查所见

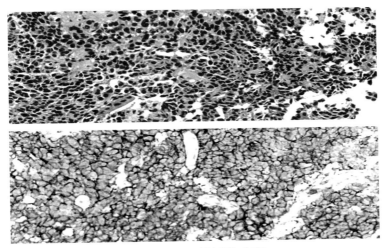

图 23-6　肠镜活检病理

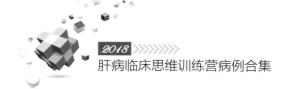

三、诊疗体会

此病例特点：查体发现病灶，无明显症状，阳性体征不明显；病程较长，发展缓慢；多种影像学检查方法相互对照，未发现原发灶；肝脏穿刺病理证实；CT 三维重建发现直肠壁外突型病灶；时隔 8 个月再度行结肠镜检查发现直肠原发病灶，病理与肝脏病理相互吻合。

根据 WHO 2010 年对神经内分泌肿瘤的最新命名规定，以"Neuroendocrine neoplasm（NEN）"泛指所有源自神经内分泌细胞的肿瘤，将其中高分化神经内分泌肿瘤命名为"神经内分泌肿瘤（Neuroendocrine tumor，NET）"，低分化神经内分泌肿瘤命名为"神经内分泌癌（Neuroendocrine carcinoma，NEC）"。其临床表现为：根据肿瘤是否具有激素分泌功能和有无出现激素引起的临床症状，将神经内分泌瘤分为非功能性（约占 80%）和功能性（约占 20%）两大类。非功能性胃肠、胰神经内分泌肿瘤主要表现为非特异性的消化道症状或肿瘤局部占位症状，如进行性吞咽困难、腹痛、腹胀、腹泻、腹部包块、黄疸或黑便等；功能性胃肠胰神经内分泌肿瘤主要表现为肿瘤分泌有生物学活性激素引起的相关临床症状，如皮肤潮红、出汗、哮喘、腹泻、低血糖、难治性消化道溃疡、糖尿病等。

神经内分泌肿瘤病理诊断要点包括：首先通过对神经内分泌标志物突触素（Synaptophysin，Syn）和嗜铬素 A 的免疫染色确定肿瘤是否为神经内分泌肿瘤，其次根据肿瘤的增殖活性明确肿瘤的分级。肿瘤的增殖活性通过核分裂象数或 Ki67 阳性指数进行评估。按照肿瘤的增殖活性将胃肠、胰神经内分泌肿瘤分级为：G1（低级别，核分裂象数 1/10 高倍视野或 Ki67 指数 ≤ 2%）；G2（中级别，核分裂象数 2 ~ 20/10 高倍视野或 Ki67 指数为 3% ~ 20%）；G3（高级别，核分裂象数 > 20/10 高倍视野或 Ki67 指数 > 20%）。

此病例病史时间长，患者依从性好，长期随访才发现原发病灶，证明时间是检验真理的唯一标准。对于肝脏多发占位，良性病变不能一概而论，随访是关键；多种影像学检查方法相互对照（横看成岭侧成峰，远近高低各不同）。对于原发病变部位的发现需要反复回顾影像学检查，一定要注意细节的发现。

发热、贫血、肾损伤、腹水待查

一、病例基本信息

患者，男，19 岁，主因"乏力、腹胀、尿少 3 个月，反复发热 1 个月"于 2018 年 6 月 4 日入院。

【现病史】患者 3 个月前无明显诱因出现乏力、纳差，伴恶心、呕吐，呕吐为非咖啡色胃内容物，同时出现腹胀、尿量减少、面色发黄、尿色浓茶样，未给予重视，未给予诊治。2 个月前上述症状逐渐进展，出现明显乏力、无尿、腹胀明显，就诊当地医院，完善检查提示生化：ALT 1665 U/L，LDH 3209 U/L，钾 5.7 mmol/L，钠 128 mmol/L，氯 88.3 mmol/L，Cr 359 μmol/L，BUN 9.2 mmol/L；血常规：WBC 14.09×10^9/L，Neu 11.65×10^9/L，Hb 107 g/L，PLT 158×10^9/L；腹部 B 超：肝大（肝右叶最长斜径 16.8 cm，肝右叶实质内数个低回声区，较大者 1.6 cm × 0.9 cm，门静脉主干不宽）、腹水；诊断为"肝功能异常、肾功能异常"，遂转诊至山西医科大学第二医院完善检查，结果提示："胸部 CT 示双侧胸腔积液伴右肺下叶膨胀不全，腹腔积液；血常规：WBC 17.7×10^9/L，Neu 14.52×10^9/L，Hb 108 g/L，PLT 108×10^9/L；生化：ALT 2918 U/L，LDH 2212 U/L，Cr 520 μmol/L，钾 5.11 mmol/L；凝血：PTA 31%，D- 二聚体 6461 ng/ml，FIB 1.66 g/L，FDP 50.2 μg/ml"；诊断为"急性肾损伤、急性肝损伤"收住入院。患者在院期间反复出现夜间发热，最高 38.7℃，多发生于夜间，晨起体温可降至

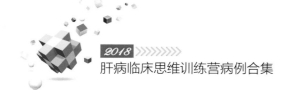

正常，无畏寒、寒战，无咳嗽、咳痰、腹痛、腹泻，无尿频、尿急、尿痛，无皮肤破溃、化脓，给予头孢类抗生素治疗 5 天，体温可降至正常，同时给予保肝、降酶、退黄、腹腔穿刺（1000 ml，淡黄色腹水）、血液透析 1 次治疗，后多次复查肌酐逐渐降至正常，肝功能较前明显好转，腹水较前减少，乏力、纳差、病情好转（4 月 28 日）出院。1 个月前（5 月 7 日），患者无明显诱因再次出现发热，最高 38.5℃，于当地医院输注头孢曲松抗感染，5 天后体温降至正常，但停药后发热反复，无畏寒、寒战等症状，随后逐渐再次出现明显乏力、尿少、腹胀，自行服用利尿剂，效果不佳，遂就诊我院急诊，完善检查提示：肝大 [右叶最大斜径约 18.0 cm，左叶上下径约 12.4 cm，肋下约 5.1 cm（右锁骨中线），前后径约 8.8 cm]、脾脏实质回声增粗（脾脏厚约 3.1 cm，长径约 9.5 cm），双肾实质回声增强、腹水（大量）；血常规：WBC 11.37×10^9/L，Neu 9.64×10^9/L，Hb 66 g/L，PLT 220×10^9/L，RET% 9.37%；凝血：PTA 39%，D-二聚体 10607 ng/ml；生化：ALT 49 U/L，AST 283 U/L，GGT 143 U/L，ALP 143 U/L，LDH 2422 U/L，ALB 30.2 g/L，TBIL 103 mol/L，DBIL 71 μmol/L，Cr 160 μmol/L，eGFR 55.52 ml（min·1.73 m²）；CRP > 500 mg/L；PCT > 100 ng/ml；腹水常规 + 生化：腹水总蛋白 22.9 g/L，白蛋白 11.1 g/L，ADA 2.1 U/L；白细胞 193 个 /μl，多个核 37%；结合珠蛋白 < 5.83 mg/dl；铜蓝蛋白 63.6 mg/dl，诊断为"急性肝损伤、急性肾损伤"，我院急诊给予输白蛋白、呋塞米 100 mg qd 泵入利尿、泰能 1 g q6 h 抗感染、腹腔穿刺抽液治疗，后体温正常 3 天，尿量约 2000 ml/d，腹水未见明显改善，收住我科治疗。患者自发病以来，神清，精神弱，二便正常，体重下降约 20 kg。

【既往史、个人史、家族史】9 年前无明显诱因出现呕吐、发热、面色苍白、皮肤淤青，就诊当地医院完善化验提示全血细胞减少，完善骨穿提示重型再生障碍性贫血，辗转就诊山西省儿童医院、中国医学科学院血液学研究所血液病医院，给予抗胸腺球蛋白治疗，8 年前复查血常规基本正常。7 年前因自行停药，SAA 复发，加用环孢素（早 1000 mg，晚 750 mg）联合雄激素（早 2 片，晚 1 片）治疗，同时规律服用还原型谷胱甘肽治疗。2 年前再次复发，就诊我院血液科门诊，无骨髓移植指征，继续同等剂量环孢素、雄激素治疗，多次复查血常规基本正常。3个月来肝功能异常、肾功能异常，自行停药，1个月前于我院门诊复查骨穿大致正常。1年前无明显诱因出现左侧小腿皮肤红肿、发热、疼痛，诊断为"丹毒"，给予抗感染治疗后好转。

【入院查体】体温 37.4 ℃、脉搏 120 次 / 分、呼吸 18 次 / 分、血压 138/87 mmHg，营养不良，神清，慢性病容，皮肤黏膜色泽黄染，巩膜有黄染。双肺呼吸音粗，无明显干湿性啰音，心律齐，无异常心音、心包摩擦音，腹部蛙状腹，腹式呼吸消失，腹壁静脉有曲张，因大量腹水，肝脾触诊不满意，移动性浊音阳性，双下肢无水肿，病理征未引出。

【入院后检查】血常规：WBC 4.85×10^9/L，Neu% 67.9%，Hb 67 g/L，PLT 217×10^9/L，RET% 6.56%；尿常规：尿胆原（++），余无异常；便常规 + 潜血：未见异常；生化：ALT 13 U/L，AST 46 U/L，LDH 602 U/L，ALB 27.0 g/L，TBIL 50.5 μmol/L，DBIL 38.3 μmol/L，ALP 354 U/L，GGT 179 U/L，Cr 116 μmol/L，eGFR 78 ml（min·1.73 m^2）。凝血功能：PTA% 65%，FIB 341 g/L，FDP 213.1 μg/ml，D- 二聚体 32607 ng/ml；肿瘤标记物：CA19-9 为 116.20 U/ml，NSE 26.02 ng/ml，AFP、CEA 等均正常；甲状腺功能：正常；铜蓝蛋白 63.6 mg/dl。HBsAg、抗 -HBs、HBeAg、抗 -HBe、抗 -HBc 均阴性；抗 -HCV、抗 -HAV IgM、抗 -HEV IgM/IgG、抗 -HIV、TPHA 均阴性；EB 病毒抗体、细小病毒 B19 抗体、CMV 病毒抗体均阴性；血沉：44 mm/h，CRP 44.49 mg/L，PCT 4.56 μg/L。血浆游离血红蛋白 33 mg/L；结合珠蛋白 < 5.83 mg/dl；血清铁蛋白 340.6 ng/ml；抗人球蛋白综合试验：阴性；免疫：补体 C3 为 0.410 g/L ↓，补体 C4、IgA、IgM、IgG 均正常；抗体过筛、自身抗体谱、抗 ds-DNA 抗体（包括 ANA、AMA、ANCA、ASMA、抗 LKM-1、抗 LC-1、抗 SLA/LP 等）均阴性；抗 GBM 抗体：阴性。

心电图：窦性心动过速；上肢动静脉，下肢动静脉血管彩超：无异常；腹部超声：三支肝静脉显示不清，考虑肝病所致可能性大；肝大、弥漫肝病、建议肝穿刺；大量腹水，考虑细胞含量较高。

腹水检查：①常规：蛋白定性阴性，总细胞 320 个 /μl，白细胞 138 个 /μl，单个核 95%，多个核 5%；②生化：总蛋白 29.3 g/L，白蛋白 17.5 g/L，葡萄糖

5.54 mmol/L，LDH 292 U/L，ADA 2.0 U/L；③细菌及真菌培养：阴性；④腹水浓缩找结核杆菌、X-pert：均为阴性；⑤肿瘤标志物：无异常；⑥病理：可见大量淋巴细胞及红细胞，多量间皮细胞、组织细胞及中性粒细胞，少量间皮细胞增生。

【入院诊断】肝损伤待查；血液系统损害；急性肾衰竭（恢复期）；再生障碍性贫血。

二、临床讨论

第一次临床讨论：出现多系统损害表现的病因是什么？

患者青年男性，亚急性病程；乏力、腹胀、尿少起病，以贫血、急性肾损伤、肝损伤为主要表现；血液系统损害以贫血为主，伴有 FDP、D- 二聚体显著升高；肾损伤呈急进行性、波动性，但可恢复；肝损伤以肝大、腹水为主要表现，肾功能改善后腹水仍无明显改善，肝功能表现为转氨酶显著升高及迅速恢复，伴有胆管酶升高及黄疸；腹部超声提示三支肝静脉显示不清，肝大、弥漫肝病，大量腹水。结合患者病例特点，我们以腹腔积液的鉴别诊断为切入点，重点鉴别肝脏疾病（肝脏实质、肝脏血管疾病）、血液系统疾病、感染性疾病、肾脏疾病等。

1. 肝脏疾病

（1）血管源性疾病：患者以大量腹水为突出表现，伴有肝大、肝功能异常突出，表现为胆管酶升高及黄疸，腹部超声提示三支肝静脉显示不清，首先需考虑肝窦阻塞综合征(hepatic sinusoidal obstruction syndrome，SOS)的可能，尚需进一步完善腹部增强 CT 或 MRI 进一步明确诊断。同时，需行超声心动图、下腔及肝脏血管超声除外布加综合征、下腔静脉阻塞综合征、缩窄性心包炎等其他病因。此外，SOS 的病因是什么？患者并无特殊用药史，尚需进一步明确，以及肝脏疾病无法解释患者的肾损伤。

（2）肝实质疾病：患者肝功能异常伴大量腹水，需警惕肝硬化、病毒性肝炎可能，但患者既往无明确肝病病史，目前超声未提示肝硬化，考虑肝实质疾病可能性不大。

2. 血液系统疾病

患者既往再生障碍性贫血（aplastic anemia，AA）诊断明确，血常规存在严重贫血，需警惕该病恶变或向其他血液系统转化可能。另外，POEMS [多发性周围神经病（polyneuropathy）、脏器肿大（organomegaly）、内分泌障碍（endocrinopathy）、M 蛋白（monoclonal protein）血症和皮肤病变（skin changes）]综合征等血液系统疾病亦可合并大量腹水，但患者近期完善骨穿大致正常，肾损伤暂无法解释，可完善外周血涂片，必要时复查骨穿刺进一步明确。

3. 感染性疾病

患者在病程中反复出现发热，外周血白细胞、中性粒细胞比例升高，CRP、PCT 等显著升高，抗生素治疗似有效，腹水外观偏浑浊，需考虑腹腔感染可能，但患者腹水中白细胞数未达感染性腹水诊断标准，尚需进一步完善感染相关指标助诊。

4. 恶性肿瘤淋巴结转移

多发淋巴结肿大需鉴别恶性肿瘤淋巴结转移，入院后完善胸腹部 CT 寻找原发灶，必要时考虑淋巴结活检。

5. 肾脏疾病

患者反复发作肾功能异常，曾一度进展为无尿并行肾脏替代治疗，需考虑肾脏疾病导致腹腔积液可能，但患者的肾功能呈波动性，可恢复，肾功能恢复、腹水仍无明显改善，考虑肾脏疾病不能完全解释肝脏损伤及腹水。

【进一步完善检查】T-SPOT 阴性；感染三项：肺炎衣原体、肺炎支原体、嗜肺军团菌抗体均阴性。血、尿 M 蛋白阴性；尿免疫：Kappa 4.53 mg/L（参考值：0 ～ 1.85 mg/L）；血免疫：Lambda 775 mg/dl（参考值：313 ～ 723 mg/dl）；外周血涂片：可见破碎红细胞 < 1%；类风湿 5 项均阴性；狼疮抗凝血因子、心磷脂抗体、β –GPI 均阴性。

胸部增强 CT：双肺散在陈旧性病变。左肺上叶舌段及右肺下叶局部膨胀不全，心包积液。腹部增强 CT（图 23-7）：肝脏不均质改变，考虑肝损伤，肝静脉纤细，肝窦阻塞综合征不除外；肝内多发结节，损伤背景下正常肝组织可能，建议随诊；双肾功能损伤；腹盆腔大量积液。

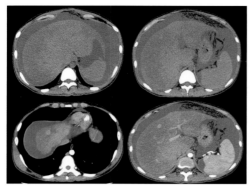
肝脏密度弥漫不均匀减低，腹盆腔可见大量水样密度影

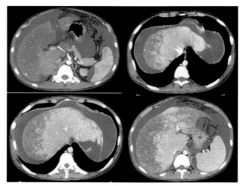
肝脏密度弥漫不均匀减低，密度减低区增强扫描强化程度低，低密度区域内可见多发结节，增强扫描强化程度同正常肝实质。肝静脉纤细，门静脉充盈欠佳

图 23-7　腹部增强 CT

外周血 PNH 克隆：Type Ⅲ 型细胞（CD59 完全缺失）占 94.3%，Type Ⅱ 型细胞（CD59 部分缺失）占 1.4%，髓系细胞阵发性睡眠型血红蛋白尿（PNH）克隆（Type Ⅲ 型细胞 +Type Ⅱ 型细胞）占 95.7%，粒细胞 FLAER-CD24-PNH 克隆细胞占 28.4%，单核细胞 FLAER-CD14-PNH 克隆细胞占 90.4%。结论：红细胞、髓系细胞 PNH 克隆比例明显增高。

第二次临床讨论：患者的最终诊断是什么？采取什么治疗方案？

经过完善腹部增强 CT，结合患者的腹水、黄疸、体重增加病史，考虑该患者符合 SOS 的诊断标准。根据巴尔的摩标准：血清胆红素大于 34.2 μmol/L，伴 3 周内至少发生以下 2 项即可诊断：①肝肿大，常伴右上腹痛；②腹水；③基础体重增加 5% 以上。西雅图标准，至少发生以下 2 项：①血清胆红素＞ 34.2 μmol/L；②肝大或右上腹 / 肝区；③由于液体潴留基础体重增加＞ 2%，以及南京标准中增加的典型 SOS 增强 CT 或 MRI 表现，该患者 SOS 诊断成立。但 SOS 并不能解释患者的发热、肾损伤、贫血和易栓倾向。患者贫血，网织红细胞比例显著升高，患者是否存在溶血？溶血的原因是什么？与 AA 之间存在什么关系？首先，溶血相关检查提示患者存在 Coombs 阴性的血管内溶血，外周血红细胞、PNH 克隆比例明显增高，结合其高凝状态，考虑 PNH 诊断明确。在原有肯定的 AA 基础上出现 PNH 且 AA 的表现已不明显，考虑患者再生障碍性贫血 – 阵发性睡眠型血红蛋白尿综合征（AA–PNH 综合征）诊断明确。

虽然患者的 SOS 与 AA–PNH 综合征均已诊断明确，但 SOS 的病因是什么呢？ SOS 与 AA–PNH 综合征之间存在因果关系吗？经查阅文献，发现既往有 PNH 诱发肝脏微血管血栓从而引起肝大、腹水等 SOS 样表现的病例报道，且该病例报道肝穿刺标本中可见中央静脉血栓形成。因 PNH 患者最常见的血栓部位为腹部静脉，遂请超声、放射科、血管外科专家联合会诊再次明确除外布加综合征，推测肝窦阻塞综合征由 AA–PNH 综合征引起的肝脏小静脉血栓所致。遂给予患者低分子肝素钙 4100 IU q12 h 皮下注射，同时给予利尿、间断补充白蛋白等治疗，患者利尿效果满意，腹水逐渐消退。2018 年 6 月 25 日复查血常规：WBC 4.60×10^9/L，Neu% 55.4%，Hb 91 g/L，PLT 248×10^9/L，RET% 7.81%；生化：ALT 16 U/L，AST 76 U/L，LDH 1169 U/L，ALB 36.3 g/L，TBIL 39.0 μmol/L，DBIL 24.2 μmol/L，ALP 208 U/L，GGT 121 U/L，Cr 79 μmol/L，eGFR 123 ml（min · 1.73 m^2）；凝血分析：PTA% 78%，FIB 439 g/L，FDP 18.5 μg/ml，D– 二聚体 2108 ng/ml。腹水基本消退后给予行肝穿刺，肝穿后启动华法林抗凝治疗后（华法林 3 mg qd 口服），维持 INR 2 ～ 3。

肝脏病理回报：穿刺肝组织内易见中央静脉损伤，伴出血，偶见血管内微血栓形成，部分肝窦扩张，疏松纤维组织增生，周围肝细胞脱失，少数炎性点灶状坏死，肝窦内可见吞噬色素颗粒的 Kupffer 细胞，个别汇管区扩大，纤维组织增生，小叶间静脉扩张，少量炎细胞浸润，未见明确界面炎。诊断：肝窦阻塞综合征。考虑肝窦阻塞综合征诊断明确，患者确为 AA–PNH 综合征所致的 SOS。经抗凝治疗 1 个月后复查腹部 CT：肝损伤较前稍好转，肝内多发结节大致同前，腹盆腔积液较前减少。

三、诊疗体会

这是一例罕见的 AA–PNH 综合征并发 SOS 的病例，临床医生通过紧抓患者的疾病特点，从众多临床表现中首先提取出腹水、肝静脉纤细、肝脏密度不均等，从而诊断出 SOS，然后结合他的高凝状态、贫血，想到他的 AA 向

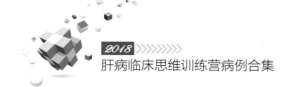
PNH 的转化，并明确了其 AA-PNH 综合征的概念，有了以上线索后通过查阅文献找到了两者的联系，并据此推论在获得病理结果之前给予了针对性的有效治疗，从而获得了满意的治疗效果。

PNH 是一种后天获得性体细胞基因突变所致的红细胞膜缺陷性溶血病，临床以间歇发作的睡眠后血红蛋白尿、血细胞减少和血栓形成为特征。本病与 AA 关系密切，可互相转化，称为 AA-PNH 综合征。与普通人群相比，PNH 血栓发生率为 10.61/100 患者年，远远高于普通人群的血栓发生率（0.75 ～ 2.69/1000 患者年）。PNH 血栓和高比例的 PNH 克隆之间有着密切关系，PNH 克隆每增加 10%，血栓风险增加 1.64 倍。PNH 静脉血栓较动脉血栓更为常见，血栓部位以腹部静脉和颅内静脉常见。肝静脉血栓（布加综合征）是最常见的血栓发生部位，在 PNH 患者中发生率为 7.5% ～ 25%，是导致 PNH 患者肝衰竭和死亡的主要原因。腹部血栓在 PNH 中高发，且有较高比例以首发症状出现。但此例患者更为特殊，其血栓发生在肝脏小静脉导致的 SOS，这种情况极为罕见，目前只有日本报道了 1 例类似的病例。

如前所述，根据巴尔的摩标准、西雅图标准和南京标准，此例患者符合 SOS 的诊断，并且经利尿、抗凝治疗后病情改善明显。但后续的治疗仍需考量，患者发生 SOS 的病因是 PNH 的易栓倾向，而 PNH 患者血液中 PNH 克隆的比例越高，其发生血栓的风险越高，由于此例患者的 PNH 高达 90% 以上，因此其发生血栓的风险极高。PNH 单靠抗凝治疗，患者的 SOS 能否得到有效控制还未可知。异基因造血干细胞移植是目前 PNH 唯一的根治措施，但对多数患者并非适应，尤其是此例患者的肝功能恐无法耐受移植，患者的长期预后尚需随访。

通过对本例患者的诊治及文献学习，我们认识到：这是一例罕见的 AA-PNH 综合征引起肝脏中央静脉血栓并发 SOS；肝病科医生应熟悉血液系统疾病常见的并发症，善于通过查找文献将其他系统性疾病与肝脏损害联系起来。